마음과 질병의
관계는 무엇인가?

마음과 질병의 관계는 무엇인가?

2021년 4월 26일 1판 2쇄

지 은 이   뤼디거 달케, 토르발트 데트레프센
옮 긴 이   염정용
펴 낸 이   김철종

펴 낸 곳   (주)한언
등록번호   1983년 9월 30일 제1−128호
주   소   서울시 종로구 삼일대로 453(경운동) 2층
전화번호   02)723−3114   팩스번호   02)701−4449
홈페이지   www.haneon.com   전자우편   haneon@haneon.com

ISBN 978−89−5596−713−5 03510

마음과 질병의 관계는 무엇인가?

뤼디거 달케, 토르발트 데트레프센 지음 | 염정용 옮김

한언

차 례

옮긴이의 말

우리는 날마다 몸을 움직이고 몸에 의지해 평생을 살아간다. 하지만 평소에는 몸에 대해 별로 생각하지 않는다. 기껏해야 멋진 몸을 만들기 위해 헬스클럽에 가거나 미용실에서 아름답게 가꿀 뿐이다. 물론 조깅이나 등산을 하는 등 건강을 위해 열심히 운동에 매달리는 이들도 있을 것이다. 그러나 대개는 몸에 이상이 생기거나 노화가 찾아와야 비로소 경각심을 가지고 신경을 쓰게 된다. 몸이란 말 그대로 우리와 죽는 날까지 함께하는 소중한 육신인데 말이다.

물론 병이란 언제 어떻게 찾아올지 모른다. 그러다보니 그것을 받아들이고 대처하는 법도 알 수 없다. 그래서 어디가 약간 아프기라도 하면 그만큼 두려워진다. 그저 의사나 찾아가는 수밖에…. 이렇듯 우리가 가급적 피하고 싶어 하는 병의 의미에 대해 이 책은 색다른 시각으로 접근한다. 병이 발생한 원인을 살펴 온전함을 얻어내고, 삶과 죽음을 넘어 삼라만상의 이치를 깨달으라는 것이다. 병이 깨달음을 준다? 이 책을 읽은 독자들 중 어떤 이는 고개를 갸웃거리고, 어떤 이는 흐뭇해할 것이며, 아니면 심각하게 머리를 끄덕일 것이다.

10년 전, 번역 의뢰를 받아 이 책을 다 읽었을 때 무엇보다 막막했던 심정이 다시 떠오른다. 의학 지식도 없는 데다 상당히 파격적인 내용을 우리말로 옮기기가 쉽지 않아 보였기 때문이다. 이 책에서 강조하는 말의 이중적 의미도 살려내기 힘들었고, 뜻을 찾을 수 없는 용어들도 많았다. 아무튼 배로 노력하고 고생해서 겨우 2006년 봄에 《몸은 알고 있다》라는 제목으로 책이 나왔다. 그렇지만 월드컵의 열기 속에서 독자들의 이렇다 할 반향도 얻지 못하고 묻혀버렸다. 옮긴이에게는 두고두고 아쉬움으로 기억에 남아 있다.

그런데 이 책을 번역하면서 옮긴이는 제법 큰 충격을 받았다.

서양 사람들이 '깨달음'을 연구하다니? 서양에도 동양 사상에 관심을 가진 사람들이 있기는 하겠지만, 이 정도일 줄이야. 옮긴이는 그때까지 깨달음이란 그저 성현들의 말씀 속에 나오는 이해가 쉽지 않은 가르침 정도로만 알고 있었다(그 당시에는 도올 김용옥이 한창 붐을 타고 있었다. 그래서 옮긴이도 동양학에 관심이 약간 있었다). 이 책을 쓴 뤼디거 달케 박사와 토르발트 데트레프센 박사는 동양학의 원리를 매우 충실하게 연구하고 정확하게 이해한 것으로 보인다. 뿐만 아니라 그들의 정밀한 사유체계를 이용해 적절한 비유를 들어 명확하게 설명하기까지 한다. 한자를 사용하기 힘든 불리한 여건에서 이루어진 성과이지만, 그들의 연구 자세만은 우리가 본받아야 할 것 같다.

이 책은 단순히 병에 관한 해설서가 아니라 병에서 깨달음을 얻는 방향으로 나아가게 해주는 삶의 지침서이기도 하다. 판단은 이제 독자들의 몫이다. 어쩌면 우리 삶에서의 궁극적인 의미를 찾으려고 노력하는 사람들에게는 이 책의 내용이 매우 솔깃하게 다가올지도 모르겠다. 그래서 번역 작업 내내 조금이라도 엉뚱하게 해석되지 않도록 정확성을 기하는 데 신경을 썼다. 하지만 원서의 용어들 중 동양에서는 원래 어떤 단어인지 분명하게 확인할 수 없는 것들도 있었다. 예를 들자면 영어로 Principle(원리, 이치), Prototype(원형, 전형), Model(모형, 패턴), Nothing(무無, 공空), Mind(정신, 마음) 등으로 표현된 단어들 말이다. 이에 대해서는 독자들이 읽으면서 상상력을 약간 동원해주었으면 한다.

10년이면 강산도 변한다던가. 다행히 최근 10년 동안 인터넷 시스템은 양과 질 면에서 눈부신 발전을 이루었다. 그 덕에 이전 작업 때는 찾을 수 없었던 단어들에 관한 문제가 거의 다 해결되었고, 다양한 지식도 쉽게 이용할 수 있었다. 이번 기회에 이 중요한 책이 제대로 된 모습으로 다시 선보이게 된 것을 옮긴이는 큰 다행으로 여긴다. 인간 영혼의 가장 깊숙한 곳에서 돌아가는 근본적인 원리를 알아내기 위해 애쓰고,

조금의 깨달음이라도 책을 통해 충실히 전달하려 했던 뤼디거 달케 박사와 토르발트 데트레프센 박사의 노고에 조금이나마 보답하는 셈이 될 것이기 때문이다. 옮긴이도 10년 묵은 체증이 가시는 듯하다. 이 책이 다시 세상에 나오도록 옮긴이에게 기회를 주신 한언 출판사 김철종 사장과 편집을 맡아 글을 다듬어주고 용어들을 쉽게 풀이해주시느라 애쓰신 장웅진 팀장에게도 감사드린다.

2015년 봄
염정용

들어가면서

이 책은 읽기 거북하다. 내가 걸린 병이 내가 해결하지 못한 문제를 보여준다고 주장하기 때문이다. 우리는 병자가 몸의 어떤 문제 때문에 어쩔 수 없이 병에 희생되는 것이 아니라, 스스로도 병을 불렀다는 사실을 밝혀주려 한다. 이때 우리는 우리를 둘러싼 유해 물질, 문명, 불건전한 생활 혹은 이와 마찬가지로 흔히 알려진 '범인들'을 생각하는 것이 아니다. 오히려 우리는 병에 걸리는 것의 형이상학적인 면을 앞에 내세우고 싶다. 이런 관점에서 보면 질병의 증상들은 정신적 갈등이 몸을 통해 나타나는 방식이며, 그 상징적 의미를 통해 환자의 숨겨진 문제점을 그때그때 밝혀줄 수 있다.

이 책의 제1부에서는 이론적 전제 조건들과 병의 원리가 설명된다.

우리는 독자 여러분이 제2부에 들어가기 전에 이 제1부의 내용을 면밀하고 정확하게, 경우에 따라서는 되풀이해서 읽어보기를 강력히 권한다. 이 책은 내[1] 최근 저서인 《운명은 기회다 Schicksal als Chance》의 후속편 또는 해설서라고도 할 수 있다. 물론 우리는 이 책을 자체적으로 완결시키려고 노력했다. 그렇지만 우리는 특히 이론 부분이 이해하기 힘들다고 여겨질 때 《운명은 기회다》를 읽어보는 것이 유익한 전제 조건이나 보완책이 되리라 본다.

제2부에서는 가장 자주 나타나는 병의 증세들이 상징하는 내용이 소개된다. 그것들은 정신적 문제점이 겉으로 나타나는 방식으로 해석된다. 이 책의 말미에 각 증상들을 소개해놓았으니, 독자들은 필요하다면 특정한 증상을 쉽게 찾아볼 수 있다. 하지만 우리는 무엇보다 해석을 통해 독자들 스스로 여러 증상을 해석하는 법과 의미를 부여하는 법을 깨닫고 이해할 수 있게 해주는 새로운 판단 방식을 가르쳐주려고 한다.

아울러 우리는 이 테마를 병을 좀 더 넓게 다루고 있는 여러 세계관의 문제와 밀교密教의 문제를 소개하는 계기로도 활용했다. 이 책은 어렵지는 않지만, 우리의 구상을 이해하지 못하는 사람들이 흔히 여기듯이 그리 단순하거나 진부하지도 않다. 이 책은 '과학적'이지도 않다. 왜냐하면 이 책에서는 '과학적 설명'의 신중함이 고려되지 않았기 때문이다. 이 책은 길가에 앉아서 애매한 미사여구를 늘어놓으며 시간을 보내는 사람들을 위해서가 아니라, 길을 떠날 각오가 되어 있는 사람들을 위해 쓰여졌

---

1) 토르발트 데트레프센이다. _옮긴이 주

다. 깨달음을 목적으로 하는 사람들은 과학에 눈길을 돌릴 겨를이 없다. 그들은 아는 것이 필요하다. 이 책은 아주 많은 반발을 불러올 것이다. 그럼에도 우리는 이 책이 자신의 길을 가는 데 보조 수단으로 이용하기를 원하는 (적건 많건 간에) 사람들에게도 읽혀지기를 기대한다. 오직 이러한 사람들을 위해 우리는 이 책을 쓴 것이다!

뮌헨, 1983년 2월
저자 일동

제1부

병과 치유를 이해하기 위한
이론적 전제 조건들

1. 병 그리고 증상들

진정한 가르침은
인간의 이성으로 받아들일 수 있는 것이 아니다.
그럼에도 그대들이 의구심이 생기고
이해가 되지 않는다면,
그 점에 관해서는
기꺼이 나와 논쟁을 벌여도 좋다.

_ 요카 다이시의 《쇼도카》

우리는 현대 의학이 기적에 가까운 가능성과 능력에 대한 새로운 증거들을 끊임없이 보여주고, 이를 지켜보는 일반인들은 경탄해 마지않는 그런 시대에서 살고 있다. 하지만 동시에 전능하다시피 한 이 현대 의학에 대해 근본적인 불신을 드러내는 사람들의 목소리도 점차 높아지고 있다. 고도로 과학적인 정통 의학의 치료법보다 부분적으로는 매우 오래되고 또 일부는 현대적이기도 한 자연치유법이나 동종요법에 훨씬 더 많은 신뢰를 보이는 사람들의 수도 갈수록 늘어나고 있다. 정통 의학을 비판하는 근거는 다양하다. 예컨대 부작용, 증상의 전이, 비인간적 조처, 엄청난 비용 등 수많은 문제 때문이다. 하지만 이렇게 비판받는 문제들보다 훨씬 더 흥미로운 점은 비판이 일어나고 있다는 사실 그 자체다. 왜냐하면 비판은, 거기에 합당한 근거를 대는 것은 둘째 치더라도,

그 전에 이미 무언가 잘못되었다는 혼란스러운 느낌에서 생겨나기 때문이다. 사람들은 지금 받고 있는 치료가 아무리 철저하게 이루어지더라도, 혹은 바로 그렇기 때문에 기대하던 목표를 이루지 못할 것이라고 생각한다. 의학에 대한 이러한 불편한 심정은 상당수의 젊은 의사들을 포함해 대단히 많은 사람이 공통적으로 느끼는 것이다. 그러나 이 공통적인 관심사는 새로운 대안들을 내놓기 시작하면서 금세 사라져버린다. 어떤 사람들은 건강의 회복이 의료의 공공성 강화에 달려 있다고 여기며, 다른 사람들은 화학 의약품을 자연 의약품과 식물 의약품으로 대체하는 데 달려 있다고 본다. 또 어떤 사람들은 이 모든 문제점의 해결은 방사선을 탐구하는 데 있다고 여기는 반면, 다른 사람들은 동종요법이 최고라고 주장한다. 침구사들과 한의사들은 의술의 눈을 몸의 변화의 형태학적 측면에서 '기의 흐름' 측면으로 돌리라고 요구한다. 이렇듯 정통 의학을 벗어난 모든 경향과 방법을 종합한 것을 우리는 흔히 '전체론적 의학'이라 부른다. 이것은 다양한 치료법을 마음을 열고 받아들이려는 태도뿐만 아니라, 무엇보다 영혼과 육신으로 된 인간 전체를 놓치지 않으려는 노력을 말한다. 정통 의학이 인간을 고찰의 대상에 포함시키지 않았다는 점은 그 와중에 거의 모두가 알아볼 수 있게 되었다. 고도로 전문화되고 세밀한 분석이 연구의 기본 개념이 되면서 세부적인 면에서는 갈수록 인식이 늘어나고 정교해졌다. 그에 비해 전체성은 필연적으로 무시를 당해왔다.

의학계에서 아주 활발하게 벌어지고 있는 토론과 움직임을 한번 살펴보라. 그러면 토론이 얼마나 다양한 방법과 기능에 한정되어 있으며, 지금까지 의학의 이론 내지 기본 원리에 관해서는 얼마나 부족하게 논의하고 있었는지 금세 알 수 있다. 의학이 상당 부분 구체적이고 실무적인 활동을 통해 돌아가지만, 그 모든 행위에서 의식적이든 무의식적이든 그 이면에 놓인 기본 원리가 드러난다. 현대 의학은 결코 의료 활동의 수단 때문이 아니라 그 활동의 — 종종 암묵적이고 무비판적으로 — 근거로 삼아왔던 세계관 때문에 좌초하는 것이다. 의학은 그 기본 원리 때문에, 더 정확히 말해 어떤 기본 원리가 없기 때문에 한계에 부닥치는 것이다. 의료 활동은 지금까지 오직 기능성과 효용성에만 매달렸다. 내용적인 측면이 완전히 빠졌기 때문에 의학은 마침내 '비인간적'이라는 비판을 받고 있다. 이 비인간적인 행위들은 구체적이고 외적인 여러 상황을 통해 드러난다. 하지만 이 문제는 이러한 상황을 계속 기능적인 면에서 바꾸는 것으로는 해결될 수 없다. 의학이 병들어 있음을 보여주는 징후들은 많다. 여느 환자들과 마찬가지로 '의학이라는 환자'도 무턱대고 증상들을 없애려는 노력으로는 치유될 수 없다. 그러나 정통 의학을 비판하고 대안적인 치료법을 옹호하는 많은 이는 아주 당연하다는 듯이 정통 의학의 세계관과 목표를 받아들이고, 자신의 정력을 오로지 형식, 즉 방법을 바꾸는 데만 쏟아붓고 있다.

이 책에서 우리는 병과 치유의 문제를 새롭게 정리할 것이다. 이때 우리는 이 분야에서 모두가 그토록 확고하게 여기는 관례적이고 전통적인 기본 가치들은 전혀 받아들이지 않았다. 물론 이런 태도는 우리의 구상을 힘들고 위태롭게 만든다. 왜냐하면 우리는 다들 금기시하는 영역들의 근거도 가차 없이 따져봐야 하기 때문이다. 우리는 이로써 "의학이 발전을 위해 조만간 취해야 할 그런 조처는 분명히 아닌 방향으로 나아가고 있다"는 점을 분명히 알고 있다. 이 점을 생각하여 우리는 현재 의학이 해결해야 할 몇 가지 조처들은 건너뛰기로 한다. 물론 이 조처들을 깊이 이해해야 비로소 이 책에서 제시되는 구상의 취지에 공감하는 전제 조건이 충족된다. 이 때문에 우리는 이 설명으로 의학의 공동 발전을 추구하는 것이 아니라, 개인이 깨달음을 얻을 수 있는 가능성이 (약간 더디게 진행되는) 공동 발전보다 약간 더 시급하다고 여기는 그런 개인들을 대상으로 하는 것이다.

실질적인 변화 과정 그 자체에는 결코 어떤 의미심장한 내용이 들어 있지 않다. 어떤 사안의 진정한 가치는 우리에게 그것의 의미를 알 수 있게 해주는 해석에서 비로소 생겨난다. 그러므로 예를 들어 유리관 속의 수은주가 올라가는 것은 따로 떼어서 관찰하면 전혀 아무런 의미가 없다. 우리가 이 사안을 "온도가 변한다"는 표시로 해석할 때 비로소 이 과정은 의미가 있다. 사람들이 이 세상에서 일어나는 일들과 그 고유한 원리와 법칙을 해석하기를 포기한다면, 그것들의 존재는 그 가치와 의미를 잃게 된다. 어떤 것을 해석할 수 있으려면 우리가 해석하려는 대상의 겉으로 드러나는 영역 밖에 존재하는 표준의 근거가 되는 틀이 필요하다. 그러므로 물질과 형상으로 이루어진 이 세상의 변화 과정들은 우리가 형이상학적인 사고의 틀을 끌어들여야 비로소 해석할 수 있게 된다. 형상으로 된 눈에 보이는 세계가 '비유로 변할'(괴테의 표현) 때 비로소 그것은 인간들에게 가치와 의미가 있는 것이다. 문자와 숫자가 그 이면에 놓인 관념을 형태상으로 지니고 있듯이, 눈에 보이는 모든 것, 구체적이고 실질적인 모든 것은 단순히 어떤 관념을 보여주는 것일 뿐이며, 따라서 보이지 않는 것의 매개자에 지나지 않는다. 간단히 말해 이 두 영역을 우리는 형식과 내용이라고 할 수도 있을 것이다. 형식을 통해 내용이 겉으로 나타나며, 그렇게 해서 형식들은 의미를 부여받게 된다. 아무런 관념도 의미도 전해주지 않는 문자들은 우리에게는 언제까지나 무가치하고 무의미하다. 그 형상들을 아무리 꼼꼼하게 따져가며 살펴봐도 사정은 변함이 없을 것이다. 이러한 연관 관계는 미술 작품에서도 분명히 드러나며, 이는 누구나 이해할 수 있다. 어떤 그림의 가치는 캔버스 천과 물감의 질을 근거로 결정된 것이 아니다. 그 그림의 물질적 구성 성분은 '예술가의 내면의 그림'이라는 관념을 단지 담고 있고 전해줄 뿐이다. 여기서 캔버스 천과 물감은 다른 식으로는 눈에 보이지 않는 것을 겉으로 드러낼 수 있게 해주며, 따라서 형이상학적인 내용을 물질적으로 보여주는 것이 된다.

이 간단한 사례들은 병과 치유라는 테마를 해석하면서 깊이 생각하려는 이 책의 방법론에 대한 이해를 돕기 위한 것이었다. 이로써 우리는 '과학적인 의학'이라는 분야를 단호하고도 의도적으로 포기한다. 우리는 '과학의 엄밀성'이 있다는 주장을 전혀 하지 않는다. 왜냐하면 우리의 출발점은 그와는 전혀 다른 것이기 때문이다. 여기서 과학적인 논증이나 비판은 우리의 고찰 방식에는 전혀 해당될 수 없다는 결론도 나온다. 과학적 토대는 실질적인 분야에 한정되어 있고, 따라서 가치와 의미성을 명료하게 드러내주는 것을 방해한다. 그렇기 때문에 우리는 의도적으로 여기서 벗어나는 것이다. 이러한 접근 방식은 철저한 합리주의자들과 유물론자들을 위한 것이 아니라, 인간 의식의 복잡하고 항상 논리적이지도 않은 경로를 추적해볼 용의가 있는 사람들을 위한 것이다. 인간의 영혼을 파헤치는 이 여정에 유익한 수단들은 비유적인 생각, 공상, 연상, 아이러니 그리고 말의 숨은 뜻을 잘 알아듣는 감각이다. 이 과정은 무엇보다 무작정 양쪽 극의 한쪽을 없애 명료성을 억지로 얻어내지 않고서도 모순된 상황과 상반된 가치를 그대로 받아들일 수 있는 능력을 요구한다.

의학계에서나 대중 사이에서나 할 것 없이 아주 갖가지 **병들**이 언급되고 있다. 이러한 말의 혼란은 병이라는 용어가 상당한 오해에 시달리고 있음을 분명하게 보여준다. 병이란 원래는 오직 단수로만 사용할 수 있는 단어다. **병들**이라는 복수는 건강의 복수형인 건강들이라는 말과 마찬가지로 사리에 맞지 않다. 병과 건강은 인간의 몸 상태와 관련되어 있고, 오늘날 흔히 사용하듯이 신체 기관이나 부위에 관련된 것이 아니기 때문에 단수로 사용되는 용어들이다. 우리 몸에서는 단지 의식이 내보내는 정보들이 겉으로 나타날 뿐이기 때문에 몸은 어떤 때라도 병들어 있거나 건강하지 않다. 몸은 그 밖으로 어떤 것도 내놓지 않는다. 이 사실은 누구나 시체를 관찰해보면 직접 확인할 수 있다. 살아 있는 인간의 몸이 수행하는 기능은 바로 우리가 대개 의식(정신)과 생명력(원기)이라고 부르는 무형의 두 주체에 의한 것이다. 이때 의식은 몸을 통해 겉으로 드러나면서 '보이는' 정보가 된다. 그러니까 의식과 몸의 관계는 방송 프로그램과 텔레비전의 관계와 같다. 의식은 비물질적·독자적인 속성을 띠기 때문에 당연히 몸에서 만들어진 산물도 아니고, 몸의 존재에 의존하지도 않는다.

한 생명체의 몸속에서 무슨 일이 일어나든, 그것은 해당 정보를 보여주는 것 내지 해당 표상을 뚜렷하고 분명하게 하는 것이다(표상은 그리스어로 '에이돌론eidolon'이라고 하며, 따라서 '관념(이데아idee)'이라는 단어와도 일치한다). 맥박과 심장이 규칙적으로 반복해서 뛰고, 체온이 일정한 온기를 유지하고, 분비선들이 호르몬을 분비하거나 항원들이 형성된다고 하자. 이러한 기능들은 물질 그 자체에서부터 설명될 수 있는 것이 아니라, 모두가 의식에서 내보내는 해당 정보들에 원인을 두고 있는 것이다. 여러 종류의 신체 기능들이 특정한 방식으로 서로 도우면, 우리가 원활하다고 받아들여서 '건강하다'고 부르는 유형 하나가 생겨난다. 어떤 기능이 제대로 발휘되지 않아 전체의 균형을 많든 적든 위협한다면, 우리는 그 상태를 병이라고 부른다.

따라서 병은 '조화에서 벗어나는 것' 내지 '지금까지 균형을 이루던 질서가 위태로워지는 것'을 의미한다(우리는 나중에 다른 관점에서 보자면 병이 사실은 균형을 회복시켜준다는 사실을 알게 될 것이다). 그러나 조화가 깨지는 것은 의식 속의 정보 면에서 일어나는 것이며, 몸속에서는 단지 드러나기만 할 뿐이다. 따라서 우리 몸은 의식, 그리고 의식 속에서 일어나는 모든 작용과 변화가 표현되는 영역 혹은 구체화되는 영역이다. 전체 물질계가 원형들(이데아)의 작용이 형태를 띠고 그렇게 해서 비유로 변하는 활동 무대에 불과하듯이, 물질로 이루어진 우리 몸도 이와 비슷하게 의식의 표상들을 밖으로 드러내는 무대다. 그러므로 인간이 자신의 의식 속에서 **균형을 잃게 되면**, 이것을 자신의 몸속에서 증상으로 볼 수 있고, 또한 알 수 있게 된다. 그러므로 몸이 병들었다고 주장하는 것은 오해를 불러온다. 병들 수 있는 것은 항상 인간 자신뿐이다. 그러나 이 **병든** 상태는 몸을 통해 증상으로 나타난다(무대에서 비극이 상연될 때 무대가 비극적인 것이 아니라 작품 자체가 비극적인 것이다!).

증상은 다양하다. 그러나 이 증상은 모두 우리가 **병**이라 부르는, 항상 인간의 의식 속에서 일어나는 변함없이 똑같은 사안이 밖으로 드러나는 것이다. 우리 몸은 의식이 없으면 활동할 수 없듯이, 의식 없이는 또한 '병들' 수도 없다. 이 대목에서 우리가 오늘날 병을 흔히 신체적·심신상관적·심리적 그리고 정신적인 것으로 구분하는 경향을 받아들이지 않는다는 사실도 당연해졌을 것이다. 이런 구분은 병을 이해하는 데 도움을 주기보다 오히려 방해가 되기 쉽다.

우리의 고찰 방식은 유형에 있어서는 가령 심신상관적 방식과 동일하다. 하지만 우리는 이 관점을 모든 증상에 적용하며, 어떤 예외도 인정하지 않는다는 점에서 차이가 난다. '신체적인' 것과 '정신적인' 것의 구분은 기껏해야 어떤 증상이 밖으로 드러나는 영역에만 적용할 수 있을 것이다. 그러나 병이 발생하는 원인을 정확히 지적하는 데는 부적합하다. 정신병이라는 이 케케묵은 용어도 실상을 완전히 감추다시피하는 표현이다. 정신은 결코 **병들** 수 없기 때문이다. 오히려 이 부류의 병은 전적으로 정신적 영역, 즉 인간의 의식에서 나타나는 증상들과 관련되어 있다.

그러므로 우리는 여기서 '신체적인' 것과 '정신적인' 것을 구분하면서, 기껏해야 증상이 주로 표출되는 영역에만 적용시키는 일관성 있는 병의 형상을 얻어내려고 노력해야 할 것이다.

용어적으로 병(의식 영역)과 증상(신체 영역)으로 구분하는 것과 더불어 병에 대한 우리의 깊은 생각, 즉 고찰은 불가피하게도 우리들에게 관행화된 신체 변화의 분석에서 벗어난다. 이제 우리는 분석과 관련해 오늘날 아직 우리들에게 전혀 친숙하지 않은 혹은 관행화되지 않은 정신적 영역의 고찰로 옮겨가게 된다. 따라서 우리는 질 낮은 연극을 분석하고 무대 장치, 소도구 그리고 배우들을 바꿈으로써 그것을 개선하려고 노력하기보다 곧장 작품 내용을 살펴보는 비평가처럼 행동할 것이다.

한 인간의 몸에 어떤 증상이 겉으로 나타나면, 이것은 (다소 차이가 나겠지만) 주의를 끌게 된다. 그 결과 종종 지금까지 꾸준히 이어오던 인생행로를 갑작스럽게 중단시키기도 한다. 증상은 주의력, 관심, 정력을 자신에게로 돌리고, 그렇게 해서 일반적이기도 한 한결같은 흐름에 문제를 제기하는 신호가 되는 것이다. 증상은 우리의 의사와 상관없이 신경을 쓰지 않을 수 없게 만든다. 외부의 요인으로 일어나는 이 중단 사태를 우리는 장애로 받아들이며, 따라서 대부분 단 하나의 목표밖에 주어지지 않는다. 방해가 되는 것(장애)을 다시 없애는 것이다. 인간은 방해받고 싶어 하지 않으며, 이 때문에 증상을 퇴치하려는 고된 노력이 시작된다. 이 노력 역시 관심을 기울이고 정신을 쏟는 일이다. 이렇게 해서 증상은 우리가 늘 그것에 몰두하도록 만드는 것이다.

히포크라테스의 시대 이후 정통 의학은 환자들에게 병의 증상은 어느 정도 우연적인 일이며, 그 원인은 그들이 규명하려고 안간힘을 쓰고 있는 실질적인 진행 과정에서 찾을 수 있다고 믿게 하려고 노력한다. 정통 의학은 증상을 해석하는 것을 철저하게 피하며, 그런 식으로 병이든 증상이든 모두 무의미한 것으로 치부한다. 그러나 그렇게 되면 증상이 보내는 신호는 원래의 기능을 잃어버린다. 증상들은 무시해도 좋은 신호로 변해버렸다.

이것을 분명히 설명하기 위해 비유를 하나 들어보자. 자동차의 계기판에는 여러 가지 표시등이 달려 있다. 이것들은 차의 어떤 중요한 기능이 더 이상 정상적으로 작동되지 않을 때에만 깜빡인다. 이제 우리가 실제로 운전을 할 때 이 램프에 불이 들어온다면, 우리는 이런 일을 결코 달가워하지 않는다. 이 신호를 따라 운전을 중단하라는 요구를 받았다고 여기기 때문이다. 우리가 불안해하는 것은 이해할 수 있지만, 그렇다고 이 램프에 화를 내는 것은 멍청한 짓이리라. 결국 이 램프는 만약 그러지 않는다면 우리가 그리 쉽게 알아차리지 못했을 — 우리들에게 '보이지 않는' 영역에 놓여 있기 때문에 — 어떤 진행 과정에 관해 알려주는 것이니까 말이다. 그러므로 우리는 정비공을 불러 더 이상 불이 들어오지 않게 이것을 수리한 뒤 안심하고 계속 운행할 수 있도록 하라는 제안으로 받아들인다. 그러나 정비공이 단순히 램프의 전구만 빼내서 이 목적을 이룬다면 우리는 대단히 화를 낼 것이다. 램프에는 이제 더 이상 불이 들어오지 않지만 — 그리고 우리도 원래 그렇게 되기를 바랐지만, 우리는 이런 결과가 초래된 과정에 대해서는 거의 모르고 있다. 우리는 램프에 불이 들어오지 못하게 하기보다 그럴 필요가 없도록 만드는 것이 더 합리적이라고 여긴다. 하지만 그러기 위해서는 눈길을 램프에서 돌려 그 이면의 영역으로 들어가 실제로 무엇이 제대로 작동하지 않는지 알아낼 수 있어야만 한다. 램프는 깜빡임을 통해 단지 알려주고, 신경을 쓰도록 만들려 했을 뿐이다.

이 사례에서 표시등으로 나왔던 것은 우리가 다루는 테마에서는 '증상'에 해당한다. 우리의 몸에 어떤 것이 증상으로 나타나든 상관없이, 그것은 눈에 보이지 않는 작용이 보이게끔 드러난 것이다. 그것은 신호 기능을 통해 우리의 지금까지의 행로를 중단시키고, 우리들에게 무언가가 제대로 작동하지 않는다는 것을 알려주고, 그 원인을 살펴보도록 해주려는 것이다. 이 문제에 있어서도 역시 증상에 대해 화를 내는 것은 멍청한 짓이다. 그리고 증상이 나타나지 못하도록 만들어 그 증상을 차단하려는 것도 어리석기 짝이 없는 짓이다. 증상이 나타나지 않도록 할 것이 아니라, 그것이 나타날 필요가 없게 만들어야 한다. 물론 여기서도 그렇게 하기 위해서는 눈길을 증상에 두지 말고 더 깊이 살펴야만 한다. 그 증상이 무엇을 알려주려 하는지 이해하는 법을 익히려면 말이다.

하지만 이러한 조처를 취할 능력이 없다는 데 정통 의학의 문제점이 있다. 정통 의학은 증상에 너무나 매료되어 있다. 그 때문에 정통 의학은 증상과 병을 동일시한다. 다시 말해 형식과 내용을 구분해서 생각할 수 없는 것이다.

그래서 의사들은 많은 노력과 기술력을 투입해 신체 기관과 부위를 치료한다. 그러나 결코 병든 인간을 치료하지는 않는다. 그들은 앞으로 언젠가 모든 증상이 나타나지 않도록 할 수 있다는 목표에 매달리고 있다. 하지만 이러한 구상에 대한 가능성과 의의는 깊이 따져보지 않는다. 현실적으로 우리가 이러한 목표에 도취되어 무작정 밀고나가는 것을 그만두게 할 능력이 얼마나 부족한지 알면 실로 놀랄 것이다. 결국 환자의 수는 소위 현대적이고 과학적인 의학이 출현한 뒤에도 단 영 점 몇 퍼센트조차 줄어들지 않는 것을 보라! 환자들은 늘상 넘쳐나고 있다. 다만 증상들만 변해왔을 뿐이다. 정신이 번쩍 들게 해주는 이 사실을 사람들은 단지 특정한 증상들에만 관련된 통계 수치를 들어 얼버무리려 든다. 그래서 그들은 예컨대 각종 전염병을 퇴치했다고 자랑스럽게 선언하면서도, 이 기간에 어떤 증상들에서 그 심각성과 발생 빈도가 늘어났는지에 대해서는 말하지 않는다.

증상보다는 '병든 상태 그 자체'를 살펴봐야 비로소 그것이 정직한 고찰이 된다. 그런데 병든 상태는 지금까지 줄어들지 않았으며, 앞으로도 줄어들지 않을 것이 확실하다. 병든 상태는 죽음과 마찬가지로 인간 존재에 깊이 뿌리내리고 있으며, 몇 가지 사소한 실질적인 술책으로는 완전히 사라질 수 없다. 우리는 병과 죽음을 그 고결함과 존엄성의 측면에서 받아들여야 한다. 여기에 비춰봐도 그것들을 우리 스스로의 힘으로 퇴치하려는 교만한 노력이란 얼마나 우스꽝스러운 짓인지 알 수 있을 것이다. 물론 우리는 이러한 환멸을 계속 피할 수는 있을 것이다. 자신이 위대하고 전능하다고 믿을 수 있도록 병과 죽음이 단순한 기능일 뿐이라고 깎아내리면 되는 것이다.

다시 한 번 요약해보자. 병은 인간이 의식 속에서 더 이상 **정상적이지 않거나 조화를 이루지** 못하고 있다는 사실을 알려주는 인간의 상태다. 이렇게 내면의 균형을 잃어버리는 것은 몸을 통해 증상으로 나타난다. 그러므로 증상은 신호인 동시에 정보 전달자다. 왜냐하면 증상이 나타남으로써 우리는 지금까지 살아오면서 해왔던 것들을 중단하고, 거기에 주의를 기울이지 않을 수 없게 되기 때문이다. 증상은 인간, 즉 **영혼**을 가진 존재인 우리가 병들었다는 사실, 다시 말해 영혼 속의 세력들이 균형을 잃었다는 사실을 신호로 알려준다. 증상은 우리에게 무언가 **빠져**(잘못되어) 있다는 정보를 준다. "당신에게서는 무엇이 빠져 있습니까?"[1] 사람들은 이전에는 병자에게 이렇게 질문했다. 그러나 병자는 항상 자신에게 나타나는 것으로 대답했다. "통증이 있습니다." 오늘날 의사들은 곧장 "당신의 몸은 어떤 증상을 보이나요?" 하고 묻는 것으로 방법을 바꿨다. 이 두 가지 정반대의 질문 방식, 즉 "당신에게서는 무엇이 빠져 있나요(어디가 불편하십니까)?"와 "당신의 몸은 어떤 증상을 보이나요?"는 더 자세히 살펴보면 시사하는 바가 대단히 많다. 두 질문 모두 병자에게 들어맞는다. 병자는 늘 무언가 빠져 있으며, 더구나 자신의 의식 속에서 그렇다. 병자가 정말로 **치유되었다면**, 즉 온전하고 아픈 곳이 없다면 아무런 불편도 느끼지 않을 것이다. 그러나 그가 치유되는 데 어떤 부족한 것이 있다면, 그는 치유된 것이 아니라 병든 것이다. 이렇게 병든 상태가 몸속에서 자신에게 해당되는 증상으로 나타나는 것이다. 따라서 증상으로 나타나는 것은 무언가 **빠져** 있음을 보여주는 것이다. 우리가 의식하지는 못하지만, 그것이 대신 증상으로 나타나는 것이다.

한 인간이 일단 병과 증상의 차이를 이해하고 나면, 그의 기본 입장과 병을 대하는 태도는 급격하게 변한다. 그는 증상을 더 이상 최선을 다해

---

1) "어디가 불편하십니까?"의 독일어 특유의 표현이다. _옮긴이 주

퇴치하고 제거해야 할 심각한 적으로 여기지 않는다. 그는 증상이 자신에게 불편한 곳을 찾아내고, 그렇게 해서 원래의 병든 상태를 극복하는 데 도움을 줄 수 있는 파트너라는 사실을 깨닫게 된다. 이제 증상은 우리가 발전하고 깨닫는 데 온 힘을 기울이도록 도움을 준다. 또한 우리가 이 최고의 계명을 따르지 않을 때는 매우 엄격한 모습과 비정한 모습도 보일 수 있는 일종의 스승이 된다. 병의 목적은 단 하나뿐이다. 그것은 우리를 완전하게(치유되게) 해주는 것이다.

증상은 우리가 건강을 회복시키기 위해 필요한 것 중 아직 빠져 있는 것이 무엇인지 알려줄 수 있다. 그러나 이것은 우리가 증상의 상징적 표현을 이해하고 있어야 가능하다. 증상의 상징적 표현을 다시 익히는 것이 이 책의 목표다. 우리는 다시 익힌다고 말한다. 왜냐하면 이 표현은 예부터 존재하고 있고, 따라서 생각해내는 것이 아니라 단순히 다시 발견하기만 하면 되기 때문이다. 우리의 모든 상징적 표현은 심신상관적이며, 이것은 이 상징적 표현이 몸과 영혼의 상관관계를 잘 알고 있다는 뜻이기도 하다. 이렇게 이중 구조로 되어 있는 우리의 상징적 표현에 귀 기울이는 법을 다시 익히게 되면, 우리는 곧 우리의 증상들이 전해주는 내용을 알아듣고 심지어 이해할 수도 있다. 우리의 증상들은 더 중요한 것을 주변 사람들보다 더 많이 가르쳐준다. 왜냐하면 이 증상들은 우리의 아주 내밀한 파트너이며, 오로지 우리만의 것이고, 우리에 관해 정말로 잘 아는 유일한 존재이기 때문이다.

하지만 이런 사실 때문에 우리가 그리 쉽게 받아들일 수 없는 솔직함이 생겨난다. 아무리 친한 친구더라도, 이 증상들이 늘 그러는 것만큼,

우리의 진실을 그토록 가식 없고 솔직하게 대놓고 얘기할 엄두를 내지는 못할 것이다. 따라서 우리가 증상들의 상징적 표현을 다시 잊어버린 것은 놀라운 일이 아니다. 왜냐하면 솔직하지 않게 사는 것이 항상 더 편하기 때문이다! 그러나 단순히 흘려–듣고 알아듣지 않는 것으로는 증상들이 사라지지 않는다. 우리는 어떤 식으로든 늘 그 증상들에 관심을 기울이고 있다. 우리가 용기를 내서 그 증상들의 말에 귀 기울이고 서로 의사소통하려고 시도한다면, 증상들은 진정한 치유로 나아갈 때 확고한 스승이 된다. 증상들은 우리에게 실제로 무엇이 빠져 있는지(어디가 불편한지) 알려주고, 더욱 주의 깊게 자기 것으로 받아들여야 할 테마가 무엇인지 보여준다. 이로써 증상들은 우리에게 경험을 통한 깨달음의 과정과 자각을 통해 증상들이 자체적으로 불필요한 존재가 되도록 만들 기회를 주는 것이다.

여기에 병을 퇴치하는 것과 병의 성질을 변화시키는 것의 차이가 있다. 치유는 오로지 성질이 변화된 병으로부터 얻어지는 것이지, 결코 완치된 증상에서 생기는 것이 아니다. 왜냐하면 치유는 이미 그 말뜻을 보더라도 인간이 더 건강해져야, 즉 더 온전하고 더 완벽해져야 이루어지기 때문이다. 치유는 항상 영원한 행복, 우리가 "깨달음"이라고도 부르는 의식의 완전함에 다가가는 것을 의미한다. 치유는 부족한 것을 채워 넣음으로써 일어나며, 따라서 의식의 전망 내지 가능성을 넓히지 않고서는 불가능하다. 병과 치유는 오직 의식과 관련되어 있으며 몸에는 적용할 수 없는 개념쌍이다. 우리 몸은 병들 수도 없고 치유될 수도 없다. 몸에서는 해당되는 의식 상태가 반영될 수 있을 뿐이다.

오직 이 논점만을 정통 의학에 대해 혹시 제기될지도 모를 비판의 출발점으로 삼을 수 있다. 정통 의학은 치유가 가능한 유일한 영역에는 관심을 기울이지 않은 채 치유한다고 말한다. 정통 의학이 의료 행위에 '치유한다'는 주장을 연관시키지 않는 한, 그 자체를 비판하는 것은 우리의 의도가 아니다. 의료 행위는 순전히 실질적인 조처에 한정되어 있다. 따라서 그 자체로는 좋지도 나쁘지도 않고, 다만 물질적인 영역에 대한 개입이 가능할 뿐이다. 이 영역에서 의학은 부분적으로는 사실 엄청나게 유용하기도 하다. 정통 의학의 방법들을 일괄적으로 나쁜 것이라고 매도하는 짓은, 기껏해야 자기 자신은 몰라도 결코 남들을 위해 할 수 있는 일이 아니다. 말하자면 이렇게 매도하는 행위의 뒤에는 자신이 얼마나 실질적인 조처를 통해 세상을 변화시키려고 노력하려는 자세를 갖췄는가, 혹은 이러한 방책이 환상 그 자체라고 폭로했는가 하는 문제가 놓여 있기 때문이다. 이 노림수를 꿰뚫어본 사람이라면 반드시 실질적인 조처에서 손을 뗄 필요는 없겠지만(…하지만 그러지 말아야 할 이유도 전혀 보이지 않는다!), 자신이 혹시 그럴 필요가 없다고 해서 남들에게도 그것을 하지 못하게 말릴 권리도 없다. 왜냐하면 어떤 환상에 매달려보는 것도 결국 도움이 되기 때문이다!

따라서 우리에게는 사람들이 무엇을 하는가보다 그들이 하는 일에 대해 분명히 인식하고 있는가가 더 중요하다. 우리의 입장을 지금까지 이해한 사람은 이 대목에서 우리의 비판이 당연히 정통 의학 못지않게 자연치유법에도 돌아간다는 사실을 알아차릴 것이다. 왜냐하면 자연치유법도 실질적인 조처를 통해 '치유'를 불러오고 병을 막으려고 노력하며,

건강에 좋은 생활을 강력히 지지하기 때문이다. 여기서도 기본 원리는 정통 의학의 것과 동일하며, 다만 그 방법만이 약간 독성이 덜하고 자연에 더 가까울 뿐이다(사실 정통 의학에도, 자연치유법에도 속하지 않는 동종요법은 예외다).

인간이 추구하는 길은 불행에서 벗어나 영원한 행복으로 나아가는 길이다. 병에서 벗어나 치유와 완전함으로 나아가는 길이다. 병은 이렇게 나아가는 과정에서 실수로 인해 나타나는 — 따라서 하루속히 떨쳐버려야 할 — 장애가 아니다. 병은 인간이 영원한 행복을 향해 나아가는 길이기도 하다. 우리가 이 길을 더욱 주의 깊게 관찰할수록, 이 길은 더욱 쉽게 자신의 목적을 성취할 수 있다. 우리의 의도는 병을 물리치는 것이 아니라, 그것을 활용하는 것이다. 하지만 그렇게 할 수 있으려면 우리는 약간 더 기초적인 개념부터 살펴봐야 한다.

2. 양극성과 통일성

예수가 그들에게 말했다.
만약 너희들이 저 둘을 하나로 만든다면, 만약 너희들이 안쪽을 바깥쪽과 같게 만든다면,
바깥쪽을 안쪽과 같게 만들고 위쪽을 아래쪽과 같게 만든다면,
남성과 여성을 하나로 합쳐 남성은 남성답지 않게 여성은 여성답지 않게 만든다면,
만약 너희들이 눈이 하나 있는 자리에 여러 개의 눈을 만들고,
하나의 손과 하나의 발 대신 다른 손과 발을 만들고, 하나의 모습 대신
다른 모습을 만든다면, 그러면 너희들은 천국으로 들어가리라.

_ 토마스 복음 22장

우리는 이 책에서도 《운명은 기회다》에서 이미 다루었던 한 테마를 다시 끄집어내지 않을 수 없다. 바로 양극성의 문제다. 한편으로 우리는 지루하게 되풀이하는 것을 피하고 싶지만, 다른 한편으로는 양극성을 이해하는 것이야말로 이 책에서 앞으로 다룰 모든 사고 과정에 절대적으로 필요한 전제 조건이기도 하다. 결국 사람들은 어쩌면 양극성에 몰두하기가 힘들다고 과장할 수도 있으리라. 하지만 그래도 그것은 우리 존재의 핵심적인 문제인 것이다.

인간은 나라고 말함으로써 이미 나가 아닌 것, 즉 너라고 여기는 모든 것과 거리를 둔다. 이런 태도를 보임으로써 인간은 양극성의 포로가 된다. 이렇게 해서 인간의 자아는 자신을 대립의 세계에 묶어두는 것이다.

이 세계는 자아와 비-자아뿐 아니라 안과 밖, 남성과 여성, 선과 악, 옳은 것과 그른 것 등으로도 나뉘어 있다. 인간의 자아는 자신이 어떤 형태로든 통일성이나 완전성을 알아차리고 인식하지 못하게 방해하며, 그렇게 상상하는 것조차 불가능하게 만든다. 의식은 모든 것을 대립쌍으로 쪼개고 나눈다. 이 대립쌍들이 우리에게 과도한 부담으로 작용하면, 우리는 그것을 갈등으로 받아들인다. 대립쌍은 우리들에게 구분을 하고, 그런 다음 어떤 결정을 내리지 않을 수 없도록 만든다. 우리의 이성이 하는 일도 바로 현실을 끊임없이 더 작은 조각들로 나누고(분석), 그것들을 구분하는 것(식별력)이다. 그래서 우리는 한쪽을 선택하는 동시에 그 반대쪽을 부정한다. 왜냐하면 '대립되는 것들은 알다시피 서로 배치되기' 때문이다. 하지만 우리는 부정할 때마다, 배제할 때마다 매번 우리의 온전하지 못한 상태를 단단히 굳혀놓는다. 왜냐하면 온전해지기(치유되기) 위해서는 우리는 빠진 것(아픈 곳)이 없어야 하기 때문이다. 아마 여기서 이미 병과 치유라는 테마가 양극성과 얼마나 밀접하게 서로 연관되어 있는지 알아차릴 수 있을 것이다. 이것을 더욱 분명하게 표현하자면 병은 양극성이며, 치유는 양극성을 초월하는 것이다.

우리가 인간인 까닭에 발견하는 양극성의 이면에는 모든 것을 포괄하는 유일자, 즉 대립 관계들이 아직 분화되지 않은 상태로 머물러 있는 통일성이 놓여 있다. 우리는 이 존재 영역을 만유萬有, 즉 '우주에 존재하는 모든 것'이라고도 부르는데, 이것은 표현된 의미 그대로 모든 것을 담고 있다. 따라서 이 통일성의 외부에는 어떤 것도 있을 수 없다. 또 통일성 내부에는 변동도 없고, 변화나 발전도 없다. 왜냐하면 통일성은 시간과 공간의 지배를 받지 않기 때문이다. 만유가 하나로 통합된 통일성은 영원한 휴지(休止) 상태에 있다. 그것은 오로지 존재할 뿐 형체도 활동도 없다. 통일성에 대한 모든 설명이 부정으로 표현될 수밖에 없다는 사실이 눈에 띄었을 것이다. 다시 말해 오로지 부정하는 내용뿐이다. 시간도 없고, 공간도 없고, 변화도 없고, 경계도 없다.

모든 긍정하는 내용은 우리의 분열된 세계에서 생겨났다. 따라서 통일성에는 적용할 수 없다. 그러므로 우리의 양극화된 의식의 관점에서는 통일성은 무無로 보인다. 이러한 표현은 올바르지만, 우리 인간들에게는 자주 엉뚱한 연상을 불러일으킨다. 특히 서구인들은 예컨대 불교 사상에서 도달하려고 애쓰는 '니르바나(열반)'의 경지가 무(말 그대로 번역하자면 '소멸한다'는 뜻이다)와 같은 뜻이라는 사실을 알게 되면 대부분 실망스럽다는 반응을 보인다. 인간의 자아는 항상 자신의 외부에 있는 어떤 것을 가지고 싶어 한다. 그래서 모든 것과 하나가 되려면 그것이 오로지 소멸되어야만 한다는 사실을 받아들이는 것을 지극히 싫어한다. 통일성 속에서는 모든 것과 무는 하나가 된다. 무는 어떤 식으로든 모습을 드러내거나 경계를 설정하지 않기 때문에 양극성을 띠지 않는다. 모든 존재의 근원은 무다[무는 카발라교도의 아인소프ain Soph(무한), 중국인의 도道, 인도인의 네티-네티Neti-Neti(이것도 저것도 아니다)와 같은 것이다]. 이것은 정말로 존재하는 유일무이한 것이며, 시작도 없고 끝도 없고, 영원에서 영원으로 이어진다.

우리는 이 통일성이 있다고 알려줄 수는 있지만, 그것이 어떤 모습인지 상상할 수는 없다. 통일성은 양극성과 대립하고 있다. 따라서 관념적으로는 의심의 여지가 없다. 통일성은 사실 인간이 특정한 훈련이나 명상술을 통해 어느 정도까지는 인식할 수 있고 경험할 수도 있다. 적어도 일시적으로 의식의 양극성을 하나로 통합할 수 있는 능력을 발전시킨다면 말이다. 하지만 그것을 말로 설명하거나 머릿속으로 분석하는 것은 언제까지나 불가능하다. 왜냐하면 우리의 생각은 바로 그 전제 조건으로 양극성이 필요하기 때문이다. 인식이란 양극성 없이는, 즉 주체와 객체로, 인식하는 자와 인식되는 대상으로 나눠지지 않고서는 불가능하다. 통일성 속에는 인식이 없고 오직 존재만 있다. 통일성 속에서는 모든 염원, 모든 의지와 노력, 모든 활동이 사라진다. 왜냐하면 우리가 염원할 수 있는 외면이 더 이상 존재하지 않기 때문이다. "사람들은 오직 무에서만 충만함을 발견할 수 있다"는 사실은 예부터 전해오는 모순성이다.

우리가 확실하게 직접적으로 경험할 수 있는 영역으로 다시 돌아가보자. 우리 모두는 양극적인 의식을 가지고 있기에 세상은 양극적으로 보이게 된다. 세상이 양극적인 것이 아니라, 우리가 세상을 경험하는 통로인 우리의 의식이 양극적이라는 점을 스스로 인정하는 것이 중요하다. 양극성의 원리를 구체적인 예를 들어 살펴보기로 하자. 가령 호흡은 인간에게 양극성에 대한 기본적인 경험을 전해준다. 들숨과 날숨은 끊임없이 교차됨으로써 규칙적으로 반복되는 하나의 리듬을 이룬다. 그러나 리듬은 양극이 꾸준히 교차하는 것과 다르지 않다. 규칙적으로 반복되는 리듬은 모든 생명의 기본 모형이다. 모든 현상은 파동으로 환원될 수 있다는 물리학의 주장도 이와 똑같은 내용이다. 리듬을 파괴하는 것은 생명을 파괴하는 것이다. 왜냐하면 생명은 규칙적으로 반복되는 것이기 때문이다. 숨을 내쉬지 않으려는 사람은 또한 숨을 들이쉴 수도 없다. 여기서 우리는 들숨은 날숨에 의해 유지되며, 그 반대극인 날숨 없이는 이어지기가 불가능하다는 사실도 알게 된다. 한 극은 반대쪽 극을 기반으로 존재한다. 우리가 한 극을 제거하면 반대쪽 극도 역시 사라진다. 이런 원리에 따라 양극 사이의 장력에서부터 전기 에너지가 발생하는 것이다. 우리가 한 극을 제거하면 전기 에너지는 완전히 사라진다.

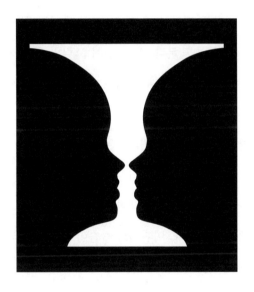

위 그림은 오래전부터 잘 알려진 요술 그림이다. 여기서 누구나 직접 양극성의 문제를 충분히 실감나게 체험할 수 있다. 여기서 양극성은 전경과 배경, 혹은 구체적으로 두 옆얼굴과 꽃병이 된다. 이 두 가능성 중에서 내가 어떤 형상을 받아들이는지는 배경을 흰 면으로 보느냐, 아니면 검은 면으로 보느냐에 따라 달라진다. 검은 면을 배경으로 판단한다면 흰 면이 전경이 되고, 나는 꽃병을 보게 된다. 만약 흰 면을 배경으로 본다면 이러한 인식은 뒤바뀌게 된다. 왜냐하면 그때는 나는 검은 면을 전경으로 보게 되고, 따라서 두 옆얼굴의 모습이 나타나기 때문이다. 이러한 시각적 변화에 따라 이 인식이 번갈아가며 뒤바뀔 때, 우리의 머릿속에서 어떤 일이 일어나는지 면밀히 관찰하는 것이 우리에게는 관건이 된다. 이 그림을 구성하고 있는 꽃병과 두 옆얼굴은 그림 속에서 동시에 하나로 결합되어 들어 있다. 하지만 보는 사람은 '이것' 아니면 '저것'이라는 의미에서 하나를 정하지 않을 수 없다. 우리는 꽃병을 보거나, 그렇지 않으면 두 옆얼굴을 본다. 우리는 이 그림의 두 가지 모습을 기껏해야 하나씩 차례차례 알아볼 수 있을 뿐, 이 둘을 동시에 같은 비중으로 받아들이기가 대단히 힘들다.

이 시각적 변화는 양극성을 이해하는 데 좋은 다리 역할을 한다. 이 그림에서 흰색 극은 검은색 극에 의존하고 있으며, 또 그 반대가 되기도 한다. 이 그림에서 (흰색이든 검은색이든) 한쪽 극을 제거하면 두 모습을 가진 그림 전체가 없어진다. 여기서도 들숨이 날숨에 의해, 전기의 양극이 음극에 의해 유지되는 것과 마찬가지로 검은색은 흰색에, 전경은 배경에 의존하고 있다. 두 가지 대립적인 것이 이렇게 서로 밀접하게 의존하고 있다는 사실은, 우리에게 모든 양극성의 이면에는 통일성이 놓여 있음이 분명하다는 사실을 보여준다. 다만 우리 인간들은 그것을 의식의 한계 때문에 동시에 존재하는 통일성으로 알아보고 깨달을 수 없을 뿐이다. 이처럼 우리는 현실의 모든 통일성 각각을 두 극으로 나누고, 이것들에 대해서 하나씩 차례차례 고찰하지 않을 수 없다.

그런데 이 차례차례 이루어지는 고찰은 시간의 발상지이기도 하다. 사람을 현혹시키는 이 시간이 존재하는 것도 마찬가지로 오로지 우리의 의식의 양극성 덕분이다. 따라서 양극성은 우리가 하나씩 차례차례 관찰할 수 있는 동일한 현실의 통일성의 두 가지 양상에 지나지 않는 것임이 드러난다. 그러므로 우리가 동일한 사안의 양면 중 그때마다 어떤 면을 보게 되느냐는 우리의 입장에 달려 있다. 양극성은 겉으로 드러난 것만 관찰하는 사람에게만 서로 어긋나 있는 대립적인 것들로 보인다. 더 자세히 살펴보면 양극성은 합쳐서 하나의 통일성을 이루고 있으며, 그 존재의 기반은 서로에게 의존하고 있다는 사실이 드러난다. 과학은 이 엄청난 경험을 빛을 연구하면서 처음으로 접하게 되었다.

광선의 본질에 대해 서로 대립되는 견해 두 가지가 있었다. 그중 하나는 파동 이론이고, 다른 하나는 미립자 이론이다. 이 두 가지 이론은 서로 모순되는 것처럼 보인다. 만약 빛이 파동으로 이루어져 있다면 그것은 미립자가 아니며, 그 반대여도 마찬가지다. 이 둘 중 하나만 맞는 이론이 된다. 그 사이에 사람들은 "이 둘 중 하나만 맞는다"는 주장이 잘못된 문제 제기였음을 알게 되었다. 빛은 파동이면서도 미립자다. 심지어 나는 이 명제를 다시 한 번 뒤집고 싶다. 빛은 파동도 아니고, 미립자도 아니다. 빛은 그 통일성 속에서만 빛이지만, 양극적인 인간의 의식 그 자체는 경험할 수 없는 것이다. 이 빛은 관찰하는 사람에게 그가 어느 쪽에서 접근하느냐에 따라 때로는 파동으로, 때로는 미립자로 드러날 뿐이다.

양극성은 한쪽에는 입구라는 표시가 다른 한쪽에는 **출구**라는 표시가 달려 있는 문과 같다. 그것은 항상 동일한 하나의 문일 뿐이지만, 우리가 접근하는 방향에 따라 그 존재의 한쪽 모습만 보게 되는 것이다. 통일성을 여러 모습으로 나누고, 그렇게 해서 우리가 하나씩 차례차례 관찰해야만 하는 이 불가피성 때문에 시간이 생겨난다. 왜냐하면 양극적인 의식으로 관찰함으로써 비로소 존재의 동시성이 연속성으로 바뀌기 때문이다. 양극성의 이면에는 통일성이 놓여 있듯이, 시간의 이면에는 영원이 놓여 있다. 영원이라는 개념에서 유의해야 할 점은 그것이 형이상학적인 의미에서 초시간성(시간이 없음)을 말하는 것이지, 기독교 신학이 잘못 받아들인 것과 같은 길고 끝없이 이어지는 시간의 연속이 아니라는 사실이다.

고대 언어를 살펴볼 때도 우리는 마찬가지로 우리의 의식과 인식욕이 어떻게 원래의 통일성을 대립 관계로 쪼개놓았는지 매우 생생하게 실감할 수 있다. 선사 문화 시대의 인간들은 양극성 이면에 놓인 통일성을 더 잘 파악할 수 있었음이 분명해 보인다. 오래된 언어에서는 많은 단어가 아직 양극성을 지니고 있기 때문이다. 언어가 더 많은 발전을 겪으면서 비로소 사람들은 대개 모음전이나 장음화를 통해서 원래는 양면가치적인 단어를 분명히 한쪽 극으로만 편입시키기 시작했다(지크문트 프로이트도 이미 자신의 책인《원시어의 반대 의미Gegensinn der Urworte》에서 이 현상에 주목했다!).

가령 우리는 다음과 같은 라틴어 단어들을 묶어주는 공통적인 어근을 어렵지 않게 알아볼 수 있다. clamare(외치다)와 clam(조용하다) 혹은 siccus(메마른)과 sucus(액즙)가 그것이다. altus는 예나 지금이나 '높다'와

'깊다'를 동시에 뜻한다. 그리스어에서 pharmacon은 '독'이기도 하고 '약'이기도 하다. 독일어에서 stumm(말이 없는)과 Stimme(목소리)라는 말의 어원은 같다. 그리고 영어에서 우리는 without이라는 말에서 완전히 대립적인 관계를 발견한다.[2] 하지만 이것은 양쪽 극 중 한쪽(없다)으로만 편입된다. 내용상으로는 bös와 baß의 언어적 동류성이 우리를 이 테마에 더욱 가까이 데려다준다. baß라는 단어는 고지대 독일어로 '좋다'는 뜻이다. 독일 사람들은 이 말을 두 가지 복합어로만 알고 있다. fürwahr(앞으로, 과연)를 뜻하는 fürbaß와 baß erstaunt(매우 놀라다)가 그것이다. 영어의 bad(나쁘다)와 독일어의 Buße(속죄)와 büßen(속죄하다)도 이와 동일한 어간語幹에 속한다. 원래는 가령 gut(좋은)와 böse(나쁜)처럼 반대쪽 극들에 대해 단 하나의 공통적인 말이 사용되었다는 이 언어 현상은, 우리에게 모든 양극성의 이면에 놓인 공통성을 생생히 보여준다. 특히 Gut(선)와 Böse(악)를 동일하게 여겼다는 사실은 더욱 상세히 파고들면 우리의 관심을 끌게 될 것이다. 그리고 어쩌면 여기서 이미 '양극성'이라는 테마의 이해가 얼마나 엄청난 중요성을 가지는지 분명히 드러날 것이다.

우리는 '각성'과 '수면'이라는 서로 분명히 구분되는 이 두 가지 의식 상태가 교차하는 것에서 우리 의식의 양극성을 주관적으로 경험한다. 이 두 가지 의식 상태를 우리는 자연 상태에서 나타나는 낮과 밤의 양극성이 내면적으로 일치하는 것에 의해 인식한다. 그래서 우리는 자주 낮의 의식과 밤의 의식, 혹은 영혼의 밝은 측면과 어두운 측면이라는 말도

---

2) with(함께)와 out(밖에)를 말한다. _옮긴이 주

하는 것이다. 자각의식과 무의식으로 구분하는 것도 이러한 양극성과 밀접하게 연관되어 있다. 그래서 우리는 낮 동안에는 줄곧 무의식을 무의식적인 것으로 경험한다. 그러니까 의식하지는 못한다. 그런데 이 무의식은 우리가 밤에 편안히 지낼 적에 생겨나는 꿈의 근원이 되기도 하는 그런 의식의 영역이다. 무-의식적이라는 단어는 자세히 살펴보면 그리 잘 만들어진 용어가 아니다. 왜냐하면 접두사 무는 그 다음에 있는 의식을 부정하지만, 그 부정하는 내용이 특히 실상에 맞지 않기 때문이다. 무의식적이라는 말은 의식이 없다는 뜻과 동일하지 않다. 잠자는 동안 우리는 단지 다른 의식 상태에 놓여 있을 뿐이다. "의식이 존재하지 않는다"는 것은 전혀 말이 되지 않는다. 따라서 무의식적인 것은 의식이 없는 상태가 아니라, 낮의 의식을 대단히 편파적으로 분류한 것에 지나지 않는다. 이 낮의 의식은 분명히 자신이 손대지 못하는 어떤 것이 더 존재한다는 것을 알아차리는 것이다. 그런데도 우리는 스스로를 낮의 의식과 똑같은 것으로 여기는 것을 대체 왜 그토록 당연하게 생각할까?

심층심리학이 확산된 이후 우리는 우리의 의식을 층층이 쌓인 것으로 생각하고, 자각의식(위쪽)을 잠재의식(아래쪽) 그리고 무의식과 구별하는 데 익숙해져 있다.

의식을 이렇게 위쪽과 아래쪽에 있는 것으로 분류하는 것은 비록 설득력은 없지만, 하늘과 빛을 공간의 위쪽에 있는 극으로, 땅과 어둠을 아래쪽에 있는 극으로 배열하는 상징적인 공간 감각과는 일치한다. 우리가 이러한 의식 모형을 그림으로 나타내려고 한다면, 다음과 같은 도형을 만들어낼 수 있을 것이다.

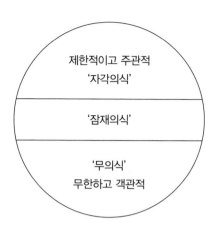

원은 여기서 모든 것을 끌어안는 무한하고 영원한 의식을 상징적으로 나타낸다. 따라서 원의 주변 또한 경계가 아니라 모든 것을 끌어안는 것에 대한 상징일 뿐이다. 인간은 주관적이고 제한적인 **자각의식**이 생기게 해주는 자신의 자아에 의해 이 모든 것을 끌어안는 것과 구분되어 있다. 인간은 이 때문에 나머지 의식, 즉 무한한 의식에 접근하지 못한다. 이것은 인간에게 의식되지 않는 것이다(카를 구스타프 융은 이 층을 '집단무의식'이라고 부른다). 하지만 인간의 자아와 나머지 '무한히 넓은 의식' 사이의 이 분리선은 절대적인 것은 아니다. 오히려 양 방향으로 투과되는 일종의 막이라고 부를 수 있을 것이다. 이 막은 **잠재의식**에 해당된다. 잠재의식은 자각의식에서부터 가라앉은 내용(망각)뿐 아니라 가령 예감, 중요한 꿈, 직관, 환영 같은 무의식에서 떠오르는 내용도 지니고 있다.

어떤 사람이 자신을 아주 심하게 오로지 자신의 자각의식과만 동일시하면, 그는 잠재의식의 투과성을 최대한 낮출 것이다. 왜냐하면 무의식의 내용은 낯설고, 따라서 불안을 야기한다고 받아들여지기 때문이다. 잠재의식의 투과성이 점점 더 높아지면 일종의 영매력에까지 이를 수 있다. 그러나 깨달음 혹은 무한한 의식의 상태는 우리가 경계를 포기해서 자각의식과 무의식이 하나가 될 때에야 비로소 얻게 될 것이다. 물론 이러한 단계는 경계를 구분하는 것을 본질로 하는 자아를 폐기하는 것과 같은 뜻이다. 이 단계는 기독교 용어로 표현하면 다음과 같은 말로 설명된다. "나(자각의식)와 주님(무의식)은 하나이니라."

인간의 의식은 자신의 신체적 표현을 뇌에서 찾아내는데, 이때 인간 특유의 구분 능력과 판단력을 대뇌피질에서 담당한다. 인간 의식의 양극성이 뇌의 해부학적 구조에서 상징적 표시로 다시 발견되는 것은 놀라운 일이 아니다. 잘 알려진 바와 같이 대뇌는 두 개의 반구로 나뉘고, 이것들은 소위 '대들보(뇌량, corpus callosum)'로 서로 연결되어 있다. 의술은 과거에는 이 뇌량을 수술로 절단해 양쪽 뇌반구의 모든 신경연결로를 차단시킴으로써 간질병이나 견디기 힘든 통증과 같은 여러 가지 증상에 대처하려고 시도했다(Commisurotomie).

이 절제 수술은 아주 과격해 보이지만, 이러한 수술 후에 단번에 이렇다 할 기능 부전은 나타나지 않는다. 이렇게 해서 사람들은 양쪽 뇌반구가 완전히 독자적인 두 개의 뇌를 이루고 있는 것이 분명하며, 또한 서로 영향을 받지 않고 각자의 활동을 할 수 있다는 사실을 알아냈다. 하지만 양쪽 뇌반구가 분리된 환자들을 더욱 정밀한 실험 조건에 내맡기자, 이 양쪽 뇌반구가 그 특성과 담당 역할에 있어 아주 분명히 구분된다는 사실이 점점 더 분명히 드러났다. 우리는 신경연결로들이 좌우로 교차되며, 그렇게 해서 우리 몸의 오른쪽 절반은 왼쪽 뇌반구의 신경자

극을 받고, 거꾸로 왼쪽 절반은 오른쪽 뇌반구의 자극을 받는다는 사실을 잘 알고 있다. 뇌량이 절단된 환자의 눈을 붕대로 가린 뒤 그에게 예를 들어 와인병따개를 왼손에 쥐여주면, 그는 이 물건의 이름을 말하지 못한다. 다시 말해 이 더듬어 알아낸 물건에 붙여진 이름을 알아낼 수 없다. 그러나 그것을 아무 문제 없이 올바로 사용할 수 있다. 그 물건을 오른손에 쥐여주면 이러한 상황은 정반대로 바뀐다. 이제 그는 올바른 이름은 알지만, 그것을 어떻게 사용하는지는 모른다.

우리의 손만이 아니라 눈과 귀도 각각 반대쪽 뇌반구와 연결되어 있다. 또 다른 실험에서는 뇌량이 끊어진 여성 환자에게 다양한 기하학적 형태를 왼쪽 눈과 오른쪽 눈에 따로 구분해서 보여주었다. 이렇게 연속적으로 해나가는 동안 나체 사진 한 장을 왼쪽 눈에만 보이게 함으로써 그 모습이 오른쪽 뇌반구에 의해서만 느낄 수 있게 했다. 그러자 이 환자는 얼굴을 붉히며 키득거렸지만, 실험 책임자가 무엇을 봤냐고 물어보자 다음과 같이 대답했다. "아무것도 못 봤어요. 한 줄기 섬광뿐이었죠." 그러고서 계속해서 키득거리는 것이었다. 그러니 오른쪽 뇌반구에 의해 지각된 모습은 어떤 반응을 불러오기는 하지만, 생각이나 말로 인지되고 표현될 수는 없는 것이다. 냄새를 왼쪽 콧구멍으로만 흘러들어가게 해주면 마찬가지로 거기에 해당하는 반응이 일어나지만, 환자는 그것이 무슨 냄새인지 판단할 수 없다. 어떤 환자에게 이를테면 '축구' 같은 합성어 중 왼쪽 눈에는 앞부분인 '축'이라는 글자가, 오른쪽 눈에는 뒷부분인 '구'라는 글자가 보이도록 해주면, 환자는 단지 '구'라고만 읽는다. '축'이라는 단어는 오른쪽 뇌반구에서 언어적으로 분석될 수 없기 때문이다.

이런 실험들은 최근에는 점점 더 범위가 확대되고 정밀화되어 오늘날까지 대충 다음과 같이 요약할 수 있는 인식을 얻었다. 양쪽 뇌반구의 기능 분야와 수행 분야 그리고 각자의 담당 역할은 분명히 구분된다. 왼쪽 뇌반구는 '언어를 담당하는 뇌반구'라고 부를 수 있을 것이다. 왜냐하면 이것은 언어의 논리와 구조, 읽기와 쓰기를 담당하기 때문이다. 이것은 이 세상의 모든 자극을 분석적이고 합리적으로 판독한다. 따라서 계수적으로 생각하는 것이다. 그러므로 왼쪽 뇌반구는 수를 세고 계산하는 것도 담당한다. 뿐만 아니라 시간 감각도 왼쪽 뇌반구를 기반으로 작동된다.

이에 대립되는 모든 능력은 오른쪽 뇌반구에 들어 있다. 여기서는 분석 대신 복잡한 연관 관계, 유형, 구조 들을 전체적으로 파악하는 능력이 발견된다. 그러므로 오른쪽 뇌반구는 작은 부분을 근거로 해서 전체적인 것(형상)을 파악할 수 있게 해준다(제유법). 또한 실제로는 존재하지 않는 수많은 논리적인 것(상위 개념, 추상 개념)을 파악하고 개념을 형성하는 능력도 오른쪽 뇌반구의 도움을 받고 있는 것으로 보인다. 오른쪽 뇌반구에서는 문장이 아니라 소리의 흔적이나 떠오르는 이미지를 따르는 원시적인 언어 형태밖에 발견되지 않는다. 서정시와 정신분열증 환자의 말이 오른쪽 뇌반구의 표현법을 충실하게 보여주고 있다. 유추적인 사고와 상징을 다루는 일이 여기서 일어난다. 뿐만 아니라 오른쪽 뇌반구는 생각 속의 비유와 꿈의 영역도 담당하며, 왼쪽 뇌반구가 담당하는 시간 개념으로부터 영향을 받지 않는다.

인간이 그 순간 수행하는 활동에 따라 양쪽 뇌반구들 중 하나가 그때 그때 우위에 놓인다. 그러므로 논리적인 사고, 읽기와 쓰기 그리고 계산은 왼쪽 뇌반구에 우위를 부여한다. 반면에 음악을 듣고 꿈을 꾸고 공상을 하고 명상에 잠길 때는 오른쪽 뇌반구가 우위를 차지한다. 매번 한쪽 뇌반구가 우위를 차지하기는 하지만, 건강한 사람은 언제든지 하위에 있는 뇌반구의 정보도 마음대로 활용할 수 있다. 왜냐하면 뇌량을 통해 활발한 정보 교환이 이루어지기 때문이다. 그런데 양쪽 뇌반구가 다루는 일이 각각 대립적으로 전문화되어 있는 것은 고대 밀교密敎의 양극설들과 아주 정확히 일치한다. 도교에서는 도의 통일성이 나뉘는 두 가지 근본 원리를 양陽(남성의 원리)과 음陰(여성의 원리)이라고 불렀다. 연금술 전통에서는 이 양극성을 '태양'(남성)과 '달'(여성)이라는 상징으로 표현했다. 중국인들의 양 내지 태양은 적극적이고 긍정적이고 남성적인 원리를 나타내는 상징들이며, 이 원리는 심리학 분야에서는 낮의 의식에 해당될 것이다. 음 혹은 달의 원리는 부정적이고 여성적이고 수용적인 원리를 포괄하며, 인간의 무의식과 일치한다.

이 전통적인 양극성들은 두뇌 연구의 성과에도 별 무리 없이 쓰일 수 있다. 그러므로 왼쪽 뇌반구인 양은 남성적이고 적극적이며 자각의식이 있고, 태양의 상징과도 일치하기 때문에 인간의 내면에서 낮의 측면에 해당된다. 왼쪽 뇌반구는 또한 신체의 오른쪽, 즉 적극적 내지 남성적인 쪽과 신경으로 연결되어 있다. 오른쪽 뇌반구는 음이며, 부정적이고 여성적이다. 이것은 달의 원리 내지 인간 내면에서 밤의 측면 혹은 무의식과 일치하며, 따라서 우리 인간의 신체의 왼쪽과 신경으로 연결되어 있다. 좀 더 쉽게 개관할 수 있도록 다음에 나오는 그림 아래에 도표 형식으로 유사한 개념들을 열거했다.

　심리학에서 일부 현대적인 사조思潮들은 이미 기존의 의식의 수평적인 모형도(지크문트 프로이트가 작성)를 90도로 돌려서 자각의식과 무의식이라는 개념을 왼쪽 그리고 오른쪽 뇌반구로 대체하고 있다. 그러나이 새로 붙인 이름은 단순한 형식의 문제일 뿐 내용에는 거의 변화가 없다. 이것은 우리의 각 설명들을 비교해보면 드러날 것이다. 수평 모형도나 수직 모형도 모두 '태극'이라 불리는 고대 중국인들의 상징을 특수화한 것에 지나지 않는다. 태극은 하나의 원(전체, 통일성)을 흰색 반쪽과검은색 반쪽으로 나눈 것이다. 그리고 이 반원들은 각각 다시 반대의 극을 지닌 하나의 눈(반대되는 색상의 점)을 포함하고 있다. 통일성은 흡사우리의 의식에서처럼 양극성으로 쪼개지며, 이것들은 서로 보완 관계에있다.

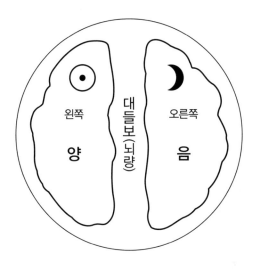

왼쪽
논리
언어(문장, 문법)

오른쪽
형상 인식
전체 파악
공간 감각
원시적 언어 형태

언어를 담당하는 뇌반구

읽기   음악
쓰기   냄새
계산   유형
숫자 세기
주변 여건 판독   완결된 세계관
계수적 사고   유추적 사고
직선적 사고   상징적 표현
시간에 묶임   초시간성
분석   전체성
                              수많은 논리적인 것들

지성	직관
————	—— ——
————	—— ——
————	—— ——

양	**음**
+	–
태양	달
남성적	여성적
낮	밤
의식적	무의식적
삶	죽음

왼쪽	**오른쪽**
적극성	소극성
전기성	자기성
산성	알칼리성
신체의 오른쪽 절반	신체의 왼쪽 절반
오른손	왼손

의식의 수평적 모형도

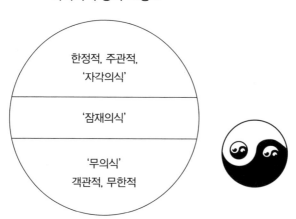

한정적, 주관적, '자각의식'

'잠재의식'

'무의식'
객관적, 무한적

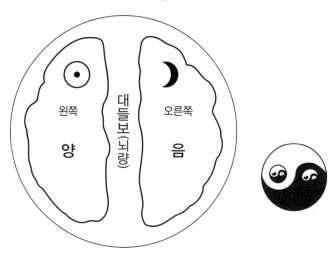

의식의 수직적 모형도

왼쪽

대들보(뇌량)

오른쪽

양

음

　양쪽 뇌반구 중 한쪽만 가진 사람이 있다면, 그가 얼마나 온전하지 못한지 쉽게 알아볼 수 있다. 하지만 실제로는 과학적이라 불리는 이 시대의 보편적인 세계상도 마찬가지로 온전하지 않다. 왜냐하면 그것은 왼쪽 뇌반구의 세계상이기 때문이다. 이 일면적 시각에서는 당연히 합리적이고 이성적이고 분석적·구체적인 것밖에 생겨나지 않으며, 인과성과 시간에 종속된 외형들 밖에 없다. 그러나 이런 합리적 세계상은 온전한 진실이 되지 못한다. 왜냐하면 그것은 반쪽의 의식 내지 반쪽의 뇌가 보여주는 고찰 방식이기 때문이다. 사람들이 흔히 비합리적이고 비이성적이고 기이하고 신비롭고 공상적이라며 가볍게 여기는 그런 모든 의식 내용은 단지 인간이 세상을 바라보는 정반대되는 능력일 뿐이다.

　서로 보완적인 입장에 있는 이 양쪽의 관점들이 거의 언제나 얼마나 상반되게 평가되는지를 잘 보여주는 사례가 하나 있다. 두 뇌반구의 서로 다른 능력들을 연구하면서 사람들은 왼쪽 뇌반구의 성과는 아주 쉽게 알아내고 설명할 수 있었던 반면, 오른쪽 뇌반구의 의미성에 관해서는 오랫동안 이런저런 추측만 던져놓을 뿐 합리적인 성과는 내놓지 못하는 것처럼 보였던 것이다. 하지만 우리의 신체는 비이성적인 오른쪽 뇌반구의 수행 능력이 훨씬 더 높다고 인정하는 것이 분명하다. 왜냐하면 생명이 위태로운 위기 상황에서 우리 몸은 자동적으로 왼쪽 뇌반구에서 오른쪽 뇌반구로 우위를 넘겨주기 때문이다. 위기 상황은 분석적인 행동 방식을 통해 극복하기에는 적절치 않은 것이다. 오른쪽 뇌반구가 우위를 차지함으로써 상황을 전체적으로 파악할 수 있기에 침착하고 상황에 맞게 행동할 가능성이 주어진다. 그리고 소위 '주마등처럼 스쳐가는 기억들'이라는, 예부터 잘 알려진 현상도 이 우위의 전환 때문에 일어난다. 죽음이 닥쳐오면 인간은 다시 한 번 자신의 전체 인생을 돌이켜본다. 혹은 자신이 살아오면서 겪은 모든 상황을 다시 한 번 체험한다. 이것은 우리가 위에서 오른쪽 뇌반구의 초시간성이라고 불렀던 것을 보여주는 좋은 사례다.

뇌반구 이론의 중요성은, 우리가 보기에는 과학이 앞으로 자신의 지금까지 세계상이 얼마나 일면적이고 불완전한지 이해할 수 있다는 사실이다. 또한 오른쪽 뇌반구에 관심을 집중함으로써 세상을 바라보는 또 다른 방식의 당위성과 필요성을 깨닫는 법을 배우는 것도 중요하다. 아울러 우리는 이 사례에서 양극성의 법칙을 핵심적 보편 법칙으로 이해하는 데도 익숙해질 것이다. 그러나 이런 수단은 과학이 유추적으로 생각할 (오른쪽 뇌반구의) 능력이 전혀 없기 때문에 대부분 실패한다.

이 사례에서 우리는 다시 한 번 양극성의 법칙을 분명히 깨닫게 되었을 것이다. 통일성은 인간의 의식 속에서 양쪽 극으로 나뉜다. 양쪽 극은 서로 보완(보충) 관계에 있으며, 따라서 각자의 존재의 기반을 확보하기 위해 반대쪽 극을 필요로 한다. 양극성은 통일성의 양쪽 측면을 동시에 살펴보는 능력을 빼앗아가기 때문에 우리는 차례차례 살피지 않을 수 없게 된다. 그리고 이를 통해 '리듬'과 '시간'과 '공간'이라는 현상들이 생겨나는 것이다. 양극적인 의식이 통일성을 빙 돌려져서 설명하려면 역설을 이용하지 않고서는 불가능하다. 양극성이 우리에게 가져다준 장점은 인식 능력이다. 인식은 양극성 없이는 불가능하다. 양극적인 의식의 궁극적 목표는 시간으로 말미암아 온전하지 못하게 된 자신의 상태를 극복하고 다시 빠진 것이 없게, 즉 온전해지는 것이다.

모든 구원의 길 혹은 성인의 경지에 이르는 길은 양극성에서 벗어나 통일성으로 향하는 길이다. 양극성에서 벗어나 통일성으로 향하는 걸음은 너무나 과격하고 본질적인 변화여서 양극적인 의식의 입장에서는 힘이 들며, 심지어 전혀 상상도 할 수 없는 일이 되기도 한다. 모든 형이상학적 학설, 종교 그리고 밀교의 계파는 오로지 이 둘로 나뉜 것에서 벗어나 하나로 통합되는 것으로 향하는 길만 가르친다. 여기서 이미 이 모든 교리가 '이 세상을 개선하는 것'이 아니라 '이 세상에서 벗어나는 것'에 관심을 두고 있다는 추론이 설득력을 얻는다.

바로 이 추론이 이 교리들을 비판하고 반대하는 모든 사람에게는 중요한 출발점이기도 하다. 그들은 이 세상의 불의와 곤궁을 지적하며 탁상공론에 매달리는 교리들을 비난한다. 이 교리들은 오직 자기 자신의 이기적인 구원에만 관심을 보인다. 그렇기 때문에 이러한 심각한 문제들에 대해 너무나 반사회적이고 무성의한 태도를 보인다는 것이다. 비판의 논지는 이 교리들이 세상으로부터 도피하고, 사회적 관심도 부족하다는 것이다. 유감스럽게도 비판자들은 어떤 교리와 맞서 싸우기 전에 일단 그 교리를 완전하게 파악할 충분한 시간적 여유를 전혀 가지지 않는다. 이렇게 해서 그들은 자신의 견해를 또 다른 교리의 잘못 이해된 몇 가지 관념들과 성급하게 섞은 후, 이 모순투성이의 논리를 '비판'이라고 부르는 것이다.

이러한 잘못 이해된 관념은 시대를 훨씬 거슬러 올라간다. 예수는 오로지 두 개로 분열된 것에서 벗어나 하나로 통합되는 것으로 이르는 이 한 가지 길만 가르쳤다. 그런데도 그의 가르침은 자신의 제자들에게조차 한 번도 완전하게 이해되지 못했다(요한은 예외에 속한다). 예수는 양극성을 이 세상으로, 통일성을 천국이나 내 아버지가 계신 곳 혹은 아주 단순하게 아버지라고도 불렀다. 그는 자신의 나라가 이 세상의 것이 아니라고 강조했으며, 하느님에게로 이르는 길을 가르쳤다. 하지만 그가 했던 모든 말은 늘 처음에는 구체적이고 세속적으로 받아들여졌으며, 이 세상과 연관되었다. <요한복음>은 이러한 잘못된 인식을 조목조목 지적한다. 예수는 자신이 사흘 안에 다시 세우려는 성전에 관해 설교한다. 이때 제자들은 예루살렘 성전을 떠올리지만, 예수가 말한 성전은 당신의 육신을 의미한 것이다. 예수는 성령으로 다시 태어나는 것에 관해 니고데모와 얘기를 나누지만, 니고데모는 아기의 출생을 떠올린다. 예수는 우물가의 여인에게 생명수에 관한 얘기를 들려주지만, 그녀는 마실

물을 떠올린다. 이런 사례들은 얼마든지 더 들 수 있을 정도로, 예수와 그의 제자들은 완전히 서로 다른 표준을 가지고 있다. 예수는 인간의 눈길을 통일성의 의미와 중요성으로 돌리려고 노력하는 반면, 그의 말을 듣는 사람들은 불안해하며 필사적으로 양극의 세계에 매달린다. 우리는 예수에게서 "이 세상을 더 낫게 만들고, 천국으로 바꾸라"는 내용을 담은 단 한 마디의 요구도 발견하지 못한다. 오히려 예수는 말끝마다 인간들이 구원으로 향하는 발걸음을 내딛도록 고무시키려 노력한다.

그러나 이 길은 처음에는 항상 불안을 불러온다. 왜냐하면 이 길은 또한 고뇌와 두려움 사이로도 나 있기 때문이다. 현세는 오직 사람들이 세상을 자기 것으로 받아들임으로써만 초월될 수 있고, 고뇌는 사람들이 그것을 자기 것으로 받아들임으로써만 사라질 수 있다. 왜냐하면 현세는 항시 고뇌이기도 하기 때문이다. 밀교의 계파들은 세상으로부터 도피하기보다 '세상을 초월'하라고 가르친다. 그러나 세상을 초월한다는 것은 '양극성을 극복하는 것'을 다르게 표현한 것에 지나지 않는다. 이 말은 자아, 자기 자신을 포기하는 것과 같은 뜻이다. 왜냐하면 자신의 자아를 통해 더 이상 현재의 존재와 거리를 두지 않는 그런 사람만이 완전함에 도달하기 때문이다. 따라서 자아를 폐기하고 모든 것과 혼연일체가 되는 것을 목표로 하는 길이 '이기적인 구원의 길'로 불린다면, 여기에는 적지 않은 빈정거림이 담기는 것이다. 또 이러한 구원의 길을 가도록 촉구하는 것의 본질도 '더 나은 피안彼岸'이나 '이 세상에서의 수고에 대한 보상(대중들을 위한 아편)'에 대한 기대에 있는 것이 아니다. 본질은 오히려 우리가 살고 있는 이 실제 세상이 자기 외부에 놓인 표준을 얻을 때에만 가치가 있다는 깨달음에 있다.

비유를 하자면 이렇다. 만약 우리가 어떤 정해진 기한도 없고 졸업도 없는 학교, 어떤 전망도 목표도 목적도 없이 오직 배움 그 자체만을 위해 존재하는 그런 학교에 다닌다고 해보자. 그러면 배움 그 자체는 아무 의미도 없을 것이다. 학교에 다니고 배우는 것은 학교 외부에 놓인 어떤 표준이 있을 때에야 비로소 의미를 얻는다. 어떤 직업을 얻으려고 기대하는 것은 '학교에서 도피하는 것'과 같은 뜻이 아니다. 오히려 그 반대다. 이 목표가 있어야 비로소 적극적으로 보람 있게 배움에 몰두하게 되는 것이다. 마찬가지로 우리의 삶과 이 세상도 우리의 목표가 그것들을 초월하는 것일 때에야 비로소 실질적인 중요성을 얻는다. 그러므로 계단의 가치는 그 위에 멈춰 서 있는 것이 아니라, 그것을 이용해 더 높은 곳으로 올라가서 그곳을 떠나는 데 있다.

이런 형이상학적 표준을 잃어버림으로써 이 시대의 삶은 너무나 많은 사람에게 무의미해졌다. 왜냐하면 우리들에게 남아 있는 유일한 가치는 발전이라 불리기 때문이다. 그러나 발전은 더 많은 발전을 이루는 것 외에 다른 어떤 목표도 가지고 있지 않다. 이렇게 해서 길이 여행으로 변했다.

우리가 병과 치유를 이해하는 데 있어 치유의 원래의 의미가 무엇인지 알아보는 것이 중요하다. 치유는 항상 통일성이라는 의미에서의 온전한 상태로 다가가는 것이라는 사실을 눈앞에서 놓쳐버리면, 사람들은 치유의 목적을 양극성 내에서 찾으려고 노력한다. 그리고 이러한 노력은 틀림없이 실패한다. 통일성은 항상 '대립되는 것들을 융합(coniunctio oppositorum)'해야만 도달할 수 있는 경지다. 우리가 지금까지의 이러한 통일성의 견해를 다시 한 번 뇌반구 분야에 사용해본다면, 이 영역에서 양극성을 극복하려는 우리의 목표는 양쪽 뇌반구들이 교대로 우위를 차지하는 것을 종결시키는 것과 연관되어 있다는 점이 분명해진다. 뇌의 영역에서도 '이것 아니면 저것'이라는 양자택일이, '이것 그리고 또한 저것'이라는 양자 모두의 선택으로 변해야 하며, '하나씩 차례차례'가 '동시적으로'로 바뀌어야 하는 것이다.

여기서 뇌량의 원래의 중요성이 분명히 드러난다. 뇌량은 언젠가는 이 '두 개의 뇌'가 하나로 묶일 정도로 **투과성이 좋아져야만** 한다. 양쪽 뇌반구의 능력을 동시에 사용한다는 것은 깨달음을 얻는 것과 신체적으로 같은 개념이 될 것이다. 이것은 우리가 이미 수평적 의식 모형에서 설명했던 것과 같은 과정이다. 먼저 주관적인 자각의식이 객관적인 무의식과 하나로 합쳐질 때에야 비로소 완전함을 얻게 된다.

양극성에서 통일성으로 옮겨가는 이 걸음에 관한 보편적인 지식을 우리는 무수한 표현들 속에서 끊임없이 발견한다. 우주의 두 기운을 '양'과 '음'이라고 부르는 중국의 도교 사상에 대해서는 이미 언급했다. 연금술사들은 이것을 태양과 달의 결합, 혹은 불과 물의 혼례식이라 불렀다. 나아가 그들은 대립적인 것들이 결합되는 비밀을 다음과 같은 역설적인 문장으로 표현했다: "고체는 액체로, 액체는 고체로 변해야 한다." 그리스 신화 속 헤르메스 신의 지팡이(cadueus)에 새겨진 아주 오래된 상징도 이와 동일한 법칙을 말해준다. 여기서는 합체되어 지팡이가 될 수밖에 없는 두 마리의 뱀이 양쪽 극의 세력들이 된다. 이러한 모습은 인도 철학에서도 우리 몸속의 양극적인 두 가지 기의 흐름으로 다시 나타난다. 이들은 이다^{Ida}(여성적)와 핑갈라^{Pingala}(남성적)라고 불리는데, 중간 경로인 슈슘나^{Shushumna}를 뱀처럼 휘감고 있다. 요가를 하는 사람이 이 중간 경로를 채우는 뱀의 정기를 위로 밀어 올리는 데 성공하면, 그는 통일성의 의식 상태에 도달한다.

카발라교도들은 이 연관 관계를 생명의 나무의 세 기둥을 통해 묘사하며, 변증법을 주창한 사람은 이것을 '명제', '반명제', '종합명제'라고 부른다. 여기서는 몇 가지만 소개된 이 모든 교리는 결코 어떤 인과적 연관 관계에 놓여 있지 않다. 이들 모두는 이러한 교리들이 여러 가지 구체적인 혹은 상징적인 영역에서 나타내려 했던 하나의 핵심적인 형이상학적 법칙의 표현일 뿐이다. 우리의 관심사는 어떤 특정한 교리에 있는 것이 아니라, 양극성의 법칙과 그것이 형상계^{形象界}(형상을 이루는 세계)의 모든 영역에서 일반적으로 두루 쓰이는지 살펴보는 데 있다.

우리의 의식이 가진 양극성은 매번 우리에게 행동으로 옮길 수 있는 두 가지 가능성을 내세우면서 — 우리가 계속 무관심하게 있지 않으려면 — 결정을 내리지 않을 수 없게 만든다. 항상 두 가지 가능성이 주어지지만, 우리는 그 순간 한 가지만 실현할 수 있을 뿐이다. 그러므로 우리가 어떤 행동을 할 때마다 매번 그 반대쪽 극의 가능성은 실현되지 않은 채 남게 된다. 우리는 집에 남아 있을 것인지, 나가볼 것인지 선택하고 결정해야 한다. 또한 일을 할 것인지 놀 것인지, 아이를 낳을 것인지 피임을 할 것인지, 돈을 받기 위해 소송을 할 것인지 포기할 것인지, 적을 사살한 것인지 살려둘 것인지도 마찬가지다. 선택을 앞둔 괴로움은 우리가 가는 곳마다 따라다닌다. 우리는 결정을 피할 수 없다. 왜냐하면

'행동하지 않는 것'부터가 이미 행동하는 것에 반대하는 결정이고, '결정을 내리지 않는 것'도 결정을 내리는 데 반대하는 결정이기 때문이다. 이처럼 우리는 결정을 내리지 않을 수 없기 때문에 결정을 적어도 합리적으로 혹은 올바르게 내리기를 원하며, 그러기 위해서는 평가 기준이 필요하다. 일단 우리가 다음과 같은 가치관을 가지고 있다면 결정을 내리기가 아주 쉽다. "인류가 계속 존재하는 데 도움이 되기 때문에 우리는 아이를 낳는다." "적들이 우리의 자녀들을 위협하기 때문에 우리는 그들을 사살한다." "건강에 도움이 되기 때문에 우리는 채소를 많이 먹는다." 그리고 "배고픈 사람들에게 먹을 것을 주는 것이 윤리적이기 때문에 우리는 그렇게 한다." 이런 체계는 일단 아주 잘 돌아가며, 이에 관한 결정을 내리기도 쉽다. 우리는 항상 유익하고 옳은 것만 하면 된다. 하지만 우리가 결정을 내리는 기준으로 삼는 우리의 가치 체계에 대해 계속 이의를 제기하는 사람들도 있다. 그들은 각각의 문제에 대해 우리의 것과 반대되는 결정을 내리고, 이것을 마찬가지로 어떤 가치 체계를 내세워 정당화한다. "이미 인구가 너무나 많기 때문에 누군가는 피임을 한다." "적들도 인간이기 때문에 누군가는 그들을 사살하지 않으려 한다." "고기가 건강에 좋기 때문에 누군가는 고기를 많이 먹는다." 그리고 "배고픈 사람들은 그것이 그들의 운명이기 때문에 누군가는 그냥 버려둔다." 이런 사람들의 가치 척도가 분명히 잘못된 것은 확실하지만, 그럼에도 무엇이 좋고 나쁜 것인지에 대해 모든 사람이 다 같은 표준을 가지고 있지 않다는 사실은 여전히 불편하다. 그래서 누구나 모두 자신의 가치 표준이 정당하다고 강력히 주장하는 것이다. 아울러 가능한 한 많은 주변 사람에게 이 가치관이 옳다고 설득하기 시작한다. 결국 사람들은 당연히 모든 사람에게 자신의 가치관을 납득시킬 수 있으며, 그런 후에야 비로소 우리는 좋고 올바르고 온전한 세상을 얻게 된다는 것이다. 유감스럽게도 모든 사람이 다 이렇게 생각한다! 이런 까닭으로 옳은 견해를 가진 사람들이 일으키는 전쟁이 줄기차게 계속 벌어지며, 그런데도 모두가 **옳은** 일을 한다고만 주장한다. 그러나 어떤 일이 옳은가? 어떤 일이 잘못된 것인가? — 무엇이 선한 것이며, 무엇이 악한 것인가? 이것을 알고 있다고 주장하는 사람은 많다. 그러나 그들은 서로 의견 일치를 보지는 못한다. 그래서 우리는 벌써 또다시 누구의 말을 믿을 것인지 결정을 내려야 하는 것이다! 이것은 사분오열되는 절망적인 상황이다!

이 딜레마에서 벗어나게 해주는 유일한 방책은 양극성 속에는 절대적으로, 즉 객관적으로 선한 것이나 악한 것, 옳은 것이나 잘못된 것은 존재하지 않는다는 사실을 깨닫는 것이다. 모든 평가는 항상 주관적이며, 마찬가지로 주관적인 표준의 틀이 필요하다. 모든 판단은 보는 사람의 입장과 시각에 따라 달라지며, 이 때문에 자신과 관련된 판단은 언제나 옳다. 세상은 원래 그렇게 되어도 좋고, 그 때문에 옳고 좋은 것과, 원래 그렇게 되어서는 안 되고 따라서 퇴치되고 제거되어야 마땅한 것으로 나뉠 수 없다. 옳고 그른 것, 선과 악, 신과 악마 사이의 화해할 수 없는 대립 관계에서 생겨난 이 이원성은 양극성에서 벗어나게 해주는 것이 아니라, 그 속으로 더욱 깊이 끌어들이기만 할 뿐이다.

해결책은 오로지 모든 선택안, 모든 가능성, 모든 양극성이 똑같이 선하고 옳으며, 똑같이 악하고 잘못된 것으로 받아들이게 해주는 제3의 관점에 있다. 그 이유는 이것들은 통일성의 일부이며, 따라서 완전함이 제대로 갖춰지는 데 필수적인 것이어서 나름대로 존재할 정당한 이유가 있기 때문이다. 바로 이 때문에 우리는 양극성의 법칙을 설명할 때 한쪽 극은 다른 한쪽 극이 존재해야 유지되며, 혼자만으로는 결코 존재할 수 없다는 점을 그토록 강조했던 것이다. 들숨이 날숨을 기반으로 유지되는 것과 마찬가지로 선도 악에 의해, 평화도 전쟁에 의해, 건강도 병에 의해 생명력을 얻는 것이다. 그럼에도 인간들은 늘 한쪽 극을 독차지하려 하면서 반대쪽 극을 몰아내는 짓을 주저하지 않는다. 그러나 이 세상의 어떤 극을 몰아내는 사람이야말로 모든 것을 물리치는 자다. 왜냐하면 각 부분들은 제각각 전체를 포함하고 있기 때문이다(라틴어로 pars pro toto, 즉 '전체를 대변하는 부분'이라 표현한다). 이러한 의미에서 예수는 다음과 같이 말했다. "만약 그대가 내 형제들에게 조금이라도 해를 끼치면, 그것은 나에게 행한 것이 된다!"

생각하는 것 자체는 이론적으로 간단하다. 하지만 그것은 인간의 내면 깊숙이 자리 잡고 있는 뜻하지 않은 저항에 부딪힌다. 그것을 실행으로 옮기는 것이 쉽지는 않기 때문이다. 만약 대립 관계들을 무차별성 속에 끌어넣는 그런 통일성이 목표라면, 인간은 어떤 것을 여전히 자신의 의식에서 배제하거나, 그것과 거리를 두는 한 온전해지거나 완전해지는 것은 불가능하다. "나는 그건 절대 하지 않을 거야!"라는 식의 말 모두 우리가 완전함과 깨달음을 얻지 못하게 하는 가장 확실한 방법이다. 이 세상에는 정당한 이유 없이 존재하는 것은 없지만, 인간 개개인이 그 존재의 근거를 아직 깨달을 수 없는 것도 많다. 인간의 모든 힘든 노력은 실제로는 단 한 가지 목적, 즉 연관 관계를 더 잘 살피는 법을 익히기 위한 것이다(우리는 이것을 "더 의식적으로 변한다"고 부른다). 이 노력은 어떤 것을 변화시키기 위한 것이 아니다. 변화시키고 더 낫게 만들어야 할 것은 없다(자기 자신의 고찰 방식만 제외하고 말이다).

인간은 오랫동안 자신의 활동, 자신의 행위를 통해 세상이 변화되고 틀이 잡히고 더 나아진다는 환상에 사로잡혀 있다. 이러한 믿음은 착시 현상이며, 자신의 변화를 투사한 것(Projection)이 원인이다. 한 인간이 예를 들어 긴 시간 간격을 두고 같은 책을 여러 번 읽는다면, 그 내용을 매번 새롭게 — 그의 당시의 발달 연령에 따라 — 받아들일 것이다. 이 경우에 그 책이 변하지 않는다는 점을 아주 확실히 깨닫지 못한다면, 사람들은 그 책의 내용이 변했다고 쉽게 믿어버릴 것이다. 사람들은 '진전'이나 '발전'이라는 개념에 대해서도 이와 똑같은 착각을 하고 있다. 사람들은 '진전'이 어떤 일을 진행시키고 거기에 개입하는 것에서 생겨난다고 믿고 있으며, 그것이 단순히 기존의 패턴을 재구성하는 것일 뿐이라는 점은 깨닫지 못한다. 진전은 새로운 것이 생기도록 해주는 것이 아니라, 늘 존재하고 있는 것이 단계적으로 의식되는 것이다. 책을 읽는 행위가 여기에 대해서도 좋은 예가 된다. 어떤 책의 내용과 줄거리는 **동시**에 주어져 있지만, 그것들은 읽는 것을 통해 독자에 의해 **차례차례** 완전히 하나가 될 수 있는 것이다. 책을 읽는 것은 내용이 독자의 머릿속에서 단계적으로 생겨나도록 해준다. 하지만 그 내용은 이미 수백 년 전부터 책의 형태로 존재할 수도 있다. 책 내용은 읽는 것을 통해 만들어지는 것이 아니라, 독자가 이미 주어져 있는 패턴을 재구성함으로써 시간이 지남에 따라 단계적으로 완전히 이루어지는 것이다.

세상이 변하는 것이 아니라, 인간들이 자신의 내면에서 세상의 다양한 층들과 면들을 하나씩 차례차례 재구성하는 것이다. 지혜, 완전함, 의식성은 존재하는 모든 것의 타당성과 적정성을 알아내고 살펴볼 수 있다는 것을 의미한다. 질서를 알아볼 수 있다는 것은 그것을 살펴보는 사람에게 올바르게 이해가 된다는 뜻이다. 변한다는 환상은 동시적인 것을 연속적인 것으로, 그리고 양자 모두를 양자택일로 나누는 양극성 때문에 생겨나는 것이다. 그래서 동양의 여러 사상은 양극성의 세계를 '환상' 혹은 '마야Māyā'[3]라고 부르며, 깨달음과 해탈을 얻으려 노력하는 인간들에게 우선적으로 이 형상계가 환상임을 파헤쳐줌으로써 그것이 실제로는 존재하지 않는다는 것을 깨닫도록 요구한다. 하지만 이 깨달음(각성)을 얻게 해주는 방식들은 어쩔 수 없이 이 양극적인 세계에서 취해져야만 한다. 양극성이 통일성으로 하여금 동시성을 얻지 못하게 한다면, 그 동시성은 시간이라는 우회적 수단을 거쳐 즉각 복구된다. 모든 극이 그 반대극이 뒤따르는 것을 통해 균형을 이루는 것이다. 이 법칙을 우리는 '상호보완성의 원리'라고 부른다. 날숨은 들숨을 쉬지 않을 수 없도록 만들고, 깨어 있는 것은 잠자는 것과 교대되고 또 그 반대로 되듯이, 한쪽 극이 실현될 때마다 그 반대쪽 극이 겉으로 드러나지 않을 수 없게 만든다. 상호보완성의 원리는 인간이 무엇을 하든 하지 않든

---

3) 고대 인도의 학문적 용어. 환영幻影과 허위虛僞가 충만한 물질계 및 그것을 내려주는 여신의 초자연적인 힘을 뜻한다. _옮긴이 주

상관없이 극들의 균형이 계속 유지되도록 해준다. 상호보완성의 원리는 모든 변화가 불변성에 포함되도록 해준다. 우리는 시간이 흐름에 따라 아주 많은 것이 변한다고 굳게 믿고 있다. 그리고 이 믿음은 시간이 같은 패턴이 반복되는 것을 보여줄 뿐이라는 사실을 깨닫지 못하게 만든다. 시간을 통해 형식들은 변하겠지만, 그 내용은 변함없이 남아 있다.

변화되는 형상들에서 눈길이 빗나가게 하지 않는 법을 익히고 나면, 사람들은 역사적인 사건의 흐름뿐 아니라 개인의 삶의 이력에서도 시간을 제거할 수 있다. 그러면 시간을 통해 진행되던 모든 과정이 단 하나의 패턴으로 줄어든다는 점을 깨닫게 될 것이다. 시간은 존재하는 자를 흐름과 사건으로 바꿔놓는다. 우리가 시간을 다시 제거하면 형식들에 의해 가려지고, 그 속에서 굳어져 있던 본질적인 면이 다시 분명히 드러난다(쉽게 이해하기는 힘든 이 연관성 속에 전생여행요법의 실마리가 들어 있다).

우리가 앞으로 더 깊이 생각하는 데 있어 양쪽 극이 밀접하게 맞물려 있다는 점을 이해하고, 반대쪽 극을 제거하면서도 한쪽 극을 유지하기란 불가능하다는 것을 깨닫는 것이 중요하다. 그러나 인간의 활동 중 대부분은 이 불가능한 일에 매달리는 데 들어간다. 사람들은 건강해지기를 원하기 때문에 병을 물리치려고 노력하며, 사람들은 평화를 지키기를 원하기 때문에 전쟁을 없애려고 하며, 사람들은 살기를 원하기 때문에 죽음을 이겨낸다. 수천 년 동안 기울인 노력들이 성과가 없는데도 불구하고, 인간들이 이런 구상을 의심치 않는 것은 여전히 인상적이다. 만약 우리가 일방적으로 한쪽 극으로 다가가려고 노력한다면, 반대쪽 극도 드러나지는 않게 그와 비례해서 함께 늘어난다. 바로 의학이 이것을 보여주는 좋은 사례가 된다. 의사들이 건강을 위해 점점 더 많은 것을 했기 때문에, 병에 걸리는 것도 그와 더불어 똑같이 늘어났다.

우리가 이 문제점에 새로운 시야를 가지고 접근하려면, 양극적으로 살피는 법을 배우는 것이 반드시 필요하다. 우리는 어떤 것에 대해 깊이 생각할 때마다 동시에 그 반대쪽 극도 함께 살피는 법을 배워야 한다. 우리의 내면의 눈길이 일면성에서 벗어나 깨닫는 능력을 얻을 수 있게 하려면 엄청난 변동을 겪어야 한다. 비록 말이 이 엄청난 변동을 겪는 양극적인 시야를 표현하는 데 도움을 주지는 못하더라도, 예부터 전해 오는 성인들의 경전 속에는 이 근원적인 법칙성을 적절한 언어 형태로 옮겨놓은 구절들이 있다. 그 간결성과 정확성에 있어 노자를 능가할 사람은 없다. 그는 《도덕경》 제2장에서 다음과 같이 간명하게 표현했다.

세상 사람들이 아름답다고 말하지만
이것은 동시에 아름답지 못한 것이 된다.
세상 사람들이 선하다고 말하지만
이것은 동시에 선하지 못한 것이 된다.
있는 것 때문에
없는 것이 생기고,
복잡함 때문에
단순함이 살아난다.
높은 곳이 있어

낮은 곳이 생기고

시끄러움이 있어

조용함이 돋보인다.

한정된 것이 있으니

무한한 것도 있다.

현재가 있어

과거로 이어진다.

그러므로 성인은

행하지 않으면서 일을 이루고

말하지 않으면서도 가르친다.

성인은 모든 것을 자기 내면에서

하나로 만들었다.

만들어내면서도 가지지 아니하고

삶을 완성하면서도

성공을 고집하지 않는다.

성인은 고집하지 않으니

잃을 것이 없도다.

3. 의식의 그림자

만물은 그대 속에 존재하며, 그대 속에 있는 모든 것은 만물 속에도 존재한다.
그대와 그대 곁에 아주 가까이 있는 대상 사이에는 아무런 경계가 없으며,
마찬가지로 그대와 그대에게서 아주 멀리 떨어져 있는 대상들 사이에도
아무런 거리감이 없다. 크고 작은 모든 것, 비천하고 고귀한 모든 것이 그대 내면에
동등한 가치로 들어 있다. 단 하나의 원자가 이 지구 상의 모든 요소들을 포함하고 있다.
단 한 번의 정신적 활동도 인생의 모든 법칙을 담고 있다.
단 한 방울의 물 속에서도 우리는 무한한 대양의 비밀을 발견한다.
그대 자신이 보여주는 단 한 번의 겉모습도 평생의 모든 겉모습 전부를 담고 있다.

_ 칼릴 지브란

인간은 '나'라고 말하고, 그것을 일단 자신의 수많은 서로 다른 정체성으로 이해한다. "나는 남자이며, 독일인이며, 가장이며, 교사다. 나는 적극적이며, 활동적이며, 관대하며, 유능하며, 동물을 좋아하며, 전쟁을 반대하며, 차를 즐기며, 취미로 요리를 하는 사람이다, 기타 등등." 이런 정체성에는 언젠가 매번 두 가지 가능성들 중 하나를 선택해서 한쪽 극은 자기 정체성에 포함시키고, 다른 한쪽 극은 배제하는 결정이 앞섰다. 그래서 "나는 적극적이고 유능하다"는 정체성은 동시에 "나는 소극적이고 무능하다"는 사실을 배제한다. 하나의 정체성으로부터 대체로 어떤 가치 판단을 내리기도 쉽다. "사람은 적극적이고 유능해야 한다 — 소극적이고 무능한 것은 좋지 않다." 사람들이 이런 견해를 나중에 논거와 이론으로 얼마나 방대하게 뒷받침하려고 노력하든 상관없이,

이 가치 판단은 오직 주관적으로만 설득력 있게 남는다.

객관적으로 보자면 이것은 단지 사안을 바라보는 하나의 가능성일 뿐이다 — 더구나 매우 자기중심적인 가능성이다. 큰 소리로 다음과 같이 외치는 빨간 장미에 대해 우리는 어떤 생각을 하는가? "빨간색 꽃을 피우는 것은 좋고 옳은 일이다. 그러나 파란색 꽃을 피우는 것은 잘못되고 위험한 일이다." 어떤 태도 표명을 거부하는 것은 항상 정체성이 없다는 것을 보여주는 징후다(…이 때문에 또한 제비꽃은 파란색 꽃을 거부하지 않는 것이다!).

그러므로 어떤 결정을 기반으로 생겨난 모든 정체성은 한쪽 극을 제외시킨다. 그러나 우리가 되고 싶지 않은 모든 것, 우리가 자기 내면에서 발견하고 싶지 않은 모든 것, 우리가 겪고 싶지 않은 모든 것, 우리가 자신의 정체성에 포함시키고 싶지 않은 모든 것이 모여 우리의 의식의 그림자가 된다. 왜냐하면 모든 가능성에서 나머지 반쪽을 거부하더라도 그것을 결코 사라지게 하지는 못하며, 다만 나라는 정체성 혹은 자각의 식에서 쫓아낼 뿐이기 때문이다.

어떤 것을 '거부'하는 것은 비록 한쪽 극을 우리의 눈앞에서 사라지게 해놓았지만, 그것의 존재마저 없애버린 것은 아니다. 거부당한 극은 이제부터는 우리의 의식성의 그림자 속에서 존재한다. 어린 꼬마들이 눈을 감음으로써 자신을 보이지 않게 할 수 있다고 믿는 것처럼, 인간들도 자신의 내면에서 현실의 나머지 반쪽을 거들떠보지 않음으로써 그것에서 벗어날 수 있다고 믿는다. 이렇게 해서 사람들은 한쪽 극(예를 들어 유능함)을 의식의 빛줄기 속으로 들어오게 해주는 반면, 그 반대쪽 극

(무능함)은 눈에 보이지 않도록 어둠 속에 남겨둔다. 보이지 않는 것에서 그들은 쉽사리 그것을 가지고 있지 않은 것으로 결론을 내리고, 한쪽이 다른 한쪽 없이도 존재할 수 있다고 믿어버리는 것이다.

따라서 우리는 인간이 자기 자신에게서 보지 못하거나 보고 싶어 하지 않아서 의식하지 못하게 된 모든 거부당한 현실의 영역을 통틀어 '의식의 그림자'(이 개념은 카를 구스타프 융이 만들어낸 것이다)라고 부른다. 그림자는 인간의 가장 큰 위험이다. 왜냐하면 인간은 그것을 가지고 있지만, 그것을 인식하지도 못하고 그 사실을 알지도 못하기 때문이다. 그림자는 인간의 모든 의도와 노력이 결국 정반대로 변하도록 만든다. 인간은 자신의 그림자에서 겉으로 드러나는 모든 것을 이 세상의 이름 모를 악령의 것으로 추정한다. 왜냐하면 인간은 모든 불행의 진정한 근원이 자기 자신에게 있다고 여기는 것을 두려워하기 때문이다. 인간이 결코 원하지 않고 좋아하지 않는 모든 것은 자기 자신의 그림자에서 흘러나온다. 왜냐하면 그림자는 인간이 겪고 싶어 하지 않는 모든 것이 모여 이루어진 것이기 때문이다. 이제 현실의 한 부분에 관심을 쏟고 그것을 깨닫기를 거부하더라도, 그것이 결코 바라던 대로 이루어지는 것은 아니다. 오히려 거부당한 현실의 영역들은 인간이 자신들에게 특별히 집중적으로 매달리지 않을 수 없게 만든다. 이것은 거의 언제나 투사 작용이라는 우회로를 거쳐 일어난다. 왜냐하면 우리가 내면의 어떤 특정한 원리를 거부하고 억압했다면, 우리가 소위 외부—세계에서 그것과 다시 마주칠 때 그것은 끊임없이 불안과 거부감을 불러일으키기 때문이다.

이 연관 관계를 생생하게 공감할 수 있으려면, 우리가 '원리들'이라는 말을 '엄청나게 다양한 구체적 형태들로 겉에 드러날 수 있는 원형의 존재 영역'으로 여긴다는 사실을 다시 한 번 환기시켜야 한다. 따라서 제각각 구체적으로 드러나는 모든 것은 그 내용상의 원리를 형태상으로 대표하는 셈이다. 그 예로 곱셈이 하나의 원리가 된다. 이 추상적인 원리는 우리에게 형태상 지극히 다양한 겉모습으로 다가올 수 있다(3 곱하기 4, 8 곱하기 7, 49 곱하기 348 등으로 말이다). 이렇게 겉으로는 서로 다른 표현형들은 그러나 모두 '곱셈'이라는 동일한 하나의 원리를 대표한다. 그 외에도 우리는 외부 세계도 내면 세계와 동일한 원형적 원리들로 구성되어 있다는 점을 분명히 알아야 한다. 공감의 법칙은 우리가 늘 공감하는 사람들과만 관계를 맺을 수 있음을 의미한다. 이러한 생각은 외부 세계와 내면 세계가 서로 일치한다는 생각으로 이어진다. 연금술 원리에서는 이렇게 외부 세계와 내면 세계 내지 인간과 우주가 동일하다는 생각이 '소우주 = 대우주'로 표현되어 있다(이 책의 제2부에서 우리는 이와 관련된 문제들을 감각 기관들을 다루는 장에서 다시 한 번 다른 시각에서 논의할 것이다).

그러므로 투사란 우리가 원리들의 반쪽을 내면으로 인정하려 들지 않기 때문에 나머지 반쪽으로 하나의 외면을 만든다는 의미가 된다. 우리는 앞에서 이미 모든 존재의 총합과 거리를 두게 된 것은 **자아** 때문이라고 설명했다. 자아는 경계를 설정함으로써 외면으로 인식되는 **타자**와 구분된다. 그러나 그림자가 '자아가 자기 것으로 받아들이지 않으려는 그 모든 원리'로 구성되어 있다면, 결국 **그림자와 외면**은 같은 것이다. 우리는 우리의 그림자를 항상 **외면**으로 인식한다. 우리가 그 그림자를 우리의 내면과 우리 몸에서 발견한다면, 그것은 더 이상 그림자가 아닐 것이다. 그러므로 거부당해서 이제는 외면에서 우리에게 다가오는 것처럼 보이는 원리들을 물리치기 위해 우리는 이제 외부에서도 내면에서 그랬던 것과 똑같이 격렬하게 싸운다. 우리는 우리가 부정적으로 평가했던 영역들을 제거하려는 노력을 계속 이어간다. 하지만 이것은 양극성의 법칙에서 알 수 있듯이 불가능하기 때문에, 이 노력은 장기적인 소모전으로 변한다. 이렇게 되면 우리는 현실의 거부당한 부분에 특별히 집중적으로 매달리지 않을 수 없다.

여기에 어느 누구도 벗어날 수 없는 역설적인 법칙성의 본질이 있다. 인간은 자신이 원하지 않는 일에 가장 많이 몰두한다. 이때 인간은 거부당한 원리에 너무나 가까이 다가가 그것을 직접 경험할 정도가 된다! 이 마지막 두 문장은 꼭 기억해둘 필요가 있다. 어떤 원리를 거부하면 해당 인물은 반드시 그 원리를 직접 경험하게 된다. 이 법칙에 따라 아이들은 그들이 너무나 싫어했던 자기 부모의 행동 방식을 나중에 언젠가는 받아들이고, 반전주의자들은 시간이 흐름에 따라 호전적이 되고, 도덕주의자들은 방탕해지고, 건강제일주의자들은 중병에 걸리게 된다.

사람들은 거부하고 물리치는 것도 결국 관심을 기울이고 몰두하는 것이 된다는 점을 간과해서는 안 될 것이다. 이와 동일한 의미에서 한 인간이 어떤 현실의 영역을 끈질기게 피하는 것도 그가 이 영역에 관한 문제를 가지고 있음을 보여준다. 한 인간에게 흥미롭고 중요하게 여겨지는 영역들은, 그가 몰아내고 회피하는 그런 영역들이다. 왜냐하면 그 영역들은 그의 의식에 들어 있지 않아서 그를 불완전하게 만들기 때문이다. 오직 한 인간이 자신의 것으로 합치지 못했던 그런 원리들만이 외면에서 그를 불편하게 만들 수 있다.

이 대목에서 실제로는 우리에게 감명을 주고, 틀을 잡아주고, 영향을 미치고 혹은 마음을 아프게 하는 주변 여건은 없다는 점을 분명히 깨달아야 할 것이다. 주변 여건은 거울과 비슷한 관계에 있다. 거울 속에서 우리는 항상 우리 자신만 보지만, 또한 우리 자신에게서 알아차리지 못하고 있는 우리의 그림자도 특별히 보게 된다. 우리가 우리의 육신을 두 눈으로 직접 살펴볼 때는 단지 작은 부분만 볼 뿐 많은 영역(눈동자의 색깔이나 얼굴 등)은 볼 수 없다. 그것을 살펴보려면 거울에 비춰봐야 한다. 이와 마찬가지로 우리는 우리의 정신에 대해서도 일부 모르는 부분이 있으며, 우리에게 보이지 않는 그 부분(그림자)은 소위 주변 여건이나 외부 세계에 투사하고 비춰보는 것을 거쳐야만 인식할 수 있다. 인식에는 양극성이 필요하다.

그러나 거울에 비춰보는 것은 오직 거울 속에서 자신을 알아보기도 하는 사람에게만 약간 도움이 된다. 그렇지 않다면 그것은 환영으로 변한다. 거울 속에서 자신의 파란 눈동자를 살펴보면서도 자신이 보고 있는 것이 자기 자신의 눈이라는 사실을 알지 못하는 사람은, 올바른 인식이 아니라 착각에 빠지게 된다. 이 거울의 세계에 들어 있지만 자신이 깨닫고 경험하는 모든 것이 그 자신이라는 사실을 알지 못하는 사람도 착각과 환영에 휩쓸리게 된다. 착각이 믿을 수 없을 정도로 진짜 같고 실제 같아 보인다는 점(…어떤 사람들은 심지어 **증명할 수도** 있다고 말한다)은 인정한다. 그렇더라도 잊어서는 안 될 것은 꿈 역시 ― 우리가 그것을 꾸고 있는 동안에는 마찬가지로 ─ 생생한 현실처럼 보인다는 사실이다. 그 꿈을 꿈이라고 인식할 수 있으려면 우리는 먼저 잠에서 깨어나야만 한다. 이것은 우리의 인생이라는 거대한 꿈에 대해서도 마찬가지다. 환영을 꿰뚫어볼 수 있으려면 먼저 의식이 깨어나야만 한다.

우리의 의식의 그림자는 우리에게 불안을 불어넣는다. 그것은 조금도 놀라운 일이 아니다. 그 그림자는 오로지 우리가 우리 곁에서 가장 멀리 밀어 보냈고, 우리가 조금도 경험하고 싶지 않거나 우리의 내면에서 전혀 발견하고 싶지도 않은 그런 모든 현실 부분으로만 구성되어 있기 때문이다. 그림자는 우리가 이 세상이 멋지고 행복해지려면 반드시 제거되어야 한다고 너무나 철저하게 믿고 있는 그런 것들의 총합이다. 그러나 오히려 그 반대의 경우가 되어야 옳다. 그림자는 이 세상이 온전해지는 과정에서 빠져 있는 그 모든 것을 포함하고 있다. 그림자가 우리를 병들게, 즉 불완전하게 만드는 이유는 그것이 우리가 온전해지는 과정에서 빠져 있기 때문이다.

《파르치팔Parzival》[4]에 나오는 <성배聖杯 이야기>에서도 바로 이 문제가 다루어진다. 암포르타스 왕은 병들어 있다. 그는 악의 마법사 클링조르의, 혹은 다른 판본에서는 어떤 이교도나 심지어 보이지 않는 적의 창에 찔렸다. 이 모든 인물은 암포르타스 왕의 의식의 그림자에 대한 분명

---

4) 독일의 중세 설화. 예수 그리스도가 최후의 만찬 때 사용한 성배를 수호하는 기사단의 지도자인 암포르타스 왕이 마법사인 클링조르에게 빼긴 창에 상처를 입는다. 그러자 바보이지만 용감한 파르치팔이 클링조르에게서 창을 되찾아온 뒤 암포르타스 왕을 치료한다. 그 공으로 파르치팔은 암포르타스 왕을 이어 새로운 왕이 된다. _옮긴이 주

한 상징이다. 이것은 바로 그에게는 보이지 않는 자신의 적인 것이다. 그의 그림자가 그에게 상처를 입혀서, 그는 스스로는 건강해질 수 없고, 더 이상 온전해질 수도 없다. 왜냐하면 그는 감히 자신의 상처에 대한 진정한 원인을 캐묻지 못하기 때문이다. 그러나 반드시 필요한 이 질문은 악의 본질에 대한 질문이 될 것이다. 그가 이 갈등에 맞서고 싶어하지 않기 때문에 그의 상처는 아물 수 없는 것이다. 그는 자신을 치유시켜줄 질문을 할 용기를 가진 구원자를 기다린다. 파르치팔이 이 임무를 해낼 능력이 있다. 왜냐하면 그는 그의 이름 대로 '정면으로 헤쳐 나가기' 때문이다. 선과 악이라는 양극성을 정면으로 헤치고 나가 그를 구원해줄, 치유시켜줄 질문을 해도 좋다는 권한을 부여받았기 때문이다. "폐하, 무엇이 부족하신가요(어디가 불편하신가요)?" 대답은 암포르타스에게서나 그 어떤 환자에게서나 동일하다. "그대의 그림자다!" 오직 인간 내면의 암흑의 영역인 악에 대한 질문만이 이 이야기에서 치유시켜주는 작용을 한다. 파르치팔은 헤쳐 나가는 도중에 자신의 그림자와 용감하게 대결을 벌였으며, 자기 영혼의 어둡고 깊은 곳으로 내려갔다. 마침내 그는 신을 저주해 쫓아버렸다. 이 어둠을 뚫고 헤쳐가는 길을 두려워하지 않는 자가 마침내 진정한 치유를 가져다주는 사람, 즉 구원자가 된다. 이 때문에 신화의 모든 영웅은 자신이 온전해지고 치유시켜줄 능력을 갖추기를 원할 때는 괴물, 용, 마귀 들 그리고 지옥 그 자체와 대결을 벌여야 했던 것이다.

그림자는 병들게 만든다 — 그리고 그림자와의 만남은 건강을 회복시켜준다! 이것이 병과 치유를 이해하는 핵심 비결이다. 증상은 언제나 물질적 존재 속으로 밀려나간 그림자의 일부다. 증상을 통해 인간에게 부족한 것이 겉으로 드러난다. 증상을 통해 인간은 자신이 의식 속에서 경험하고 싶지 않았던 것을 경험한다. 증상은 신체라는 우회적인 수단을 통해 인간을 다시 온전하게 만든다. 이것은 완전함이 마침내 사라지지 않도록 해주는 상호보완성의 원리다. 한 인간이 어떤 원리를 자신의 의식 속에서 경험하기를 거부하면, 이 원리는 몸속으로 밀려나와 그곳에서 증상으로 나타난다. 이 증상은 인간에게 자신이 거부했던 원리를 그럼에도 경험하고 직접 체험하여 깨닫도록 강요한다. 이렇게 해서 증상은 인간을 온전하게 만든다. 증상은 정신에서 빠진 것을 신체적으로 대신 채워주는 것이다.

 "당신에게는 무엇이 빠져 있나요(어디가 불편한가요)?" — "제겐 이런 증상이 있습니다." 이제 우리는 이 오래된 문답법을 새롭게 이해할 것이다. 증상은 실제로는 환자에게 무엇이 빠져 있는지 보여준다. 왜냐하면 증상은 그 자체가 바로 빠져 있는 원리이며, 몸속에서 구체적이고 눈에 보이게끔 변한 것이기 때문이다. 우리가 우리의 증상들을 결코 좋아하지 않는 것은 당연하지만, 그래도 증상들은 우리에게 절대 경험하지 않으려 했던 그런 원리들을 구체화하지 않을 수 없도록 만든다. 사정이 이렇기 때문에 우리는 증상들을 물리치려는 노력을 계속 이어간다 — 오히려 주어진 기회에 편승해 증상을 건강 회복에 이용하지 않고서 말이다. 바로 증상을 통해 우리는 자신을 인식하는 법을 배울 수 있을 것이다. 만약 그림자 속에 놓여 있어서 평소에는 우리에게서 결코 발견해내지 못할 그런 정신의 측면을 우리가 증상에서 살펴볼 수 있다면 말이다.

우리의 몸은 우리의 정신을 비춰주는 거울이다 ― 이 거울은 우리에게 정신이 거기에 비춰지지 않고서는 인식할 수 없는 것도 보여준다. 그러나 아무리 좋은 거울이라도 우리가 본 것을 자신과 연관시키지 않는다면 무슨 소용이 있겠는가? 이 책은 우리가 증상을 통해 우리 자신을 발견하는 데 필요한 그런 통찰력, 즉 '꿰뚫어 보는 능력'을 기르는 데 도움을 줄 것이다.

그림자는 인간이 부정직하게 보이도록 해준다. 인간은 항상 자신이 스스로 동일시하는 모습과 다르지 않다거나 혹은 자신에게 보이는 모습 그대로일 뿐이라고 믿는다. 이러한 자체 평가를 우리는 '부정직성'이라 부른다. 이 말을 우리는 항상 자기 자신에게 정직하지 못하다는 뜻으로 사용한다(다른 사람들에 대한 어떤 거짓이나 속임수를 뜻하는 것이 아니다). 이 세상의 온갖 속임수도 인간이 자기 자신을 평생 속여 넘기는 것에 비하면 아무것도 아니다. 자기 자신에게 정직해지라는 것은, 사람들이 제기할 수 있는 가장 가혹한 요구들 중 하나다. 이 때문에 예부터 진리를 추구하는 모든 사람에게는 자기 인식이 가장 중요하고 가장 힘든 과제로 꼽힌다. 자기 인식이란 자아가 아니라 자기 자신을 발견하는 것을 뜻한다. 왜냐하면 자기 자신은 모든 것을 다 끌어안지만, 자아는 자신의 경계 설정을 통해 전체, 즉 자기 자신에 대한 인식을 끊임없이 방해하기 때문이다. 하지만 자신에 대해 더욱 정직한 태도를 취하려고 애쓰는 사람에게 병은 자신의 목표를 추구하는 데 가장 훌륭한 수단이 될 수 있을 것이다. 왜냐하면 병은 정직해지게끔 해주기 때문이다! 병의 증세를 통해 우리는 우리가 정신 속에서 밀어내고 숨기려는 것이 무엇인지 분명하게 눈에 보일 정도로 경험한다.

대부분의 인간들은 자신의 가장 심각한 문제점들에 관해 (그들이 그 것을 조금이라도 알고 있는 경우에) 솔직하고 공개적으로 말하기가 쉽지 않다. 하지만 인간들은 자신의 증상에 관해서는 누구에게나 상세히 얘 기해준다. 그러나 한 인간이 이보다 더 상세하고 정확하게 자기 자신에 대해 알려줄 수는 없을 것이다. 병은 정직해지도록 해주며, 꼭꼭 숨겨 놓고 있던 영혼의 깊은 곳을 가차 없이 까발려준다. 이 (본의 아닌) 정직 함은 아마도 사람들이 환자들에 대해 동정심과 온정을 느끼는 기반이기 도 할 것이다. 정직함은 환자를 호감이 가게 보이도록 해준다. 왜냐하 면 병에 걸리면 인간은 솔직해지기 때문이다. 병은 모든 일면성을 보충 해주며, 병자에게 다시 중용을 지키도록 만든다. 그러면 별안간 교만한 자기중심적 생각과 권한을 요구하고 싶은 마음의 상당 부분이 사라진 다 — 그러면 많은 환영이 순식간에 깨지고, 굳어져버린 인생행로에 대 해 불현듯 의문을 가지게 된다. 정직함은 자기 자신만의 미덕을 지니고 있으며, 병자에게서 이 미덕의 일부가 눈에 보이도록 드러난다.

요약을 해보자면 이렇다. 소우주인 인간은 우주와 꼭 닮은 모습을 하 고 있으며, 자신의 의식 속에 모든 존재의 원리들의 총합을 드러나지 않 게 지니고 있다. 인간이 양극성을 헤치고 나아가는 길은, 인간에게 자신 의 내면에 드러나지 않게 자리 잡고 있는 원리들을 구체적인 행동을 통 해 직접 체험하여 알게끔 그것들을 단계적으로 깨닫도록 요구한다. 그 러나 인식에는 양극성이 필요하며, 이 양극성은 다시금 인간에게 끊임 없이 결정을 내리지 않을 수 없도록 만든다. 모든 결정은 매번 양극성을 받아들이는 부분과 거부당하는 극으로 나눈다. 받아들이는 부분은 행동으로 옮겨지고, 그렇게 해서 의식적으로 자기 것이 된다. 거부당한 극은 그림자 속으로 내려가서 마치 외부에서 다시 우리에게 다가오는 것처럼 보임으로써 우리가 계속 관심을 기울이도록 만든다. 이 보편적인 법칙을 독특하게 자주 보여주는 형태 중 하나가 병이다. 이때 그림자의 일부가 육체적 존재 속으로 밀려나가 신체상의 증상으로 바뀐다. 증상은 몸을 통해 우리에게 자발적으로 경험되지 않은 원리를 그럼에도 억지로 체험시켜 알도록 만든다. 이렇게 해서 인간이 다시 균형을 이루도록 해주는 것이다. 증상은 우리의 의식에서 빠져 있는 것이 몸에서 구체화된 것이다. 증상은 인간이 정직해지도록 해준다. 왜냐하면 그것은 억압된 내용이 무엇인지 눈에 보이게끔 해주기 때문이다.

4. 선과 악

―――

우리가 살게 될 천국은 온 세상, 모든 피조물, 선과 악을 포괄한다.
그러므로 그곳은 진정한 통일성이다. 그러니 그곳이 어떻게 선과 악의
대립 관계를 잉태할 수 있겠는가? 그러나 실제로 거기에는 대립이 없다.
왜냐하면 악은 선이 깔고 앉는 왕좌이기 때문이다.

_ 바알 셈 토부

우리는 인간 존재의 가장 어려운 문제에 어쩔 수 없이 속할 뿐 아니라, 오해를 할 가능성도 특별히 큰 테마에 접근하고 있다. 우리가 설명한 세계관의 여기저기서 한 문장이나 단원만 들춰낸 뒤, 그것을 다른 세계관의 내용과 섞어놓는 것은 매우 위험한 일이다. 특히 선과 악에 대해 깊이 생각한다는 문제는 경험에 비춰볼 때 인간 내면에 아주 심한 불안을 불러일으키며, 이성과 인식력을 정서적으로 흐려놓기 쉽다. 이러한 온갖 위험에도 불구하고 우리는 《파르치팔》에서 암포르타스 왕이 회피한 악의 본질에 관한 질문을 감히 제기하려 한다. 왜냐하면 우리가 병에 걸린 것에 그림자가 영향을 미친 사실을 찾아냈다면, 이 그림자는 인간이 선과 악, 옳고 그름을 구분하는 데서 생겨난 것이기 때문이다.

그림자는 인간이 악한 것으로 인식한 모든 것을 지니고 있다. 따라서

그림자도 악한 것일 수밖에 없다. 그러므로 그림자가 어디서 어떤 식으로 모습을 드러내든 상관없이, 그것에 맞서 싸우고 제거하는 것은 정당해 보일 뿐 아니라, 심지어 윤리적으로나 도덕적으로도 불가피하게 여겨진다. 이 문제에 있어서도 인류는 엉터리 논리에 너무나 매료당해 있어서, 그들의 고상한 목표가 순전히 악을 제거하는 것이 제대로 되지 않아서 실패한다는 사실을 깨닫지 못하고 있다. 이 때문에 '선과 악'이라는 테마를 어쩌면 이례적인 관점에서 다시 한 번 펼쳐보는 것도 아마 가치가 있을 것이다.

오직 양극성의 법칙에 관해 우리가 스스로를 돌아보고 살피는 것만이 선과 악은 동일한 통일성의 두 가지 양상이며, 따라서 그것들의 존재는 서로 의존하고 있다는 결론을 내리게 해준다. 선은 악을 기반으로 하며, 악은 선에 의존한다. 의도적으로 선을 추구하는 사람은 무의식적으로 악도 함께 키우는 셈이다. 이 말은 어떤 사람들에게는 얼핏 끔찍하게 들리겠지만, 이 진술이 옳다는 점은 이론적으로나 실질적으로 부정하기 힘들다.

서구 문화에서 선과 악을 대하는 우리의 입장은 기독교 사상 내지 기독교 신학의 교리에서 매우 강한 영향을 받고 있다. 이것은 종교적 구속에서 자유롭다고 믿는 계층에도 마찬가지로 적용된다. 이러한 이유 때문에 우리도 선과 악에 대한 이해에 공감할 수 있도록 종교적 비유들과 표상들을 이야기의 실마리로 삼고자 한다. 여기서 성경 속의 비유들에서 어떤 이론이나 평가를 이끌어내는 데 우리의 의도가 있는 것은 아니다. 오히려 신화 이야기와 비유 들이 이해하기 힘든 형이상학적 문제들에 공감할 수 있게 해주는 데 특별히 적합하기 때문이다. 우리가 이 문제에 관해 성경 속의 어떤 이야기를 반드시 끄집어낼 필요는 없다. 하지만 이것은 우리의 문화적 입장에서는 자연스럽다. 뿐만 아니라 우리는 이렇게 함으로써 동시에 모든 종교에서 공통적인 선악관으로부터 기독교 신학 특유의 재해석이 분리되어 나오는 계기가 되는 오해의 논점도 찾아내게 될 것이다.

구약에 나오는 원죄에 관한 설명이 우리가 다루는 문제에 큰 도움이 된다. 우리는 창세기의 두 번째 이야기에 최초의 — 양성 공유의 — 인간인 아담이 에덴동산으로 내려보내지는 내용이 나오는 것을 기억하고 있다. 그곳에서 아담은 여러 동식물뿐만 아니라 무엇보다 생명의 나무와 선악을 인식하는 나무라는 두 그루의 특별한 나무를 발견한다. 이 신화 이야기를 더 자세히 이해하려면 아담이 남자가 아니라 성의 구분이 없는 인간이라는 사실을 깨닫는 것이 중요하다. 그는 아직 양극성의 지배를 받지 않는, 아직 대립쌍으로 나뉘지 않은 온전한 인간이다. 그는 아직 만물과 한몸이다. 이 무한한 의식 상태는 천국의 모습을 이용해 빙 돌려져서 표현된다. 따라서 인간인 아담이 아직 의식의 통일성 속에서 살고 있기는 하지만, 양극성이라는 테마는 두 그루의 나무를 통해 이미 구상되어 있는 것이다.

분열이라는 테마는 애초부터 <창세기>에 담겨 있었다. 왜냐하면 창조는 사실 쪼개고 나눔으로써 일어나기 때문이다. 그래서 첫 번째 창조 이야기부터 오로지 양극화되는 것만 들려준다. 빛과 어둠, 물과 땅, 태양과 달 같은 것들 말이다. 다만 인간에 관해서는 그가 '남자이자 여자'

로 만들어졌다는 사실을 알게 된다. 하지만 이야기가 진행되면서 양극성이라는 테마는 점점 더 구체화된다. 이렇게 해서 아담은 자기 몸의 일부를 끄집어내 형태상 별도의 것을 만들고 싶다는 소망을 드러내게 된다. 이 조처를 취하려면 불가피하게 의식을 잃을 수밖에 없다. 우리의 이야기는 이것을 "그가 잠에 빠진다"고 언급하는 것으로 바꾸어 표현한다. 하느님은 완전하고 흠이 없는 인간인 아담에게서 한쪽 옆구리를 떼어내 그것으로 독자적인 것을 만든다.

종교개혁가였던 마르틴 루터가 '갈비뼈'로 번역한 단어는 히브리어 원전에는 tselah(옆구리)라고 나와 있다. 이것은 tsel(그림자)이라는 단어와 동일한 계열에 속한다. 완전하고 흠이 없는 인간이 형태상 구분할 수 있는 두 개의 모습으로 쪼개지고 나뉘어 남자와 여자로 불리게 된 것이다. 그러나 이렇게 나뉜 것은 아직 완전히 인간의 의식에까지 이르지는 못한다. 왜냐하면 그들은 서로가 다르다는 점을 아직 알아차리지 못하며, 여전히 천국이라는 완전함 속에 들어 있기 때문이다. 그러나 이 형태상의 분열은 뱀이 은밀히 유혹하는 전제 조건이 된다. 뱀은 인간의 감성적 부분인 여자에게 인식의 나무 열매를 따먹으면 선과 악을 구분하는 능력, 즉 인식력을 얻게 된다고 약속하는 것이다.

뱀은 자신의 약속을 지킨다. 인간은 양극성을 알아보게 되면서 선과 악, 남자와 여자를 구분할 수 있게 된다. 이 단계를 거치면서 그들은 통일성(무한한 의식)을 상실하고, 양극성(인식력)을 얻는다. 이렇게 해서 그들은 불가피하게 통일성의 동산인 천국을 떠나야 하며, 물질적 형상들로 이루어진 양극성의 세계로 추락하는 것이다.

이것이 원죄에 대한 이야기다. 이렇게 '추락'함으로써 인간은 통일성에서 양극성으로 떨어진다. 모든 민족과 모든 시대의 신화들은 인간 존재의 이 가장 핵심적인 테마에 관해 잘 알고 있으며, 그것을 이와 비슷한 비유들로 꾸며낸다. 인간의 죄의 본질은 **통일성에서 떨어져나가는 것**에 있다. 죄(Sünde)와 분리(Sonderung)라는 단어는 언어상 같은 계열이다. 그리스어에서는 '죄'라는 단어의 참된 의미가 더욱 정확히 드러난다. Hamartäma의 뜻은 '죄'이며, 거기에 해당하는 동사인 hamartanein의 뜻은 '중심을 맞히지 못하다', '과녁을 빗나가다', '죄를 범하다'이다. 따라서 여기서 죄는 "정확히 맞힐 능력이 없다"는 뜻인 셈이다. 하지만 이것이 바로 인간에게는 어차피 도달할 수 없고 상상할 수도 없어 보이는 통일성에 대한 상징이다. 왜냐하면 중심은 정해진 곳도 없고, 넓이도 없기 때문이다. 양극적인 의식은 중심, 즉 통일성을 맞출 수 없다. 이것이 죄다. '죄가 있다'는 것은 **양극적임**을 나타내는 또 다른 말이다. 이것을 통해 기독교 용어인 '원죄'도 이해하기가 더욱 쉬워진다.

인간은 자신이 양극적인 의식을 가지고 있음을 발견한다. 죄를 지었기 때문이다. 인과적인 의미에서 여기에 대한 원인은 전혀 없다. 이 양극성은 인간으로 하여금 다시 '하늘에 계신 아버지가 완전한 것처럼 자신도 완전해지기 위해' 모든 것을 깨닫고 통합할 때까지 대립 관계들을 헤치고 나가지 않을 수 없게 만든다. 그러나 양극성을 가로지르는 길은 항상 죄를 범하는 것도 포함하고 있다. '원죄'는 죄가 인간의 구체적인 행동과는 전혀 상관이 없다는 사실을 아주 분명히 보여준다. 이 점을 깨닫는 것이 무엇보다 중요하다. 왜냐하면 역사가 진행되는 동안 교회는 죄라는 개념을 왜곡해서 인간들에게 죄는 **나쁜 짓**을 하는 것이며, 선하고 **올바른** 행동을 통해 그것을 피할 수 있다고 믿게 만들었기 때문이다. 그러나 죄는 양극성 속에 들어 있는 한쪽 극이 아니라 양극성 그 자체다. 죄는 따라서 피할 수 있는 것이 아니다 ― 인간이 행하는 모든 행동에는 죄가 있다.

이 근본 사상은 그리스 비극에서도 조금도 다르지 않게 발견된다. 그리스 비극의 핵심 테마는 인간이 언제나 두 가능성 중 하나를 선택하지 않을 수 없으며, 그럼에도 자신의 결정과 상관없이 늘 죄를 얻게 된다는 것이다. 기독교의 역사에서 바로 이 죄에 대한 신학적 오해가 정말 큰 불행을 초래했다. 신자들은 항상 어떤 죄도 범하지 않고 악을 피하려고 노력하기 때문에 악한 것으로 분류된 특정한 영역들을 몰아내게 되고, 그렇게 해서 그림자가 세력을 키우도록 만들었던 것이다.

이 그림자 때문에 기독교는 가장 너그럽지 못한 종교들 중 하나가 되었으며, 종교재판, 마녀 사냥, 민족 말살을 자행했던 것이다. 경험되지 못한 극은 언제든지 현실로 모습을 드러낸다. 이 극은 거의 언제나 고결한 마음씨의 사람들이 전혀 예상하지 못한 순간에 갑자기 덮쳐온다.

'선'과 '악'이 대립 관계로 양극화되면서 기독교에서는 또한 ― 다른 종교에서는 전형적으로 나타나지 않는 ― 하느님과 악마도 선과 악의 대표자로서 서로 대립하게 되었다. 사람들은 악마를 하느님의 적수로 만듦으로써 하느님을 눈에 띄지 않게 양극성 속으로 끌어들였다. 그러나 그렇게 되면 하느님은 구원의 능력을 잃어버린다. 하느님은 모든 양극성을 ― 당연히 '선'과 '악'도 포함하여 ― 분화되지 않은 채 자신 속에 하나가 되게 함으로써 받아들이고 있는 통일성이다. 반면에 악마는 분열의 명수 혹은 예수가 말했듯이 '이 세상의 주인'으로 불리는 양극성이다. 그래서 양극성의 적법한 지배자인 악마에게는 항상 분열이나 이원성의 상징들이 붙여진다. 뿔, 발굽, 삼지창, 두 귀퉁이가 위로 향하는 5각 별표 등이다. 이런 용어들로 표현되는 것은 "양극적인 세계는 악마적인 본성에 속한다, 즉 죄가 있다"는 의미를 가진다. 이 세계를 다르게 바꿀 수 있는 가능성은 없다. 이 때문에 모든 성인聖人은 양극적인 세계에서 벗어나라고 가르치는 것이다.

여기서 우리는 종교와 복지 사업 사이의 현저한 차이와 마주치게 된다. 진정한 종교는 이 세상을 낙원으로 바꾸려는 시도를 한 적이 전혀 없었다. 오히려 이 세상에서 벗어나 통일성으로 향하는 길을 가르쳤다. 진정한 사상은 우리가 양극적인 세계에서 오직 한쪽 극만 실현할 수는 없다고 확신하고 있다. 이 세상에서는 누구나 모든 기쁨의 대가로 똑같은 양의 고뇌를 겪어야 하는 것이다. 이런 의미에서 예컨대 과학은 '악마적인 본성'을 보인다. 왜냐하면 과학은 양극성을 제거하는 데 온 힘을 기울이면서 다양성을 키워나가기 때문이다. 인간의 능력을 기능 위주로 사용하는 것은 모두 항상 악마적인 면을 지니고 있다. 왜냐하면 그것은 에너지를 양극성에 묶어두면서 하나가 되지 못하게 하기 때문이다. 이것이 광야에서 예수를 시험에 들게 한 내용이다. 악마는 예수에게 사실상 단지 그의 능력을 무해하고 심지어 유익하기도 한 변화를 불러오는 데 사용하도록 요구했을 뿐이다.

그러나 주의할 것이 있다. 우리가 어떤 것이 '악마적인 본성'이라고 말한다고 해서, 그것으로 사악하다고 낙인찍는 것은 아니다. 오히려 우리는 원죄, 과오, 악마와 같은 개념들이 너무나 당연하게 양극성에 해당되고, 따라서 거기에 관련된 모든 것이 악마적이라고 표현될 수 있다는 사실에 익숙해지도록 해주려는 것이다. 인간은 어떤 일을 하든 늘 과오 내지 죄를 범하게 된다. 인간은 자신이 저지른 이 과오와 더불어 살아가는 법을 배워야만 한다. 그러지 않으면 인간은 자기 자신에 대해 정직하지 못하게 된다. 죄에서 구원받는 것은 통일성에 이르는 것이다. 그러나 특히 현실의 한쪽 절반을 피하려고 노력하는 사람이 통일성에 이르는 것은 불가능하다. 우리는 과오를 헤치고 나아가야 하기 때문에 구원으로 이르는 길이 그토록 힘든 것이다.

복음서에는 죄를 둘러싼 이 오랜 오해가 끊임없이 묘사된다. 바리새인들은 우리가 계명을 지키고 악을 피함으로써 영혼이 구원받을 수 있다는 교회의 견해를 대변한다. 예수는 다음과 같은 말로 그들의 본질을 폭로한다. "너희들 중 죄가 없는 자는 맨 먼저 나서서 돌을 던져라." 예수는 산상 설교에서 마찬가지로 왜곡되어 있던 모세의 계명을 더욱 높은 수준으로 적용함으로써 그 형식적 해석의 중요성을 떨어뜨렸다. 예수는 생각하는 것 자체도 이미 겉으로 실행하는 것과 똑같이 중요하다고 지적한 것이다. 우리는 산상 설교에서 이렇게 해석함으로써 계명이 더 엄격해진 것이 아니라, 양극성 속에서 죄를 피할 수 있다는 믿음이 환상임이 드러났다는 점을 가볍게 보고 넘겨서는 안 될 것이다. 그러나 이 순수한 가르침은 2000년 전에도 이미 워낙 거슬리고 불쾌한 것이어서 사람들은 이것을 없애버리려 했다. 진리는 누구의 입에서 흘러나오건 상관없이 거슬리는 말로 남게 된다. 진리는 우리의 자아가 끊임없이 구원받으려고 노력하면서 품었던 모든 환상을 박살낸다. 진리는 가혹하고 쓰라린 것이며, 달콤한 공상과 도덕적 자기기만에는 별로 적합하지 않다.

선禪의 근본이 되는 원전들 중 하나인 《주역참동계周易參同契》에는 다음과 같은 내용이 나온다.

> 빛과 어둠은
> 서로 대립 관계에 있다.
> 그러나 한쪽은
> 다른 한쪽에 의존하고 있다,
> 오른쪽 다리를 내딛는 것이
> 왼쪽 다리에 의존하듯이.

《근원을 채우는 진정한 책Das wahre Buch vom quellenden Urgrund(충허진경沖虛眞經)》으로도 불리는 《열자列子》5)의 《양주楊朱》편에서 우리는 다음과 같은 '선행에 대한 경고'를 읽을 수 있다. 여기서 양주는 이렇게 말했다. "선행을 하는 자는 분명 명성을 얻기 위해서는 아니겠지만, 그래도 그에게는 명성이 따를 것이다. 명성은 그 자체로는 전혀 이득과 관계가 없다. 그런

---

5) 중국 춘추전국 시대의 도가道家 사상가이자 문학가로, 원래 이름은 열어구列禦寇이다. 〈천서天瑞〉, 〈중니仲尼〉, 〈탕문湯問〉, 〈양주楊朱〉, 〈설부說符〉, 〈황제黃帝〉, 〈주목왕周穆王〉, 〈역명力命〉 같은 그의 기록물들이 《열자列子》라는 책으로 편집되어 전해진다. _ 옮긴이 주

데도 거기에는 이득이 따를 것이다. 이득은 그 자체로는 다툼과 관계가 없지만, 거기에는 다툼이 따라붙을 것이다. 그래서 군자는 선행을 경계하는 것이다."

선을 행하고 악을 피해야 한다는, 너무나 확실하게 지켜지는 이 기본적 요구의 절대성을 의문시하는 것이 얼마나 힘든 일인지 우리는 아주 잘 알고 있다. 우리는 또한 이 테마를 다룰 때 부득이하게 불안이 밀려든다는 사실도 알고 있다. 이 불안은 우리가 지금까지 지켜오던 규범에 필사적으로 매달릴 때 가장 확실하게 막을 수 있다. 그럼에도 우리는 이 테마를 비교적 오랫동안 다루면서 모든 면에서 되풀이해서 살펴볼 각오를 해야 할 것이다.

우리는 어떤 종교에서 우리의 논제를 이끌어내려는 의도는 없다. 하지만 위에서 설명한 죄에 대한 잘못된 인식은 기독교 문화권에서 하나의 뿌리 깊은 가치관이 생겨나게 했다. 우리는 이 가치관에 많은 사람이 인정하고 싶어 하는 것보다 더 심하게 붙들려 있다. 다른 종교들은 이 문제에 있어 그토록 큰 어려움은 겪지 않았다. 힌두교에는 브라마, 비시누, 시바라는 세 신이 등장한다. 시바는 파괴하는 역할을 맡고 있으며, 따라서 건설자인 브라마에 대항하는 세력을 대표한다. 이 설명에서 인간은 여러 세력의 상호 작용이 필수적이라는 사실을 더 쉽게 깨닫게 된다. 부처에 관해서는 이런 이야기가 전해지고 있다. 어떤 젊은이가 부처에게 찾아와서 제자로 받아들여달라고 청했다. 부처가 그에게 물었다. "그대는 도둑질을 해본 적이 있는가?" 그 젊은이가 대답했다. "결코 없습니다." 그러자 부처는 이렇게 대꾸했다. "그렇다면 가서 도둑질을 하거라. 그리고 그것을 익힌 후에 다시 나에게 오도록 하라."

선불교의 가장 오래되고 아마 가장 중요한 경전으로 여겨질 승찬僧璨 대사[6]의 저서 《심신명信心銘》 제22행에는 이런 내용이 나온다. "우리에게 옳고 그름에 대한 조금의 분별심이라도 남아 있다면, 우리의 정신은 혼란에 빠져 파멸할 것이다(裳有是非 紛然失心)." 양극성을 대립 관계로 나누는 것은 악이지만, 그럼에도 이것은 깨달음을 얻는 데 반드시 필요한 우회적 수단이다. 우리가 인식을 하는 데는 늘 두 개의 극이 필요하다. 하지만 그 대립성 속에 갇혀 있어서는 안 되며, 오히려 거기서 생기는 긴장을 통일성에 이르는 추진력과 에너지로 이용해야 할 것이다. 인간은 죄가 있고 과오가 있다. 그러나 바로 이 과오가 인간의 두드러진 특성이 된다. 왜냐하면 과오는 인간의 자유에 대한 증표이기 때문이다.

인간이 자신의 과오를 인정하면서도 그것에 짓눌리지 않는 법을 배우는 것이 우리에게는 매우 중요해 보인다. 인간의 과오는 형이상학적인 것이며, 결코 자신의 행위 때문에 일어나는 것이 아니다. 오히려 결정하고 행동으로 옮기지 않을 수 없는 불가피성이 자신의 과오를 눈앞에 보여주는 것이다. 과오를 인정하게 되면 인간은 과오를 범할까봐 불안해하는 상태에서 벗어나게 된다. 불안은 옹색함이며, 이것이야말로 가장 확실히 자신을 열어주고 범위를 넓히는 데 반드시 필요한 태세를 취하지 못하게 한다. 사람들은 선행을 하려고 열심히 노력하더라도 죄에서

---

6) 중국 남북조 시대의 선불교 제3대 조사祖師이다. 저서로는 선禪의 요체를 146구句 584자字의 사언절구四言絶句로 해설한 《심신명》 등이 있다. _ 옮긴이 주

벗어나지는 못한다. 선행을 하려면 항상 함께 짝을 이루는 반대쪽 극을 몰아내는 대가를 치러야만 하기 때문이다. 선행을 함으로써 죄에서 벗어나려는 이러한 노력은 오직 부정직함만 초래할 뿐이다.

그러나 통일성에 이르는 길은 단순히 피하거나 외면하지 않는 것으로는 충분하지 않다. 우리는 모든 것에서 놀라 물러서지 않고 더욱 주의 깊게 양극성을 살펴야 하며, 인간 존재의 갈등의 소지를 헤쳐나가 우리 내면의 대립 관계들을 하나로 합칠 능력을 갖출 필요가 있다. 우리는 피할 것이 아니라 직접 체험하고 터득하여 제거해야만 한다. 그러기 위해서는 우리의 가치 판단 체계의 경직성을 끊임없이 문제 삼아야 할 필요가 있다. 그래야 악의 불가사의함은 결국 실제로는 악이 존재하지 않기 때문이라는 사실을 깨닫게 되는 것이다. 우리는 모든 양극성에서 벗어난 곳에 우리가 '하느님' 혹은 '빛'이라고도 부르는 통일성이 있다고 설명했다.

태초에 모든 것을 포괄하는 통일성인 빛이 있었다. 이 빛 외에는 아무것도 없었으며, 그렇지 않다면 사실 빛은 모든 것을 하나로 통합시키는 유일자가 아닐 것이다. 양극성이 발길을 들여놓음으로써 비로소 어둠이 생기지만, 그것은 오로지 빛을 깨달을 수 있게 해주기 위한 것이다. 그런데 양극적인 의식의 영역에서 빛이 보일 수 있게 해주는 데 반드시 필요한 어둠은 양극성이 순전히 인위적으로 만들어낸 것이다. 이로써 어둠은 빛을 섬기며, 양극성에는 천연 비료로서의 거름 내지 루치퍼Luzifer[7]라는 이름이 깨우쳐주듯이 빛의 전달자가 된다. 하지만 양극성이 사라

---

7) 대악마로 잘 알려져 있지만, 실은 새벽의 여신인 오로라의 아들이다. _옮긴이

지면 어둠 역시 사라진다. 왜냐하면 어둠은 독자적으로 존재하는 것이 아니기 때문이다. 빛은 존재하지만 어둠은 그렇지 않다. 이 때문에 자주 인용되는 빛의 세력들과 어둠의 세력들 간의 싸움은 미리부터 결말이 알려져 있기 때문에 진정한 싸움이 아니다. 어둠은 빛에 아무런 해를 끼치지 못한다. 그러나 빛은 어둠을 즉각 빛으로 바꾸어놓는다. 이 때문에 어둠은 자신이 존재하지 않는다는 사실이 탄로나지 않게 하려면 빛을 피해야 하는 것이다.

이 법칙을 우리는 우리의 물리적 세계에서도 관찰해볼 수 있다. 위와 아래는 통하기 때문이다. 빛으로 가득 채워진 방이 있고, 그 밖을 어둠이 둘러싸고 있다고 가정해보자. 우리는 안심하고 문과 창문을 활짝 열고 어둠을 안으로 들여보내도 된다. 그러면 어둠이 방을 어둡게 만드는 것이 아니라, 빛이 어둠을 빛으로 바꿀 것이다. 이 예를 거꾸로 적용해보자. 어두운 방이 하나 있고, 그 밖을 빛이 둘러싸고 있다. 이제 우리가 다시 문과 창문을 열면, 이번에도 다시 빛이 어둠을 빛으로 바꾸어 방을 빛으로 가득 채울 것이다.

악은 시간 그리고 공간처럼 우리의 양극적인 의식이 만들어낸 인위적 산물이다. 악은 선을 깨닫는 과정에서 거름으로 사용되며, 빛의 어머니 같은 존재이기도 하다. 이 때문에 악은 결코 선의 반대가 아니다. 양극성 그 자체가 악이며 죄인 것이다. 왜냐하면 둘로 나뉜 세계는 궁극적인 목적이 없고, 따라서 자기만의 존재의 기반도 가지고 있지 않기 때문이다. 이 세계는 절망을 안겨주며, 이것은 다시금 인간의 마음을 돌려 오직 통일성 속에서만 구원을 찾을 수 있다고 깨닫는 데 도움이 될 뿐이다. 우리의 의식에 대해서도 이와 똑같은 법칙성이 사용된다. '의식한다' 는 것은 한 인간의 의식성의 빛 속에 놓여 있어서 그가 볼 수 있는 자신 의 모든 특성과 양상을 말한다. 그림자는 의식의 빛을 받지 못해서 까맣 게 모르는, 즉 의식하지 못하는 그런 영역이다. 그러나 어두운 양상들도 마찬가지로 그것이 어둠 속에 놓여 있는 동안에만 악하고 섬뜩해 보인 다. 그림자의 내용을 살펴보는 것만으로도 빛을 어둠 속으로 몰고 와서 의식하지 못한 것을 깨닫게 해주기에 충분하다.

어떤 것을 살펴보는 것은 자기 인식에 이르는 데 있어 대단히 뛰어난 해결책이다. 살펴보는 것은 그 대상의 속성을 변화시킨다. 왜냐하면 그 것은 빛, 다시 말해 의식성을 어둠 속으로 불러들이기 때문이다. 인간들 은 항상 상황을 바꾸고 싶어 한다. 그러다보니 인간에게 요구되는 유일 한 것은 '살펴보는 능력'이라는 사실을 알아차리기 힘들다. 인간의 최고 의 목표의 핵심은 — 가령 그것이 지혜나 깨달음이라고 하면 — 모든 것 을 살펴볼 수 있는 능력, 그리고 현재의 상태 그대로도 충분하다는 사실 을 깨닫는 능력이다. 이것은 진정한 자기 인식을 말하는 것이다. 인간이 어떤 것이 아직 불편하다고 느끼고, 어떤 것을 변화시킬 필요가 있다고 여기는 한, 그는 아직 자기 인식에 도달하지 못한 것이다.

우리는 이 세상의 사물과 사안 들을 살펴볼 때 우리의 자아에 의해 즉 각 좋아하거나 싫어하는 감정에 휩싸이지 않는 상태에서 살펴보는 법을 익혀야 한다. 우리는 흔들림 없는 마음으로 마야의 그 모든 다양한 변화 를 살피는 법을 익혀야 한다. 이 때문에 위에서 인용한 선불교 경전에는 선과 악에 대한 조금의 분별심이라도 있으면, 우리의 정신은 혼란에 빠지게 된다는 내용이 나왔던 것이다. 우리는 가치 판단을 내릴 때마다 매번 형상계에 묶인 채 집착하게 된다. 우리는 집착하고 있는 한 고통에서 구원받을 수 없으며, 그러는 동안 우리는 죄를 얻고 불행해지며 병들게 된다. 그러는 동안 더 나은 세상을 바라는 우리의 염원과 세상을 바꾸려는 노력도 변함없이 계속된다. 그러면 어느 순간에 인간은 벌써 다시 신기루의 환상에 사로잡혀 있는 것이다. 왜냐하면 그는 이 세상의 불완전함을 믿어버려서, 오직 완전함을 보지 못하게 만드는 자신의 시선만이 불완전할 뿐이라는 사실을 알아차리지 못하기 때문이다.

이 때문에 우리는 모든 것에서 우리 자신을 알아보는 법을 배워야 한다. 그리고 그 후에는 평정심을 길러야 하는 것이다. 평정심이란 양극성이 중심을 찾아내고, 그 중심에서부터 극들이 고동치는 것을 지켜보는 것을 말한다. 평정심은 겉으로 드러난 형상들을 살펴볼 수 있게 해주는 유일한 태도다. 그 형상들을 평가하지 않고, 열광해서 인정하지도 않고, 부정하지도 않고, 일체감도 느끼지 않으면서 살펴보는 것이다. 이 평정심을 사람들은 흔히 '무관심'이라고 부르는 태도와 혼동해서는 안 될 것이다. 무관심은 냉담함과 무신경이 혼합된 것으로서, 아무런 반응을 보이지 않는 것이다. 예수가 '미지근한 사람들'에 관해 언급했을 때도 아마 이 무관심을 가리켰을 것이다. 미지근한 사람들은 결코 갈등을 일으키지 않으며, 떨쳐버리고 도피함으로써 이상적인, 그러니까 온전한 세계에 도달할 수 있다고 믿는다. 사실 진정한 구도의 길을 걷는 사람은 자기 존재의 갈등의 소지를 알아내고 의식적으로, 즉 배워가면서 이 양극성을 과감하게 헤쳐나가 마침내 그것을 극복하는 것을 두려워하지 않는다. 그는 스스로 열심히 노력해서 그 이상적인 세계를 얻는다. 왜냐하면 언젠가는 자신의 자아가 만들어놓은 대립 관계들을 하나로 합쳐야 한다는 사실을 알고 있기 때문이다. 그는 반드시 필요한 결정을 내리는 것도 주저하지 않는다. 비록 그렇게 하면 항상 과오를 범한다는 것을 알면서도 결정을 내리지 못하고 꼼짝 없이 갇혀 있지 않으려고 애쓰는 것이다.

대립 관계들은 저절로 하나로 합쳐지지는 않는다. 우리는 그것들을 행동을 통해 경험함으로써 일단 우리 자신의 것으로 만들어야 한다. 우리는 양쪽 극들을 자기 것으로 합치고 난 후에야 비로소 중심을 찾아내고, 그 중심에서부터 대립 관계를 하나로 묶는 작업을 시작할 수 있다. 세상으로부터 도피하거나 금욕 생활을 하는 것은 이 목표에 도달하는 데 있어 가장 부적절한 방식이다. 오히려 의식적으로 과감하게 인생의 힘든 도전들에 맞서 나갈 용기가 필요하다. 이 말에서 '의식적'이라는 단어가 가장 중요하다. 왜냐하면 오직 우리의 행동 하나하나를 살펴볼 수 있게 해주는 의식성만이 우리가 행동에 전념하는 것을 막아줄 수 있기 때문이다. 인간이 무엇을 하느냐는 그리 중요하지 않으며, 오히려 그것을 어떻게 하느냐가 중요하다. 사람들은 무언가를 '선'과 '악'으로 나누어 평가할 때는 언제나 한 인간이 무엇을 하는가를 살핀다. 우리는 이렇게 살피는 것을 "누군가가 어떤 일을 어떻게 하는가?" 하는 질문으로 바꾼다. 그는 의식적으로 행동하는가? 그의 자아가 그 일에 휩쓸려 있는가? 그는 그 일을 자신의 자아가 간섭하지 않게 하고서 하는가? 이 질문들에 어떻게 대답하느냐에 따라 누군가가 자신의 행위를 통해 스스로 속박될지, 아니면 해방될지 판가름난다.

계명과 규범과 도덕은 인간을 완전함이라는 목적지까지 호위해주지는 않는다. 순종은 좋은 것이지만, 그것으로는 충분하지 않다. 왜냐하면 "악마도 순종한다"는 사실을 알아야 하기 때문이다. 외부에서 주어진 계명과 금지 사항은 인간이 자신의 의식 속에서 충분히 성숙해지고, 자기 자신에 대한 책임을 깨달을 수 있을 때까지만 그 정당성을 인정받는다. 성냥을 가지고 놀지 말라는 금지 사항은 어린 꼬마들을 상대로는 정당하지만, 성인이 됨으로써 필요가 없어진다. 그 인간이 자기 내면에서 자신만의 법칙을 찾아냈다면, 그것은 그를 다른 모든 법칙에서 해방시켜준다. 인간이라면 누구나 가진 가장 본질적인 법칙은 "자신의 진정한 중심인 자기 자신을 찾아내고, 그것을 완성해야 한다. 즉, 존재하는 모든 것과 하나로 합쳐야 한다"는 의무다.

대립을 하나로 묶는 수단은 **사랑**이다. 사랑이라는 원리는 자신을 열어줌으로써 그때까지 밖에 있던 것을 안으로 받아들이는 것이다. 사랑은 하나로 합쳐지려고 애쓴다. 사랑은 뒤섞여 하나가 되기를 원하며, 따로 떨어져 있으려 하지 않는다. 사랑은 대립 관계를 해소하는 핵심적 수단이다. 왜냐하면 사랑은 자아를 타자로, 그리고 타자를 자아로 바꾸어놓기 때문이다. 사랑은 제한과 조건 없이 허락해주는 것이다. 사랑은 이 세상 모든 것과 하나가 되기를 원한다. 우리에게 이것이 이루어지지 않는 한, 우리는 아직 사랑을 실현하지 못한 셈이다. 사랑이 아직도 선별하고 있는 한, 그것은 진정한 사랑이 아니다. 왜냐하면 사랑은 구분하지 않지만, 선별은 구분하기 때문이다. 사랑에는 질투가 개입되지 않는다. 왜냐하면 사랑은 소유하려 하지 않고 사방으로 퍼지려 하기 때문이다.

이 모든 것을 끌어안는 사랑을 나타내는 상징은, 하느님이 인간을 사랑할 때 보여주는 바로 그 사랑이다. 이 비유를 보면서 하느님이 사랑을 불공평하게 나누어준다는 생각은 거의 하지 못할 것이다. 하느님이 다른 사람도 또한 사랑하기 때문에 질투심이 든다는 사람은 더 더욱 적을 것이다. 통일성인 하느님은 선과 악을 구분하지 않는다. 바로 그 때문에 하느님은 사랑 그 자체인 것이다. 태양은 온기를 모든 사람에게 내려보내며, 자신의 빛을 시시비비를 가려서 나누어주지는 않는다. 오직 인간만이 자신이 돌을 던질 자격이 있다고 여긴다. 그러나 그 인간이 매번 자기 자신만 맞추게 되더라도 놀랄 일은 아닐 것이다. 사랑에는 한계가 없고, 사랑에는 장애도 없으며, 사랑은 변모한다. 악을 사랑하라 ― 그러면 악은 구원받으리라.

5. 인간은 병들어 있다

한 고행자가 명상을 하며 동굴에 앉아 있었다.

그때 생쥐 한 마리가 몰래 들어와 그의 샌들을 이빨로 갉았다.

고행자는 화가 나서 눈을 번쩍 떴다. "너는 왜 내가 정신을 집중하지 못하게 하느냐!"

"배가 고파서요." 생쥐가 찍찍거리며 말했다.

"저리 가거라, 이 몹쓸 생쥐야" 하고 고행자가 꾸짖었다. "나는 신과 합일하려고 노력하고 있느니라. 어찌 네가 그 일을 방해한단 말이냐!"

그러자 생쥐가 물었다. "당신이 어떻게 신과 합일한다는 건가요? 저 같은 생쥐와도 소통을 못하시는데 말이에요?"

지금까지 우리가 살펴본 내용의 핵심은 인간이 병에 걸려 있는 것이지, 병에 걸리게 되는 것이 아니라는 점을 깨우쳐주는 것이었다. 여기에 병에 관한 우리의 생각과 의학적 고찰 사이의 중요한 차이가 있다. 의학은 병을 '건강이라는 정상 상태'에 바람직하지 못한 장애가 생긴 것으로 여긴다. 그렇기 때문에 이러한 장애를 가능한 한 빨리 다시 제거하려고 노력한다. 그뿐만 아니라 의학은 병에 걸리는 것을 더욱 효과적으로 막아내 결국 그것을 제거하려 한다. 반면에 우리는 병이 신체의 기능과 관련해 결함이 생긴 것 이상의 의미를 가지고 있다는 생각을 키워주고 싶다. 병은 점진적 변화에 공헌하는 포괄적인 조절 체계의 일부다. 건강한 상태는 자신의 반대쪽 극으로 병든 상태가 필요하기 때문에 인간은 병든 상태에서 벗어날 수 없다.

병은 인간이 죄가 있고, 과오가 있고, 온전하지 못하다는 것을 보여준다. 병은 인간의 몸속에서 원죄를 생생하게 체험하는 것이다. 이 말은 결코 인간은 죗값을 치러야 한다는 생각에서 나온 것이 아니다. 다만 인간이 양극성과 관련이 있는 한 과오, 병, 죽음도 피할 수 없다는 사실을 지적하기 위함이다. 사람들이 언젠가 이 기본적인 사실을 스스로 인정하는 순간, 이 말은 조금도 부정적인 뉘앙스를 풍기지 않게 된다. 다만 인정하려 들지 않고서 따져보고 물리치는 행동만이 병을 무서운 적으로 만들어버리는 것이다.

인간은 통일성을 갖추고 있지 않아서 병이 든다. 아무 이상도 없는 건강한 사람은 오직 의학의 해부학 도감에만 나온다. 살아 있는 인간들 중에서 이런 인간은 찾아볼 수 없다. 수십 년 넘게 특별히 두드러지거나 심각한 증상을 보이지 않는 사람들이 있을지도 모른다. 그렇다고 그들 역시 병들었으며 죽어야 할 운명이라는 확실한 증거를 조금도 변화시키지 않는다. 병든다는 것은 결함이 있고, 저항력이 약하고, 다치기 쉽고, 죽어야할 운명인 그런 상태를 말한다. 자세히 살펴보면 '건강한 사람들'에게도 온갖 이상이 있음을 깨닫고서 우리는 깜짝 놀란다. 발터 브로이티감은 자신의 책인 《심신상관 의학 입문서lehrbuch für psychosomatische Medizin》에서 이렇게 주장한다. "한 회사의 병에 걸리지 않은 노동자와 종업원 들을 인터뷰하면서 정밀 조사를 해본 결과 육체적·정신적 불편 증세가 병원에 입원한 환자들 못지않게 자주 나타났다." 바로 이 책에 브로이티감은 다음과 같은 통계표를 실었다. 이것은 E. 빈터의 연구 조사(1959)에서 나온 것이다.

인터뷰에서 200명의 건강한 종업원들이 보이는 불편 증세들

불쾌한 기분	43.5%
위장 장애	37.5%
불안 증세	26.5%
빈번한 인후염	22.0%
현기증, 무기력증	17.5%
불면증	17.5%
생리 불순	15.0%
변비	14.5%
발한증	14.0%
심장통, 심계증	13.0%
두통	13.0%
습진	9.0%
인두 이물감	5.5%
류머티스성 장애	5.5%

에드가 하임은 자신의 저서 《위기와 가능성으로서의 질병*Krankheit als Krise und Chance*》에서 다음과 같이 주장한다. "성인 한 사람이 일생 중 25년 동안 평균적으로 치명적인 병은 1번, 심각한 병은 20번, 그리고 어느 정도 심각한 병은 약 200번 겪는다."

우리는 병을 예방하거나 완전히 없앨 수 있다는 환상에서 벗어나야 한다. 인간은 갈등에 빠지기 쉬운 존재이며, 따라서 병에 걸리기도 한다. 자연은 인간이 살아가는 동안 점점 더 심한 병에 빠져들어 결국 죽음으로 그 최후의 절정을 이루도록 지키고 있다. 우리 몸의 각 부위는 최종적으로 무기질로 돌아간다. 자연은 뛰어난 솜씨로 인간이 인생의 각 단계를 거치면서 점차 이 목적지에 다가서도록 해놓았다. 병과 죽음은 인간의 수그러들지 않는 과대망상을 무너뜨리고, 모든 편협한 면도 바로잡아준다.

인간은 항상 권력을 휘두르고 싶어 하는 자신의 자아에 의지해 살아간다. "나는 반드시 해낼 거야"라고 말하는 것은 매번 이 영향력을 행사하고 싶어 하는 표시다. 자아는 점점 더 거만해져서 갈수록 새롭고 더 고상하게 위장하여 인간을 자신에게 굽실거리지 않을 수 없도록 만드는 데 능숙하다. 자아는 타자를 구분함으로써 존재의 기반을 유지하며, 따라서 헌신하고 사랑하고 하나가 되는 것을 두려워한다. 자아는 한쪽 극을 선택해서 실현하며, 거기서 생기는 그림자를 외부, 상대, 주변 여건에 떠넘긴다. 병은 인간이 중심에서 한쪽으로 치우치는 만큼 증상들을 통해 다시 반대쪽으로 밀어 보내줌으로써 이 모든 편협성을 바로잡는다. 병은 인간이 자아의 불손함에서 내딛는 모든 걸음을 겸손과 곤궁 쪽으로 한 발짝 비키게 함으로써 균형을 잡아준다. 그러므로 능력과 수완이 늘어날수록 인간은 그만큼 쉽게 병에 걸리는 것이다.

건강하게 살려는 노력이 더욱 병을 불러온다. 우리는 이 표현이 이 시대에는 적합하지 않다는 사실을 알고 있다. 결국 의학은 예방 조처를 점점 더 확대하는 데 힘쓰고 있고, 다른 한편으로 우리는 '건강에 좋은 자연 생활'의 붐을 타고 있으니까 말이다. 이것은 독소를 다루는 본능적인 태도에 대한 해결책으로는 확실히 옳고 환영할 만한 것이지만, '병'이라는 테마와 관련해서는 정통 의학이 취하는 해당 조처들만큼이나 하찮은 것이다. 정통 의학과 자연치유법은 모두 병을 실질적으로 예방할 수 있다고 가정하며, 어떤 방법을 동원해 병에 걸리는 것을 막아줄 수 있는, 그러니까 그 자체로 건강한 인간이 존재한다고 믿는다. 우리는 "인간은 병들어 있다"는 말로 사람들의 깨우침을 촉구한다. 그러나 사람들이 이 말보다는 온갖 희망을 일깨워주는 소식에 더 쉽게 귀 기울이고 믿음을 보이는 것도 고개를 끄덕일 만한 일이다.

죽음이 삶의 일부이듯이, 병에 걸리는 것도 건강함의 일부다. 이 말은 거북하게 들리겠지만, 누구나 편견에 치우치지 않는 약간의 관찰을 통해 이 말이 옳다는 사실을 직접 알아차릴 수 있다는 장점이 있다. 우리의 의도는 새로운 신조를 내세우려는 것이 아니다. 오히려 원하는 사람들에게 자신의 통찰력을 키우고, 몸에 밴 사고 방향을 약간 낯선 생각을 통해 보완하는 데 도움을 주려는 것이다. 환상을 깨우쳐주는 것이 결코 쉽고 기분 좋은 일은 아니지만, 이렇게 해야 그들에게 항상 새로운 자유에 대한 가능성을 주게 된다.

인생이란 어차피 환멸의 연속이다. 인간이 진리를 감내할 수 있을 때까지 그에게서 미혹이 하나씩 차례로 제거되는 것이다. 그러므로 용기를 내서 병, 숙환, 죽음이 자신이 살아가면서 필연적이고 충실한 동반자라는 점을 인정할 수 있는 사람은, 머지않아 이런 인식이 결코 좌절로 끝나지 않는다는 점을 직접 알게 될 것이다. 오히려 그것들이 자신의 참되고 건전한 길을 찾는 데 항상 도움을 주는 유용하고 현명한 친구임을 깨닫게 될 것이다. 왜냐하면 우리 인간들 사이에서는 정말로 어떤 일에서나 우리의 이기적인 책동을 폭로하고, 우리의 그림자로 눈길을 돌리게 해주는 이토록 정직한 친구들이 별로 없기 때문이다. 어떤 친구가 언젠가 정말로 감히 이런 짓을 한다면, 우리는 그를 금세 '적'이라고 부를 것이다. 병과 관련해서도 사정은 마찬가지다. 병은 너무나 정직하기 때문에 우리들의 호감을 얻지 못하는 것이다.

우리의 허영도 우리를 자기 자신의 망상으로 '바보에게는 보이지 않는 새 옷'을 지어 입은 저 '벌거벗은 임금님'처럼 눈멀고 병약하게 만든다. 그러나 우리에게 나타나는 증상들은 요지부동이다. 증상들은 우리가 정직해지지 않을 수 없게 만든다. 증상들은 그 모습을 드러냄으로써 우리에게 실제로 무엇이 아직 부족한지, 우리가 무엇을 자신의 요구대로 들어주지 않았는지, 무엇이 그림자 속에 놓임으로써 눈에 띄고 싶어 하는지, 어떤 면에서 우리가 편협해졌는지 지적해준다. 증상들은 끈질기게 혹은 되풀이해서 나타남으로써 우리가 어떤 문제점을 결코 그리 빨리 말끔히 해결하지 못했다는 점을 보여준다. 병은 특히 인간이 자신의 절대 권력으로 세상의 흐름을 바꾸어놓을 수 있다고 믿을 때마다 늘 어김없이 나타난다. 그리고 그가 보잘것없고 무기력하다는 점을 노골적으로 지적한다. 아무리 승리감에 도취된 사람도 치통, 요통, 독감 혹은 설사만 찾아와도 이미 가련하고 불쌍한 인간으로 전락하고 만다. 우리는 병의 바로 이런 점을 미워하는 것이다.

그래서 세상 사람들 모두가 병을 퇴치하는 데 최대한 노력을 바칠 각오를 내비친다. 우리의 자아는 우리에게 꾸준히 "병은 대수롭지 않은 것입니다"라고 부추겨서, 우리가 제아무리 노력을 기울여도 점점 더 병에 걸리는 쪽으로 빠져들 뿐이라는 사실을 깨닫지 못하게 한다. 우리는 이미 예방 의학도, '건강에 좋은 생활'도 병의 예방법으로서 성공할 가망이 없다고 언급했다. 하지만 오래된 격언 하나를 말 그대로 받아들여 생각해본다면 성공할 가망이 높다. "예방이 치료보다 낫다." 예-방이란 (독일어 문화권에서는) 병이 억지로 강요하기 전에 우리가 자발적으로 굴복한다는 뜻이니까 말이다.

병은 인간에게 치유가 가능하도록 해준다. 병은 불행이 행복으로 바뀌도록 해주는 전환점이다. 불행이 행복으로 바뀔 수 있으려면 인간은 맞서 싸우는 것을 중단하고, 그 대신 병이 자신에게 들려주는 말을 듣고 깨닫는 법을 배워야 한다. 병자는 병이 전하는 메시지를 알아들으려면 자신의 내면에 귀 기울이고, 그 증상과 의사소통해야 한다. 병자는 자신에 대한 자기만의 견해와 생각에 대해 가차 없이 의문을 가질 각오가 되어 있어야 하며, 증상이 자신에게 몸을 통해 깨우쳐주려 애쓰는 것을 의식적으로 받아들이려고 노력해야 한다. 따라서 병자는 자신에게 빠진 것을 의식 속으로 들여보냄으로써 증상이 나타날 필요가 없도록 만들이야 힌다. 치유는 항싱 의식의 시빙이 넓어시고 태노가 성숙해지는 것과 연관되어 있다. 어떤 그림자의 일부가 몸속으로 밀려나와 거기서 겉으로 드러나 증상이 생겨났다면, 치유는 이 과정을 거꾸로 하는 것이다. 즉, 그 증상의 원리가 의식으로 분명하게 받아들여짐으로써 그것의 물질적 존재로부터 벗어나기만 하면 된다.

6. 원인을 찾아서

우리가 좋아하는 것들은 항상 자신이 '세계관'인 양하는 놀라운 재능을 가지고 있다.

_ 헤르만 헤세

어떤 사람들은 우리가 지금까지 논의했던 내용들이 아직 약간은 이해가 되지 않는다고 여길지도 모른다. 우리가 살펴본 내용을 아주 다양한 증상들의 원인에 대한 과학적 인식과 연결시키기가 힘들어 보이는 것이다. 대체로 몇 가지 증상의 원인들은 전적으로 혹은 부분적으로 정신 작용에 원인을 둔 것이라고 그들이 인정할 수 있다고 하자. 하지만 신체적인 원인이 명백히 입증되어 있는 나머지 대부분의 병들은 그럼 왜 일어날까?

이로써 우리는 우리의 사고 습관의 근본적인 문제점과 마주한다. 우리 인간에게는 자신이 알아볼 수 있는 모든 흐름을 인과적으로 해석하고, 원인과 결과가 서로 분명히 관련이 있는 인과 관계의 사슬을 계속 짜 맞추는 일이 당연해져버렸다. 사실 당신이 이 글을 읽을 수 있는 이유는 저자가 이 글을 썼기 **때문에**, 그리고 출판사가 이 책을 발행했기 때문에, 그리고 서점이 이 책을 팔았기 때문에 등일 것이다. 인과적 사고방식은 너무나 분명하고 심지어 설득력도 있다. 그래서 우리 인간들 중 대다수가 그것을 인식력에 반드시 필요한 전제 조건으로 볼 정도다. 그래서 사람들은 곳곳에서 아주 다양한 '드러난 모습'들의 갖가지 원인들을 찾아내려고 노력한다. 그리고 여기서 그 연관성들을 더욱 분명히 이해할 뿐 아니라, 인과적 흐름에 원하는 방향으로 개입할 가능성도 얻어내기를 기대한다. 물가 상승, 실업 문제, 청소년 범죄의 이유는 무엇인가? 지진이나 어떤 특정한 병의 원인은 무엇인가? 질문은 끝없이 이어지고, 사람들은 무엇에 관해서나 진정한 원인을 찾아내기를 기대한다.

그러나 오늘날 인과성은 겉으로 드러나 보이는 것만 볼 때 느껴지는 것만큼 문제점이니 이론의 여지가 꼭 있다. 우리는 심시어 세상을 인과적으로 규명하려는 인간의 욕구가 우리의 인식의 역사에 많은 혼란과 논쟁을 불러왔으며, 그 일부는 오늘날에 와서야 서서히 드러나고 있는 그런 결과를 초래했다고 말할 수도 있을 것이다(그리고 이러한 주장은 더욱 늘어나고 있다). 아리스토텔레스의 시대 이후 원인에 대한 생각은 다음과 같은 네 가지 범주로 나뉜다.

사람들은 대략 동력의 원인인 발생 원인(causa efficiens), 물질이나 물적 존재에 원인이 있는 물질 원인(causa materialis), 형상화의 원인인 형상 원인(causa formalis), 마지막으로 목표 설정에서 생겨나는 목적 원인(causa finalis)으로 구분한다.

집을 짓는 것에서 볼 수 있는 전형적인 사례를 들면 원인의 이 네 가지 범주들이 쉽게 이해될 수 있다. 사실 사람들이 집을 지으려면 먼저 집을 지으려는 의도(목적 원인)가 필요하다. 그 다음으로 예를 들어 투자금과 노동력의 형태로 나타나는 동력 내지 에너지(발생 원인)가 필요하며, 그 외에도 건축 설계도(형상 원인)와 마지막으로 시멘트, 벽돌, 목재 등과 같은 재료들(물질 원인)도 필요하다. 이 네 가지 원인들 중 하나라도 빠지면 집을 짓는 데 어려움이 생긴다. 그러나 진정한, '원인이 되는' 원인을 캐내려는 욕구는 끊임없이 이 네 가지로 구성된 원인 개념을 추려내는 결과로 이어진다. 여기서 서로 대립되는 견해를 보이는 두 노선이 생겨났다. 그래서 한쪽 노선의 대표자들은 목적 원인에 모든 원인의 원래의 원인이 있다고 여겼다. 따라서 우리의 예에서는 집을 지으려는 의도가 다른 모든 원인의 원래의 전제 조건이 될 것이다. 바꾸어 말하자면, 의도나 목적이 항상 모든 사안의 원인이 된다. 그러므로 내가 이 글을 쓰는 원인은 책을 펴내려는 내 의도인 것이다.

이러한 목적론적 인과 개념은 정신과학의 토대가 되었던 반면, 자연과학은 에너지론적 인과 모델(발생 원인)을 내세워 그것과 엄격히 거리를 두었다.

자연 법칙을 관찰하고 설명하면서 어떤 의도나 목적이 있다고 여기는 것은 너무나 불확실하다는 사실도 드러났다. 자연 법칙은 어떤 힘이나 동력을 제시해야 했다. 그래서 자연과학은 에너지론적 동력이라는 의미에서의 인과성에 매달렸다.

인과성에 대한 이 상반된 두 견해들은 오늘날까지 정신과학을 자연과학에서 떼어놓고 있으며, 서로에 대한 이해를 힘들게 또는 심지어 불가능하게 만든다. 자연과학의 인과성 사고는 원인을 과거에서 찾는 반면,

목적성 유형은 원인을 미래로 옮겨놓는다. 이렇게 표현한다면 뒷부분의 주장에 대해 많은 사람이 의아스러워할지도 모른다. 어떻게 '원인'이 시간상으로 '결과' 다음에 올 수 있겠는가? 다른 한편으로 사람들은 일상생활에서 이런 작용 연관성을 표현하는 것을 조금도 주저하지 않는다. "기차가 한 시간 후에 출발하기 때문에 나는 지금 가야해" 혹은 "다음 주에 그녀의 생일이 있기 때문에 나는 선물을 하나 샀어"처럼 말이다. 따라서 이 표현들 속에는 미래의 일이 시간상으로 거슬러 올라가 영향을 미치고 있다.

우리 일상생활에서 일어나는 일들을 자세히 들여다보면, 그 일부는 과거에 일어난 에너지론적 원인에 더 적합하고, 다른 일부는 오히려 미래에 일어날 목적론적 원인에 더 석합하다는 사실을 확인하게 된다. 그래서 우리는 이런 식으로 말한다. "내일은 일요일이기 때문에 나는 오늘 장을 본다." 그리고 "내가 꽃병을 밀쳤기 때문에 그것이 떨어졌다." 하지만 이중적으로 살펴보는 것도 가능하다. 그래서 우리는 부부 싸움 중에 그릇이 깨진 원인을 그것을 바닥에 집어던졌기 때문으로, 아니면 상대를 자극하려 했기 때문으로 여길 수도 있다. 이 모든 예는 이 두 가지 인과 개념이 서로 다른 영역에 대해 깊이 생각하고 있으며, 둘 다 나름대로 정당성을 가지고 있음을 분명히 보여준다. 에너지론적 설명은 역학적 작용 연관성을 생각해볼 수 있게 해준다. 그리고 그 때문에 항상 어떤 물질적인 면과 연관된다. 반면에 목적론적 인과성은 물질이 아니라 오직 정신에만 원인이 있다고 여겨야 할 욕구나 의도를 따른다. 그러므로 위의 부부 싸움은 다음과 같은 양극성들이 특별히 형상화된 것이다.

발생 원인(causa efficiens) ― 목적 원인(causa finalis)

과거 ― 미래
물질 ― 정신
몸 ― 마음

이 경우에 이제 우리가 양극성에 관해 설명했던 모든 내용을 실질적으로 적용해보면 유익할 것이다. 그러면 우리는 '이것 아니면 저것'이라는 양자택일을 '이것 그리고 또한 저것'이라는 양자 모두로 대체할 수 있다. 물론 그렇게 함으로써 이 두 가지 고찰 방식이 서로 배치되는 것이 아니라 보완 관계에 있다는 사실을 이해할 수 있을 것이다(빛이 미립자인 동시에 파동으로 되어 있다는 경험 지식에서 사람들이 깨달은 바가 얼마나 없었는지 안다면 놀랄 것이다!). 여기서도 역시 논점은 무엇이 옳고 그르냐가 아니라, 내가 생각의 방향을 어느 쪽으로 돌리느냐에 달려 있다. 담배 자판기에서 담배 한 갑이 나온다면, 우리는 그 원인을 동전을 투입했기 때문으로, 그렇지 않으면 담배를 피우고 싶은 의도가 있었기 때문으로도 여길 수 있을 것이다(이것은 단순한 말장난이 아니다. 왜냐하면 담배를 피우려는 욕구와 의도가 없다면 담배 자판기도 만들어지지 않았을 것이기 때문이다).

이 두 가지 고찰은 모두 정당한 근거가 있으며, 결코 서로 배치되지 않는다. 그러나 한 가지 고찰만으로는 언제나 불완전해질 것이다. 왜냐하면 물질 원인과 발생 원인이 모두 갖추어져 있더라도 그럴 의도가 없다면 반드시 담배 자판기가 생겨나지 않았을 것이기 때문이다. 마찬가지로 의도나 목적이 있더라도 어떤 것이 생겨나기에는 아직 충분하지 않다. 여기서도 한쪽 극은 반대쪽 극에 의해 유지된다.

이 담배 자판기 같은 경우는 비록 진부하다는 느낌이 들지 모르지만, 진화를 이해할 때는 그 내용이 이미 도서관 하나를 가득 채울 정도로 논란이 많은 테마가 된다. 인간이 탄생하게 된 원인이 과거의 물질적인 인과의 연쇄에서 벗어나지 않고, 따라서 우리가 이렇게 존재하는 것도 수소 원자에서 인간의 대뇌에 이르기까지의 발전의 비약과 도태 과정이 가져온 우연의 산물인가? 아니면 혹시 이 인과성의 절반에는 미래로부터 거꾸로 작용하고, 그렇게 해서 진화를 의도된 목표를 향해 나아가게 만드는 의도성도 필요한가?

자연과학자들은 이 두 번째 관점이 "너무 시나치고 너무 불확실하다"고 여기며, 정신과학자들은 첫 번째 관점이 "너무 부족하고 너무 빈약하다"고 여긴다. 하지만 우리가 규모가 보다 더 작고 따라서 더 쉽게 한눈에 들어오는 발전과 '진화'들을 살펴본다면, 우리는 늘 원인의 양쪽 경향 모두를 찾아낼 것이다. 인간의 의식에 비행에 관한 완성된 아이디어가 들어 있지 않는 한, 기술만으로는 결코 비행기를 만들어내지 못한다. 이와 마찬가지로 진화도 우연적인 결정과 발전의 결과물이 아니라, 어떤 불변의 원형이 물질적 그리고 생물학적으로 나중에 나타난 것이다. 그러니까 물질적 작용이 한쪽에서 밀어주고, 최종적인 형상이 반대쪽에서 끌어당겨 양쪽 극의 중심에서 어떤 것이 겉으로 드러날 수 있게 된 것이다.

이로써 우리는 이 테마의 두 번째 문제점을 다루게 된다. 인과성은 그 전제 조건으로 — 작용 연관성이라는 의미에서 그 이전이나 이후가 표시될 수 있는 — 직선성이 필요하다. 다른 한편으로 직선성은 시간을 전제 조건으로 하고 있다. 그런데 바로 이 시간은 실제로는 존재하지 않는 것이다. 우리는 시간이 우리의 의식 속에서 양극성을 통해 생겨난다는 사실을 기억하고 있다. 이 양극성은 우리에게 통일성이 가진 동시성을 하나씩 차례차례 쪼개지 않을 수 없도록 만든다. 시간은 우리가 외부로 투사하는 우리 의식의 한 현상이다. 그런 다음 우리는 시간이 우리와의 관계없이도 존재하리라고 믿는다. 여기에 우리가 시간의 흐름을 항상 직선적으로 그리고 한 방향으로 진행된다고 생각한다는 사실도 추가된다. 우리는 시간이 과거에서부터 미래를 향해 흐른다고 믿으며, 이때 우리가 현재라고 부르는 시점에서 과거와 미래가 모두 만난다는 사실을 무시한다.

처음에는 상상하기 힘든 이 연관성은 다음과 같이 유추해보면 아마 더욱 생생해질 것이다. 우리는 시간의 흐름을 한쪽 끝은 과거 방향으로 향하고, 다른 쪽 끝은 미래라고 불리는 직선 형태로 상상한다.

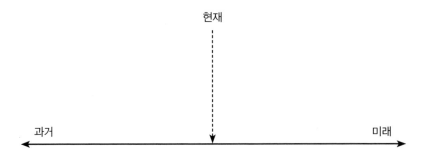

그러나 우리는 그 사이에 기하학을 통해서 실제로는 평행선들이 존재하지 않는다는 것을 알고 있다. 왜냐하면 공간의 구면 곡률 때문에 모든 직선은 우리가 무한하게 연장하면 하나의 원을 이루기 때문이다(리만 기하학). 그러므로 모든 직선은 실제로는 하나의 원의 일부를 잘라낸 것이다. 이 지식을 위에 나오는 시간 축에 사용해보면 우리는 양쪽 방향인 과거와 미래가 원을 이루며 만난다는 것을 알게 된다.

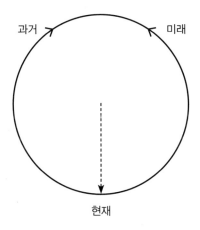

다시 설명하자면 이것은 "우리가 항상 우리의 과거를 향해 살아간다" 내지 "우리의 과거는 우리의 미래에 의해 정해졌다"는 뜻이 된다. 이 모델에 우리의 인과성 개념을 적용해보면, 우리가 앞에서 논의했던 문제점이 한순간에 분명히 이해된다. 인과성도 시간과 마찬가지로 어떤 논점에서든 양 방향으로 흘러간다. 이 생각은 이례적으로 들릴지도 모른다. 그러나 이것은 우리가 비행기를 타고 세계일주를 할 때, 우리가 출발점에서 점점 더 멀어지지만 다시 그 출발점에 도달한다는 친숙한 사실보다 훨씬 난해하지는 않다.

1920년대에 러시아의 위대한 영적 스승인 게오르기 구르지예프[8]의 비법을 전수받은 P. D. 우스펜스키는, 자신의 환영을 통해 이루어진 14번째 타로카드[9]에 관하여 깊이 생각한 끝에 이미 이 시간의 문제에 대해 다음과 같이 언급했다. "이 천사의 이름은 시간이라고 목소리는 전했다. 천사의 이마에는 원이 그려져 있는데, 이것은 영원의 표시이자 생명의 표시다. 천사는 손에 금이 든 항아리와 은이 든 항아리를 들고 있다. 한 항아리는 과거이며, 다른 항아리는 미래다. 이 두 항아리 사이에서 무지개처럼 흘러가는 것은 현재다. 그대는 이 물결이 양쪽 방향으로 흐르는 것을 보고 있다. 이것은 인간으로서는 이해하기 힘든 모습을 가진 시간이다. 인간들은 모든 것이 부단하게 한쪽 방향으로 흘러간다고 생각한다. 그들은 하나는 과거에서 오고, 다른 하나는 미래에서 와서 모두가 끊임없이 서로 만난다는 사실을 깨닫지 못하는 것이다. 그리고 시간은 여러 방향으로 돌아가는 수많은 원이라는 사실도 모른다. 이 비밀을 이해하고, 현재라는 무지개 물결 속에서 반대되는 흐름을 구분하는 법을 배우도록 하라"(P. D. 우스펜스키가 쓴 《우주의 새로운 모델*Ein neues Modell des Universums*》 참조).

헤르만 헤세도 자신의 작품들 속에서 이 시간이라는 테마를 되풀이해

---

8) 1877(?)~1949, 아르메니아에서 태어나 인도·티베트·아랍 등을 방랑하면서 비교祕敎와 점술 등을 연구한 뒤, 유물론적 오컬트 교의敎義를 창시했다. 20세기 초엽의 신비주의 사상과 1960년대 서구의 히피 문화에 큰 영향을 미쳤다. _옮긴이 주

9) P. D. 우스펜스키가 쓴 《위대한 가르침을 찾아서》(오성근 옮김)를 참조하라. _옮긴이 주

서 끄집어낸다. 가령 그는 자신의 소설 《클라인과 바그너》의 주인공인 클라인이 죽어가면서 다음과 같이 말하는 장면을 보여준다. "이제 그가 시간이 존재하지 않는다는 인식도 얻게 되었으니 얼마나 다행스러운가. 인간이 열망하는 모든 것에서 그는 언제나 단지 시간을 사이에 두고 떨어져 있는 것이다." 헤세는 자신의 작품 《싯다르타》에서 초시간성의 문제를 여러 곳에 걸쳐 다루고 있다. 한번은 싯다르타가 그(바주데바)에게 이렇게 물었다. "그대도 강물을 보고 그 비밀, 그러니까 시간이 존재하지 않는다는 그 비밀을 알아차렸나요?" 바주데바의 얼굴에 서서히 밝은 미소가 번졌다. "네, 싯다르타." 그는 말했다. "당신께서 말씀하시고자 하는 바는 이런 뜻입니다. 강물은 어디서나 한결같다. 발원지에서나 하구에서나, 폭포에서나, 나룻목에서나, 급류에서나, 바다에서나, 산에서나, 어디서나 한결같다. 그리고 강물에는 오직 현재만 있을 뿐, '과거'라는 그림자도, '미래'라는 그림자도 없다." "바로 그렇소" 하고 싯다르타가 말했다. "그리고 내가 그것을 깨달았을 때 나는 내 인생을 살펴보았소. 그런데 그것도 역시 하나의 강이었고, 그리고 소년 싯다르타는 어른 싯다르타와 노인 싯다르타로부터 실제의 것이 아니라 단지 그림자를 통해 떨어져 있을 뿐이었소. 싯다르타의 전생들도 과거의 일이 아니었으며, 그의 죽음과 그가 브라마(범천梵天)로 되돌아간 것도 미래의 일이 아니었소. 아무것도 없었고 — 앞으로도 아무것도 없을 것이오. 모든 것은 지금 존재하며, 모든 것이 실체와 모습을 가지고 있소."

만약 우리가 시간뿐 아니라 직선성도 우리의 의식 밖에서는 존재하지 않는다는 사실을 점차 분명히 이해하게 된다면, 필연적으로 인과성이라는 사고 모델의 절대성도 의문시된다. 인과성도 인간의 어떤 특정한 주관적 고찰 형식, 혹은 데이비드 흄이 표현했듯이 '영혼의 배설물'일 뿐이라는 사실이 분명히 드러난다. 물론 세상을 인과적으로 고찰하지 않아야 할 이유는 없다. 하지만 마찬가지로 세상을 인과적으로 해석해야 할 근거도 전혀 없다. 의혹을 해소시켜줄 질문은 여기서도 옳은가 그른가하는 것이 아니다. 그것은 기껏해야 개별적인 사안마다 적합한가 아닌가 하는 것이다.

이렇게 볼 때 인과적 고찰 방식은 오늘날 일상적으로 적용되고 있는 것보다 적합한 경우가 훨씬 드물다는 사실이 드러난다. 이 세상의 비교적 작은 일부분을 다루는 곳 어디서나, 사안들이 우리의 파악 능력을 벗어나지 않을 때, 우리는 언제나 일상에서의 시간, 직선성, 인과성의 개념을 어느 정도 잘 다룬다. 하지만 문제의 범위가 매우 넓거나 기대 수준이 꽤 까다로우면, 인과적 고찰 방식은 올바른 인식보다는 오히려 터무니없는 결론을 불러온다. 왜냐하면 인과성과 관련해서는 항상 문제 제기의 궁극적인 목적지가 정해져 있어야 하기 때문이다. 인과적인 세계상 속에서는 결국 겉으로 드러난 모든 것이 어떤 원인을 가지고 있기 때문에, 각각의 원인들에 대해 다시금 그 원인의 근거를 따져보는 것이 허용될 뿐 아니라 심지어 꼭 필요한 일이기도 하다. 이 접근 방식은 원인의 원인의 원인을 살펴보도록 해주지만, 결코 궁극적인 목적지에 이르지는 못한다. 모든 원인에 대한 궁극적인 원인은 찾아질 수 있는 것이 아니다. 사람들은 어떤 임의의 지점에서 원인의 근거를 계속 밝히기를 포기한다. 그렇지 않으면 닭이 먼저냐, 알이 먼저냐 하는 저 유명한 질문보다 더 합당하지도 않을 해결할 수 없는 질문으로 끝내게 된다.

우리는 이로써 인과성이라는 개념이 기껏해야 일상생활에서 생각에 도움을 주는 보조 기능으로는 유용할지 모르지만, 과학적·철학적·형이상학적 연관 관계를 파악하는 수단으로서는 전혀 불충분하며 부적당하다는 사실을 분명히 해두고 싶다. 어떤 작용에 인과적인 연관성이 있다는 믿음은 잘못된 것이다. 왜냐하면 그것은 직선성과 시간을 인정한다는 것을 근거로 하기 때문이다. 하지만 우리가 인과성이 인간의 주관적 고찰 방식들 중 가능한 (따라서 불완전한) 하나라는 점을 인정한다면, 그것을 생활 속에서 우리에게 도움이 될 것으로 보이는 곳에 적용하는 것 역시 마찬가지로 타당하다.

그러나 오늘날 우리의 세계상에서 인과성은 스스로 존재하는 것이며, 심지어 실험으로 증명할 수도 있다는 견해가 지배적이다. 그래서 우리는 이 잘못된 견해를 반박하고 싶은 것이다. 인간은 결코 "이럴 때면 항상 이렇게 된다"는 연관 이상은 관찰할 수 없다. 그런데 이 관찰 결과는 드러난 두 개의 현상이 시간적으로 동시에 나타나며, 그것들 사이에 상관관계가 이루어진다는 것 이상은 알려주지 않는다. 만약 이 관측 결과들이 곧장 인과적으로 해석된다면, 이 최종 단계는 어떤 특정한 세계관을 보여주는 셈이다. 하지만 더 이상 관측 결과나 관찰 그 자체와는 관련이 없다. 끈질기게 인과적 해석에 매달림으로써 우리의 세계관과 인식력은 엄청나게 제한되었다.

과학 분야에서 인과적 세계상을 꿰뚫어보고, 거기에 의문을 제기한 것은 양자물리학이었다. 가령 베르너 하이젠베르크는 다음과 같이 말했다. "아주 미세한 시·공간 영역, 즉 소립자 크기의 영역에서는 공간과 시간은 특이한 방식으로 미미해진다. 그렇게 될 경우 우리는 그토록 짧은 시간에서 이전이나 이후라는 개념조차 제대로 정의할 수 없을 것이다. 큰 틀에서 보자면 시·공간 구조에는 당연히 아무런 변화가 없을 것이다. 그러나 우리는 반드시 아주 미미한 시·공간 영역에서의 사안들에 대한 실험들이 '어떤 작용들은 시간상으로 인과적 순서와 일치하기보다는 거꾸로 진행되는 것처럼 보인다'는 점을 입증할 가능성도 있다고 예상해야 한다."

하이젠베르크의 설명은 분명하지만 조심스럽다. 왜냐하면 물리학자인 그는 자신이 말한 내용을 관찰 가능한 것으로 제한하기 때문이다. 그러나 이 관찰 결과들은 이 세상의 현자賢者들이 예로부터 가르쳐왔던 그런 세계상에 어김없이 들어맞는다. 소립자의 관찰은 시간과 공간으로 한정된 우리 세계의 경계 영역에서 이루어진다. 우리는 말하자면 '물질의 탄생지'에 자리잡고 있는 셈이다. 여기서는 하이젠베르크가 말하듯이 시간과 공간조차 흔적이 희미해진다. 그러나 우리가 더 크고 더 간격이 넓은 물질의 구조를 더욱 깊이 탐구할수록 그 이전과 이후는 더욱 분명해진다. 하지만 그 반대 방향으로 나아가면 가장 먼저 시간과 공간, 이전과 이후를 분명하게 구분할 수 있는 가능성이 점점 줄어든다. 그러다가 이 구분은 완전히 사라지고, 마침내 우리는 통일성과 무차별성이 지배하는 곳에 도달해 있는 것을 깨닫게 된다. 여기에는 시간도 공간도 없으며, 영원한 순간에 의해 지배된다. 이것이 바로 모든 것을 포함하고 있으면서도 '무無(혹은 '공空')'라고 불리는 지점이다. 시간과 공간은 양극성의 세계, 마야(미망)의 세계를 펼쳐 보이는 양대 좌표축이다. 이 세계가 존재하지 않는다는 점을 꿰뚫어 봄으로써 알아차리는 것이 통일성에 도달할 수 있기 위한 전제 조건이다.

그러므로 이 양극적인 세계에서 인과성은 흐름을 해석하는 우리 의식의 관점 중 하나이며, 그것은 왼쪽 뇌반구의 사고방식이기도 하다. 우리는 이미 자연과학의 세계상은 왼쪽 뇌반구의 세계상이라고 설명했다. 사람들이 이런 세계상 속에서 인과성을 그토록 완강히 고집하는 것도 전혀 이상한 일이 아니다. 하지만 오른쪽 뇌반구에서는 인과성을 전혀 찾아볼 수 없다. 오른쪽 뇌반구는 오히려 유추적으로 생각한다. 이 유추를 이용해 우리는 인과성과는 완전히 배치되는 또 다른 고찰 방식을 찾아냈나. 이것은 보다 더 옳거나 틀리지도 않으며, 더 낫거나 나쁘지도 않다. 하지만 인과성의 일면성을 보완하기 위해 반드시 필요한 것이다. 일단 인과성과 유추라는 이 두 가지가 함께 있어야 우리의 양극적인 세계가 사리에 맞게 해석될 수 있는 하나의 좌표계를 펼칠 수 있는 것이다.

인과성이 수평의 관계들을 알아볼 수 있게 해주듯이, 유추는 근본 원리들이 겉으로 드러나는 전 영역에 걸쳐 그것들을 수직적으로 추적한다. 유추는 작용 연관성을 요구하지 않으며, 서로 다른 형식들 속에 들어 있는 내용의 동질성에 관점을 맞춘다. 인과성에는 시간 관계가 '이전과 이후'를 통해 표현되어 있다면, 유추는 '이럴 때면 언제나 이렇다'는 의미에서의 동시성에 의존하고 있다. 인과성이 점점 더 많은 세분화를 불러온다면, 유추는 다양함을 전체를 아우르는 원형들로 합치는 것이다.

과학은 유추적으로 생각할 수 없기에 어쩔 수 없이 전 영역에 걸쳐 항상 새로운 법칙들을 찾아내지 않을 수 없다. 과학은 발견된 법칙이 모든 영역에서 한데 어우러지는 원리처럼 보이도록 과감하게 일반화하려 들지 않으며, 그럴 능력도 없다. 그래서 과학은 이를 테면 양극성을 전기 에너지, 원자 영역, 산·염기 반응, 뇌반구와 그 외의 수많은 영역에서 매번 새롭게 그리고 다른 분야들과는 별도로 규명하는 것이다. 유추는 시각을 90도 돌려서 모든 것에서 동일한 근본 원리를 발견해냄으로써 지극히 다양한 형식들을 유추적으로 연결시킨다. 이렇게 해서 전기의 양극, 왼쪽 뇌반구, 산酸, 태양, 불, 중국인들이 말하는 양陽이 서로 아무런 인과적 관련이 없음에도 불구하고 단번에 어떤 관계를 맺게 된다. 유추적인 공통점은 위에 열거된 모든 형식과 공통되는 근본 원리에서 이끌어져 나오는데, 이 원리를 위의 예에서는 남성 혹은 적극성의 원리라고도 부를 수 있을 것이다.

이렇게 살펴보는 방식은 세상 만물을 원형原型의 구성 요소들로 쪼갠 뒤, 그러한 여러 원형으로부터 그대로 옮겨진 다양한 패턴들에 대해 깊이 생각해보는 것이다. 이 패턴들은 외형들의 전 영역에 걸쳐 유추적으로 다시 발견될 수 있다. 위와 아래는 통한다. 이렇게 살펴보는 방식도 인과적 고찰 방식과 꼭 마찬가지로 자기 것이 될 때까지 익혀져야만 한다. 그렇게 되면 이 방식은 확실히 세상의 완전히 다른 면들도 드러내주며, 인과적인 시각으로는 보이지 않는 연관성과 패턴들도 알아볼 수 있게 해줄 것이다. 인과성의 장점들이 상관관계 내에 들어 있듯이, 유추는 내용상의 연관성을 분명히 드러내주는 데 탁월함을 보인다. 왼쪽 뇌반구는 인과성을 이용해 많은 것을 쪼개고 분석할 수 있지만, 세계를 전체로 파악할 능력이 없다. 다른 한편으로 오른쪽 뇌반구는 이 세상의 흐름을 다룰 능력을 포기해야만 한다. 그 대신 그것은 전체에 대한, 형편과 상황을 꿰뚫어 보는 능력이 있으며, 그것을 통해 또한 심오한 의미도 알아낼 수 있는 것이다. 심오한 의미는 목적과 논리와는 상관이 없다. 이것에 대해 노자는 다음과 같이 말했다.

말로 표현될 수 있는 의미는

영원한 의미가 아니다.

불려질 수 있는 이름은

영원한 이름이 아니다.

'무'를 나는 하늘과 땅의

시작이라고 부른다.

'유'를 나는 개별 존재의 모태라고 부른다.

그 때문에 무로 향하는 방향은

경이로운 존재를 확인시켜주고,

유로 향하는 방향은

공간의 유한함을 확인시켜준다.

이 둘의 근원은 하나이지만

다만 그 이름 때문에 달라졌을 뿐이다.

이것이 하나로 합쳐졌을 때는 '비밀'이라 불린다.

이 비밀의 더욱 심오한 비밀은

모든 경이로움이 나타나는 문이다.

7. 근원을 살피는 법

"인생이란 모두 답변의 실마리를 내부에 갖추고 있는 정형화된 질문들
- 그리고 그러한 질문들을 품고 있는 답변들에 지나지 않는다.
거기서 다른 어떤 것을 발견하는 자는 현명하지 못하다."

_ 구스타프 마이링크의 《골렘》

이 책의 제2부에서는 가장 자주 나타나는 증상들의 의미를 분류하려고 한다. 그러나 먼저 근원을 살피는 법에 관해 몇 가지 더 설명할 것이 있다. 하지만 우리의 의도는 사람들이 필요한 경우에 자신의 증상을 찾아 그것이 무엇을 뜻하는지 알아보고 머리를 끄덕이거나 가로젓는 그런 해설서를 제시하려는 것이 아니다. 이 책을 그런 식으로 사용하려는 생각이야말로 아마 가장 심각한 오해일 것이다. 오히려 우리의 관심사의 핵심은 증상들을 살펴보고 생각하는 특정한 방법을 전해주는 것이다. 그렇게 해서 관심 있는 독자들에게 자신과 주변 사람들의 병을 한 번쯤 지금까지와는 완전히 다르게 판단할 수 있게 해주려는 것이다.

하지만 그러려면 특정한 전제 조건과 기법들을 일단 먼저 터득해야 한다. 왜냐하면 많은 이가 유추와 상징을 다루는 법을 배우지 못했기 때

문이다. 제2부에서 나오는 구체적인 사례들은 여기에 맞도록 우선적으로 고려되었다. 이 사례들은 독자들이 그런 식으로 생각하고 받아들일 수 있도록 관련 능력도 키워줄 것이다. 먼저 독자적으로 해석하는 능력을 키우는 것이 좋다. 왜냐하면 미리 내려진 해석은 기껏해야 하나의 틀을 제공할 뿐, 개별적인 경우에는 결코 완전히 올바르게 평가할 수 없기 때문이다. 이 문제에 있어서는 꿈을 해몽하는 것과 사정이 비슷하다. 사람들은 해몽 책을 꿈을 해석하는 법을 터득하기 위해 사용해야 하는 것이지, 자신의 꿈이 어떤 뜻인지 알아보기 위해 사용해서는 안 된다.

그래서 제2부도 완벽하게 갖춰졌다고 할 수는 없다. 물론 우리는 가능한 한 모든 신체 부위와 각 기관을 언급하려고 애썼다. 그래야 독자들이 자신의 구체적인 증상을 살펴보는 데 필요한 수요 재료들을 갖출 수 있기 때문이다. 지금까지 우리는 세계관적 · 원론적 배경 지식을 전하려고 노력했다. 이론을 다루는 제1부의 이 마지막 장에서는 증상을 해석할 수 있게 해주는 가장 중요한 관점과 규칙들을 설명할 것이다. 이것은 약간의 연습을 곁들여 열성적으로 노력하는 사람이라면 누구에게나 증상들의 근원을 사리에 맞게 살펴볼 수 있게 해주는 수단이다.

의학에서의 인과성

인과성의 문제는 우리가 다루는 테마에서 대단히 중요하다. 왜냐하면 정통 의학뿐 아니라 자연치유법, 심리학 그리고 사회학도 서로 병의 증세들의 진정하고 확실한 원인을 규명하고 해당 원인을 제거함으로써 치유를 이뤄내려는 경쟁을 앞다퉈 벌이고 있기 때문이다. 그래서 한쪽은 원인을 병원체와 환경오염에서 찾고, 다른 쪽은 아주 어렸을 때 겪은 충격적인 사건들과 교육 방식 혹은 직장의 근무 여건에서 찾는다. 공기의 납 성분에서 사회에 이르기까지 그 어떤 것도, 어떤 사람도 병의 원인으로 지목되는 것에서 안전하지 못하다.

반면에 우리는 병의 원인을 찾는 일이 의학과 심리학에서는 심각한 난관이 될 것으로 본다. 사람들이 원인들을 찾고 있는 한 늘 그 원인들이 발견되기는 하겠지만, 인과 개념에 대한 믿음 때문에 발견된 원인들이 연구자 자신의 기대가 섞인 결과일 뿐이라는 사실을 깨닫지 못한다. 실제로 그 모든 근원적인 원인은 여러 가지 것 중 일부일 뿐이다. 원인을 찾는 구상은 어느 정도까지만 지켜질 수 있다. 왜냐하면 사람들은 원인에 대한 질문을 임의의 어떤 지점에서 갑자기 중단해버리기 때문이다. 가령 사람들은 어떤 감염의 원인을 특정한 병원체에서 찾아낼 수는 있다. 하지만 그렇게 함으로써 왜 어떤 특별한 경우에 이 병원체가 감염을 일으켰느냐는 의문이 끈질기게 떠오른다. 거기에 대한 이유를 해당 신체 기관의 저항력이 떨어진 것에서 찾을지도 모른다. 하지만 이것은 다시금 이 저항력이 약화된 원인에 대한 의문을 제기한다. 우리는 이러한 의문을 끝없이 길게 이어갈 수 있다. 사람들이 비록 그 원인이 빅뱅에 있다는 결론에 도달했더라도, 여전히 빅뱅의 원인에 대한 의문은 미해결로 남기에…….

이 때문에 사람들은 현장에서는 차라리 어떤 임의의 지점에서 멈춰버리고, 마치 그곳에서 세상이 비롯된다는 듯한 태도를 보이는 것을 선호한다. 그들은 'locus minoris resistentiae(병에 가장 취약한 부위)', '선천적 기질', '기관의 기능 부전' 같은 가능한 한 내용이 없는 집합 개념이나 그와 비슷하게 뜻이 모호한 용어들로 둘러댄다. 그러나 일련의 연쇄 작용에서 딱히 정해지지 않은 일부분을 떼어내 간단히 '원인'으로 포장하는 정당성을 어디서 얻는단 말인가? 누군가가 어떤 원인이나 '인과요법'이라는 말을 꺼낸다면, 그것은 순전히 부정직한 태도다. 왜냐하면 인과 개념은 — 우리가 살펴봤듯이 — 결코 어떤 원인을 찾아내도록 해주지 않기 때문이다.

우리가 앞 장의 도입부에서 언급했던 양극적인 인과 개념을 적용하면 실상에 보다 더 가까이 집근하게 될 것이다. 이 관점에서 보자면 어떤 병에는 두 방향, 즉 과거 그리고 미래에서부터 전제가 주어질 것이다. 이 모델에서 목적성은 어떤 특정한 증상의 모습을 불러오려 할 것이다. 그리고 그것을 유발하는 인과성(발생 원인)은 최종적인 모습을 구체화하기 위한 물질적·신체적 수단을 갖출 것이다. 이렇게 고찰해보면 일반적인 일면적 고찰에서는 전혀 드러나지 않는 발병의 또 다른 측면, 즉 그 병의 의도와 그것이 일어난 의미성이 보이게 된다. 하나의 문장이 이루어지려면 종이, 잉크, 인쇄기, 글자만이 아니라 무엇보다 어떤 정보를 전하려는 최종적인 의도도 전제되어야 한다.

몸의 변화 과정 내지 과거의 조건으로 단순화시킴으로써 병의 실질적이고 근본적인 면이 어떻게 고찰에서 사라지게 되는지 이해하는 것은 그리 어렵지 않을 것이다. 겉으로 드러나는 것은 저마다 형식 그리고 내용을 가지며, 부분들로 이루어져 있을 뿐만 아니라, 이 부분들을 단순히 합친 것 이상의 의미를 지니는 형태도 가지고 있다. 드러난 것은 모두 과거 그리고 미래에 의해 결정된다. 병도 예외가 아니다. 어떤 증상의 배후에는 어떤 의도, 즉 형태로 모습을 드러낼 수 있도록 현재 주어진 수단들을 활용하는 내용이 숨겨져 있다. 그러므로 병은 어떤 원인이든 상관없이 모두 원인으로 지정할 수 있다.

의학의 연구 방식은 지금까지 이 점에서 실패했다. 의학은 원인을 차단함으로써 병이 발생하지 않게 할 수 있다고 믿고 있으며, 병이 계속 모습을 드러내기 위해 새로운 원인들을 찾고 또 발견해낼 정도로 유연성이 뛰어나다는 예상을 하지는 않는다. 이 연관 관계는 아주 간단하다. 예컨대 누군가가 집을 지으려고 한다면, 그가 가진 벽돌을 뺏는 것만으로는 집을 짓지 못하게 하기가 힘들다. 그렇게 되면 그는 곧장 나무로 집을 지을 것이다. 그에게서 모든 재료를 뺏는 것이 최종 해결책이라고 여길 수도 있겠지만, 이것은 병의 영역에서는 곤란한 문제와 연결되어 있다. 병이 어떤 원인도 더는 찾지 못하도록 확실히 해두려면 환자의 몸 전체를 없애버려야만 할 것이다.

이 책은 병의 **궁극적인 원인들**을 다루며, 기능과 관련된 일면적인 고찰에서 제거되었던 또 다른 극을 보충해줄 것이다. 이로써 우리가 의학이 규명하고 설명하는 신체의 변화 과정 자체를 부정하는 것은 결코 아니다. 하지만 이 변화 과정만이 병의 유일한 원인이라는 주장에 가장 강력하게 반대한다는 사실도 또한 명백해졌을 것이다.

이미 설명했듯이 병은 어떤 의도와 목적을 가지고 있다. 우리는 지금까지 이 목적을 가장 보편적이고 절대적인 형태가 되는, 그러니까 "하나로 통합된다"는 의미인 치유로 설명했다. 우리가 병을 목적을 이루기 위해 나아가는 단계들을 이루는 수많은 증상의 외형으로 나누어보면, 사람들은 각 증상마다 그 의도와 정보에 대한 근거를 살핌으로써 각자가 지금 현재 어떤 단계를 요청받고 있는지 알아낼 수 있을 것이다. 이렇게 따져보는 것은 모든 증상에 해당될 수 있고, 해당되어야만 하며, 기능과 관련해 일어난 일이라고 지적당함으로써 외면당해서는 안 된다. 기능과 관련된 조건들은 언제든지 발견될 수 있다 — 하지만 이와 마찬가지로 내용상의 의미도 언제든지 발견될 수 있다.

그러므로 우리의 고찰과 전통적인 심신상관의학의 첫 번째 차이는 증상들을 가리거나 나누지 않는 데 있다. 우리는 모든 증상을 해석할 수 있다고 여기며, 어떠한 예외도 인정하지 않는다. 두 번째 차이는 전통적인 심신상관의학이 중시하는 과거지향적 인과 모델을 포기하는 데 있다. 사람들이 어떤 장애의 원인을 박테리아에서, 아니면 감염된 자궁에서 찾을 수 있다고 믿는지는 사고 개념에서 별로 중요하지 않다. 심신상관 모델은 한쪽 극으로 된 인과 개념이라는 근본적인 오류에서 벗어나지 못했다. 우리는 과거의 원인들에 대해 아무런 관심도 없다. 왜냐하면 그런 것들은 우리가 살펴봤듯이 얼마든지 있으며, 그 모든 것이 똑같이 중요하고 또 중요하지 않기도 하기 때문이다. 우리의 고찰 방식은 '최종적인 인과성', 혹은 더 정확히 말하자면 유추에서 오는 초시간적 구상으로 바꾸어 표현될 수 있을 것이다.

인간은 시간의 영향을 받지 않지만, 시간이 흐름에 따라 자신에 의해 구체화되고 분명히 인식되어야 하는 **본연의** 상태를 가지고 있다. 이러한 인간 내면의 패턴을 사람들은 '자기 자신'이라고 부른다. 인간의 인생 행로는 완전함의 상징인 바로 이 자기 자신으로 향하는 길이다. 인간은 이 완전함을 찾아내기 위한 '시간'이 필요하다. 하지만 완전함은 원래부터 늘 있던 것이다. 바로 여기에 시간이라는 환상의 본질이 놓여 있다. 인간은 예전부터 그대로인 자신의 모습을 찾아내기 위해 시간이 필요한 것이다(어떤 것이 이해가 되지 않을 때는 끊임없이 거기에 해당되는 사례들을 되짚어봐야 한다. 한 권의 책에는 소설 전체가 동시적으로 들어 있다. 그러나 그것을 읽는 사람은 처음부터 늘 주어져 있던 전체 줄거리가 자신의 내면에서 생겨나도록 하기 위해 시간이 필요한 것이다!). 이 과정을 우리는 '점진적 변화'라고 부른다. 점진적 변화는 항상 (즉 초시간적으로) 존재하는 패턴을 의식으로 생생하게 체험하는 것이다. 이렇게 자기 인식에 이르는 과정에서는 난관과 착오가 끊임없이 생겨난다. 다르게 표현하자면, 사람들은 자신의 패턴의 특정한 부분들을 알아볼 수 없거나 알아보려 들지 않는다. 우리는 이 의식되지 못한 측면들을 그림자라 불렀다. 그림자는 병의 증세를 통해 자신의 존재 사실을 증명해보이고, 그 모습도 드러낸다. 사람들은 어떤 증상의 의미를 깨닫는 데 있어 시간이나 과거라는 개념이 전혀 필요 없다. 원인을 과거에서 찾으면 원래의 정보에서 빗나가게 된다. 왜냐하면 사람들은 책임 전가를 통해 자기 책임을 원인에 떠넘기기 때문이다.

어떤 증상이 나타나는 것의 의미가 무엇인지 그 근거를 따져보면, 그 답을 통해 우리 자신의 패턴의 일부가 밝혀진다. 우리가 과거를 잘 살펴보면, 거기서도 당연히 이 패턴의 다양한 표현형들을 다시 발견하게 된다. 그것들을 이용해 우리는 곧장 어떤 인과 관계를 짜 맞춰서는 안 된다. 그것들은 오히려 동일한 문제 영역의 비슷하고 시기에 맞는 표현형들이기 때문이다. 어린아이는 자신의 문제점을 구체화하기 위해 바로 부모, 형제자매, 교사가 필요하며, 어른들은 자신의 배우자, 자녀, 직장 동료 들이 필요하다. 외적인 조건들은 어떤 인간도 병들게 하지 않는다. 그러나 인간은 그 조건들을 자신의 병에 종속시키기 위해 모든 가능성을 이용한다. 병자가 비로소 어떤 것을 원인으로 만드는 것이다.

병자는 가해자인 동시에 피해자다. 병자는 항상 자신이 의식하지 못한 것들이 있기 때문에 고통을 겪는 것일 뿐이다. 오직 '깨달은 자'만이 더 이상 그림자를 가지지 않는다. 그렇기 때문에 이 진술은 어떤 가치 판단을 내리는 것도 아니다. 다만 인간이 자신을 어떤 상황의 희생양이라고 여기는 착각에 빠지지 않도록 해주려는 것이다. 병자의 그런 착각은 그 스스로 자신을 변화시킬 가능성을 없애버리기 때문이다. 박테리아도 자연 방사선도 병을 일으키지 않는다. 그러나 인간은 그것들을 자신의 병든 상태를 구체화하는 수단으로 이용한다(같은 말이라도 다른 영역에 적용하면 훨씬 더 당연하게 들린다. 물감도 캔버스 천도 어떤 그림의 원인이 되지 않는다. 그러나 인간은 그것들을 자신의 그림을 구체화하는 수단으로 이용한다).

따라서 지금까지 설명한 모든 내용에 의하면 제2부에서 병의 증상들에 대한 해석을 다루는 데 있어 가장 중요한 첫 번째 규칙을 이해할 수 있을 것이다.

규칙 1: 증상들을 해석할 때 기능과 관련된 영역에서 인과적으로 보이는 연관 관계를 포기하라. 이 연관 관계는 언제든지 발견될 수 있으며, 그것의 존재 사실은 부인되지 않는다. 하지만 이 연관 관계는 어떤 증상의 해석을 뒤집을 만한 영향력이 없다. 우리는 오직 증상이 정성적·개인적으로 발생한 상태만 해석한다. 증상이 구체화되는 데 있어 어떤 신체적·부위별·화학적·신경상 혹은 그 외의 인과 관계들이 이용되었는지는 의미를 판단하는 데 중요하지 않다. 그 내용을 알아내려면 오직 어떤 것이 생겨났으며, 그것이 어떤 상태인지 하는 것만이 중요하다. 그것이 왜 생겨났는지는 중요하지 않은 것이다.

전체 증상의 시간 속성

우리가 따져보는 데 있어 시간상 지나간 일들은 전혀 관심의 대상이 아닌 데 비해, 어떤 증상이 발생할 때의 시간적 정황은 매우 관련이 깊고 시사하는 바가 많다. 어떤 증상이 나타나는 정확한 시점은 증상을 통해 겉으로 드러나는 문제 영역에 대한 중요한 정보를 내놓을 수도 있다. 증상이 나타나는 것과 동시에 진행되는 모든 사안은 전체 증상의 토대가 되므로 함께 살펴야만 한다.

이때 외적인 사안들을 살피는 것뿐만 아니라 내적인 과정을 알아내는 것도 필요하다. 그 증상이 나타난 순간에 우리가 어떤 생각, 문제, 공상에 몰두하고 있었는가? 어떤 기분이었나? 어떤 소식을 전해 들었거나 생활에 어떤 변화가 일어났는가? 이때 특히 해석할 가치가 없고 중요하지 않은 것으로 분류되는 사안들이 자주 실제로는 중요한 것임이 입증되기도 한다. 증상이란 사실 배제된 영역이 겉으로 드러나는 것이다. 그렇기 때문에 그와 연관된 모든 사안도 그 의미가 배제되고 그만큼 과소평가된다.

그것은 대체로 생활에서 일어나는 심각한 일들이 아니다. 왜냐하면 그런 일들은 우리가 대부분 주의 깊게 다루기 때문이다. 하지만 일상의 사소하고 대수롭지 않은 일들은 흔히 배제된 문제 영역이 생겨나게 하는 원인이 된다. 감기, 메스꺼움, 설사, 속 쓰림, 두통, 부상 혹은 그와 비슷한 급성 증상들은 시간상으로 매우 즉각적인 반응을 보인다. 이 경우에 사람들이 바로 그 순간에 무엇을 했고, 무엇을 생각하거나 상상했는지 따져보면 도움이 된다. 스스로 그 연관성을 따져볼 때는 즉각적으로 떠오르는 최초의 생각을 꼼꼼히 살펴야 하며, 너무 성급하게 무가치하다고 봄으로써 다시 내팽개치지 않는 것이 좋다.

이 모든 것에는 어느 정도의 연습과 자기 자신에 대한 상당한 정직성 혹은 — 더 정확히 표현하자면 — 불신이 필요하다. 자기 자신에 대해 잘 알고 있고, 그래서 무엇이 맞고 무엇이 틀리는지 단번에 판단할 수 있다고 여기는 사람은, 자기 인식에 이르는 과정에서 결코 큰 성과를 올릴 수 없을 것이다. 오히려 자기 자신에 대해 길거리의 평범한 사람들이 자신보다 더 잘 평가할 것이라고 받아들이는 사람이 올바로 가고 있는 셈이다.

규칙 2: 어떤 증상이 나타나는 시점을 면밀하게 분석하라. 그 증상에 대한 시간적 토대가 되는 생활 상황, 생각, 공상, 꿈, 과정 혹은 소식들에 관해 따져보라.

증상의 유추와 상징적 의미

이제 우리는 말로 설명하고 가르쳐주기가 쉽지 않은 해석의 핵심적 기법을 다뤄야 한다. 무엇보다 먼저 말이 지시하는 관계를 정확히 알고 있어야 하고, 사람들이 하는 말을 주의 깊게 듣는 법을 반드시 익혀야 한다. 말은 매우 깊이 숨어 있어서 보이지 않는 연관 관계를 알아내는 데 매우 뛰어난 방책이다. 말에는 독특한 지혜가 담겨 있다. 그러나 이 것은 그 말을 귀 기울여 듣는 법을 배운 사람에게만 전달된다. 이 시대의 사람들은 세심하지 못하다보니 말을 아주 마음대로 하는 경향이 있다. 그 때문에 개념들의 진정한 의미를 알아내기가 불가능해졌다. 말도 양극성과 관련되어 있어서 항상 모호하고 부정확하며 이중적 의미를 가진다. 거의 모든 용어가 동시에 여러 영역과 겹쳐서 표현된다. 그러니 우리는 각 단어와 관련된 모든 영역에 걸쳐 동시에 알아듣는 법을 다시 터득해야 한다.

이 책의 제2부에 나오는 거의 모든 문장은 적어도 두 영역과 관련되어 있다. 일부 문장들이 진부하게 여겨진다면 그것은 두 번째 영역, 즉 이중적 의미를 대강 보고 넘어갔음을 보여주는 확실한 징표다. 우리는 따옴표, 강조체, 붙임표를 이용해 중요한 부분에 관심을 돌리도록 노력했다. 하지만 결국 이 방식은 언어의 다양한 차원을 이해하느냐에 따라 성공하기도 하고 실패하기도 한다. 말에 대한 직감력은 음악에 대해서와 마찬가지로 가르치기가 불가능하다. 하지만 둘 다 연습으로 익힐 수는 있다.

우리의 말은 심신상관적이다. 우리가 정신의 상태와 작용을 나타내는 데 사용하는 거의 모든 표현과 말은 신체적 경험에서 빌린 것이다. 인간은 항상 자신이 언젠가 신체적으로 명백히 경험할 수 있고, 실제로 확인할 수 있는 것만 이해하고 받아들일 수 있다. 이 사실에서 이미 방대한 논문으로 다룰 만한 주제가 생겨나지만, 우리는 여기서는 간단히 다음과 같이 요약하고 넘어가려 한다. 인간은 어떤 것을 경험하고 의식을 거칠 때마다 매번 신체의 일부를 거치는 과정이 필요하다. 인간은 원리들이 신체의 일부까지 밀려나기 전까지는 그것을 의식적으로 자기 것으로 합칠 수는 없다. 이 육체적 적응은 우리가 자주 두려움을 느낄 정도로 엄청난 구속력을 몰고온다. 그러나 이런 구속력이 없다면 우리는 어차피 원리와 연결되지도 않는다. 이런 식의 생각도 인간이 병드는 것은 피할 수 없다는 사실을 깨닫게 해준다.

아무튼 다시 우리의 관심사에 대한 말의 중요성 문제로 돌아가보자. 말의 심신상관적 이중 구조를 알아듣는 법을 터득한 사람은, 놀랍게도 병자가 자신의 신체 증상에 관해 말할 때부터 이미 정신적 문제점도 대부분 함께 설명한다는 점을 확인한다. 어떤 사람은 눈이 나빠서(기진맥진해서) 사물을 제대로 식별할 수도 없다. 또 어떤 사람은 감기가 걸려 코가 막힌다(넌더리를 낸다). 또 다른 사람은 몸이 너무나 뻣뻣해 숙일(굽실거릴) 수가 없다. 어떤 사람은 이제 어떤 것도 삼킬(참을) 수가 없다. 다른 사람은 어떤 것을 홀로 간직할(가슴에 묻어둘) 수 없다. 어떤 사람은 들을(순종할) 수가 없고, 또 어떤 사람은 가려워서 피부를 뚫고 나가려 한다(노발대발한다). 여기에는 해석할 것이 그리 많지 않다. 그냥 들어주기만 하고 고개를 끄덕이며 "병은 정직하게 보이도록 해준다!"는 말이 옳다는 것을 확인하기만 하면 된다(정통 의학은 라틴어 병명을 사용함으로써 교묘하게도 말을 통한 내용과의 연관성을 알아차릴 수 없게 만든다!).

위의 모든 경우에 있어 당사자가 자신의 정신 속에서 결코 감행하려 하지 않거나 시인하고 싶지 않은 것을 바로 몸이 경험해야 한다. 가령 사람들은 "자신이 사실은 피부에서 빠져나가고(구각에서 탈피하다, 제 버릇을 버리다) 싶어 한다", 즉 습관이 된 경계에서 벗어나고 싶어 한다는 점을 감히 인정하지 못한다. 그래서 이 무의식적 소망은 몸을 통해 구체화되며, 원래의 소망을 깨닫게 하기 위해 증상으로서 습진을 이용한다. 습진을 뒤에 있는 원인으로 내세움으로써 당사자는 단번에 자신의 소망을 큰 소리로 외칠 용기를 낸다. "나는 구각에서 탈피하고 싶어 죽겠어(내 버릇을 버리고 싶어 죽겠어)!" 결국 그는 정말로 습진이라는 신체적 구실을 얻었다. 왜냐하면 이것을 오늘날에는 누구나 심각하게 여기기 때문이다. 또 어떤 여직원은 원래는 코가 막혀(넌더리를 내다) 있으면서도 감히 며칠 동안 쉬고 싶다고 자신과 사장에게 털어놓지 못한다. 하지만 신체 영역에서는 코가 막힌 것을 인정받아 자신이 바라던 성과를 거두게 된다.

말의 이중적 의미에 대해 귀 기울이는 것뿐만 아니라 유추적 사고를 할 수 있는 능력 역시 중요하다. 말의 이중적 의미 그 자체가 이미 유추에 근거한 것이다. 그러므로 어느 누구도 심장이 없는(무정한) 사람에게서 언급된 그 기관이 없다고 추측해보려는 생각은 하지 않을 것이다. 피부에서 빠져나오고 싶다(제 버릇을 버리다)는 소망도 사람들은 반드시 말 그대로 이행하고 싶어 하는 것은 아니다. 이 모든 경우에 있어 우리는 구체적인 것을 어떤 추상적인 원리 대신 활용함으로써 용어들을 유추적인 의미로 사용한다. 심장이 없다(무정하다)는 말로 우리는 이전부터 전해지는 전형적인 상징성에 의거해 심장에 유추적으로 연결되는 그런 능력(온정)이 없다는 뜻을 전한다. 그러나 태양이나 금으로도 이와 똑같은 원리를 나타낼 수는 있다.

유추적 사고는 수상화하는 능력이 필요하다. 왜냐하면 사람들은 구체적인 것 속에서 그것을 통해 표현되는 원리를 알아보고, 다른 영역에도 그것을 사용할 수 있어야 하기 때문이다. 가령 예를 들어 인간의 신체에서 피부는 무엇보다 외면에 대해 경계를 이루고 구분하는 기능을 떠맡는다. 누군가가 피부에서 빠져나가고(제 버릇을 버리고) 싶어 한다면, 그는 그렇게 해서 경계를 무너뜨리고 없애려는 것이다. 이를 테면 규범은 피부가 신체적인 영역에서 지닌 것과 동일한 기능을 정신적인 영역에서 수행하고 있다. 따라서 이 규범과 피부 사이에는 유추 관계가 성립되는 것이다. 우리가 피부와 규범을 '대등하게' 여긴다면, 이것은 이 두 가지가 동일하다거나 인과적 연관성이 있다는 뜻이 아니라 원리의 유추와 관련되어 있음을 뜻하는 것이다. 가령 몸속에 축적된 톡신Toxin(세균성 독소)은 ― 우리가 앞으로 살펴보겠지만 ― 의식에서는 억압된 갈등에 해당된다. 이 유추는 갈등이 톡신을 생성하거나 톡신이 갈등을 만들어낸다는 의미가 아니다. 하지만 이 두 가지는 서로 다른 영역에서 비슷하게 겉으로 드러나는 것들이다.

신체의 작용이 정신적 변화를 불러일으키지 못하는 것과 마찬가지로, 정신도 신체적 증상을 불러오지 못한다. 그럼에도 우리는 양측 영역에서 항상 유추적인 모델을 찾아낸다. 모든 의식 내용은 몸속에 그 해당 부분이 있고, 그 반대로도 그러하다. 이런 의미에서 모든 것이 일종의 증상이기도 하다. 산책을 즐기는 것이나 말수가 적은 것도 편도선 염증과 마찬가지로 일종의 증상이다(이에 대해서는 동종요법의 병력病歷 유형을 참조하라). 증상들은 당사자가 거기에 부여하는 주관적 판단에 있어서만 서로 차이가 날 뿐이다. 결국 어떤 증상이 병으로 나타나게 해주는 것은 방어와 거부이기 때문이다. 거부한다는 것은 우리에게 어떤 특정한 증상이 하나의 그림자 영역을 보여주는 것이라는 사실도 은밀히 알려준다. 왜냐하면 우리는 우리의 의식적인 정신의 일부가 보여주는 모든 증상을 좋아하며, 우리의 인품을 드러내는 것이라면서 옹호하기 때문이다.

건강과 병, 정상과 비정상을 구분하는 경계에 대한 오래된 쟁점은 오직 주관적인 가치 판단의 측면에서만 해결될 수 있다 ― 혹은 전혀 해결될 수 없다. 우리가 신체적 증상을 잘 살피고 정신적으로 해석하는 것은, 일차적으로 당사자가 지금까지 인식하지 못한 영역으로 눈길을 돌려 실상을 확인하는 데 도움을 주기 위해서다. 몸에서 증상이 드러나듯이, 정신 속의 상태도 그와 똑같다. 아래와 위는 같은 것이다. 당장 어떤 것을 변화시키거나 제거하는 것이 중요한 게 아니다. 그 반대다. 살펴본 내용을 인정할 필요가 있다. 왜냐하면 그것을 부정하면 이 영역은 또 다시 그림자 속으로 밀려날 것이기 때문이다.

오직 살펴보는 것만으로도 — 더 큰 의식성으로부터 저절로 어떤 개인적인 변화가 생겨난다면 — 놀랍게도 의식이 가능해진다. 그러나 어떤 것을 변화시키려는 의도는 매번 역효과만 불러올 뿐이다. 빨리 잠들려는 의도는 잠드는 것을 방해하는 가장 확실한 방법이다. 그러나 의도를 가지지 않으면 잠은 저절로 찾아온다. 여기서 의도를 가지지 않는다는 것은 '못하게 하려는' 욕구와 '억지로 이루려는' 욕구 사이에서 정확히 중용을 취한다는 뜻이다. 어떤 새로운 일이 일어나게 해주는 것은 중용의 정지 상태다. 분투하거나 서두르는 사람은 결코 자신의 목적을 이루지 못한다. 어떤 사람이 병의 증세를 분석할 때 그 의미가 악의적이라거나 부정적이라는 느낌이 든다면, 이것은 그가 아직도 자신의 가치 판단에 사로잡혀 있다는 것을 보여주는 징후다. 그 어떤 말이나 사물 혹은 사안도 그 자체로는 좋거나 나쁘거나, 긍정적이거나 부정적일 수 없다. 그런 판단은 오직 그것을 살피는 사람의 마음속에서만 일어난다.

병의 증세들 속에서는 개인이나 집단이 매우 부정적으로 평가하고, 따라서 의도적으로 경험되거나 인식되지 않는 그런 모든 원리가 겉으로 드러난다. 그래서 우리가 다루는 테마에서 이렇게 잘못 판단할 위험이 높은 것은 명백하다. 우리는 공격 성향이라든가 성욕이라는 테마와 특별히 자주 마주치게 될 것이다. 왜냐하면 이 영역들은 한 사회 공동체의 규범과 가치관을 따르는 과정에서 쉽고 빠르게 억압의 제물이 되고, 그래서 위장된 경로를 거쳐 실현하려고 시도할 수밖에 없기 때문이다. 그러나 어떤 증상의 이면에는 순전히 공격 성향만이 작용한다고 지적한다면, 그 지적은 결코 잘못되었다는 비난이 아니라 그 점을 깨닫고 스스로 인정하도록 도움을 주기 위한 것이다. "누구나 다 이런 식으로 숨김없이 지적한다면 온갖 끔찍한 일들이 일어나지 않겠는가?" 하는 근심어린 질문이 나올 수도 있을 것이다. 여기에 대해서는 공격 성향은 사람들이 그것을 살펴보지 않을 때에도 여전히 존재하며, 그것을 살펴본다고 해서 더 커지지도 더 약화되지도 않는다는 지적으로도 충분할 것이다. 하지만 공격 성향이 (혹은 어떤 임의의 다른 충동이) 그림자 속에 들어 있는 한, 그것은 의식성에 도달하지 못한 상태이며, 바로 그 때문에 이미 위험한 것이다.

우리의 설명에 공감할 수 있으려면 익숙한 모든 가치 판단을 단념하기만 해도 될 것이다. 또 지나치게 꼼꼼하고 합리적인 생각을 비유적이고 상징적이며 유추적인 사고를 할 수 있는 능력으로 대체하는 것도 유용하다. 말이 지시하는 연관들과 연상들은 우리에게 냉정한 논리적 귀결보다 돌아가는 상황을 더 빨리 깨닫게 해준다. 병의 증세들이 눈에 보이게끔 변화시킬 수 있기 위해 요구되는 것은, 오히려 오른쪽 뇌반구의 능력이다.

규칙 3: 증상의 발생을 원리로 일반화하고, 이 모델을 정신의 영역에도 사용하라. 말로 표현하는 것을 가만히 듣는 것은 거의 언제나 해결의 실마리로 사용될 수 있다. 왜냐하면 우리의 말은 심신상관적이기 때문이다.

강요된 결과들

거의 모든 증상은 행동의 변화를 불러오지 않을 수 없게 만든다. 이것은 두 부류로 나눌 수 있다. 한편으로 증상들은 우리가 하고 싶은 일을 하지 못하게 방해하며, 다른 한편으로 우리가 하고 싶지 않았던 일을 억지로 하도록 만든다. 그래서 예를 들면 독감은 우리가 초대받은 곳에 가지 못하도록 방해하며, 억지로 누워 있지 않을 수 없게 만든다. 다리가 부러지면 우리는 운동을 할 수 없게 되며, 어쩔 수 없이 쉬어야 한다. 우리가 병에 의도와 의미성이 있다고 가정한다면, 바로 방해받고 강요받은 행동의 변화들이 그 증상의 의도를 쉽게 밝힐 수 있게 해준다. 강요된 행동의 변화는 강제 교정이기 때문에 그것은 심각하게 받아들여져야 한다. 병자는 자신의 생활양식을 강제로 바꾸는 데 대해 심한 거부감을 보이는 경향이 있다. 이 때문에 그는 거의 언제나 온갖 수단을 다 동원해 이 교정 조처를 가능한 한 빨리 무효화시킴으로써 자신의 익숙한 생활을 흔들림 없이 계속할 수 있기 위해 노력한다.

그런데 우리는 어떤 장애에 의해 한 번쯤 제대로 방해받는 것이 중요하다고 간주한다. 증상은 항상 한쪽으로 치우친 면을 교정해줄 뿐이다. 지나치게 활발한 사람은 억지로 쉬지 않을 수 없게 되며, 과도하게 활동하는 사람은 움직임을 방해받고, 인간관계에 매달리는 사람은 그렇게 할 수단을 잃게 된다. 증상은 경험해본 적이 없는 극을 억지로 경험하게 만든다. 우리는 거기에 더욱 주의를 기울여야 하며, 할 수 없게 된 것을 자발적으로 포기하고, 강요받은 것을 순순히 받아들여야 할 것이다.

병은 항상 일종의 위기다. 그리고 모든 위기는 발전을 보이라 요구한다. 병에 걸리기 이전의 상태로 되돌아가려는 모든 시도는 순진하거나 멍청한 짓이다. 병은 겪어보지 못한 미지의 새로운 세계로 나아가도록 요구한다. 우리가 이 호소를 의식적이고 자발적으로 따를 때에야 비로소 우리는 위기에 의미성을 부여하는 것이다.

> **규칙 4**: "증상은 내가 무엇을 하지 못하게 하는가?", "증상은 나에게 무엇을 억지로 하도록 강요하는가?" 이 두 가지 질문이 대체로 그 병의 근본적인 문제 영역에 쉽게 접근하게 해준다.

상반되는 증상들의 공통점

우리는 양극성에 대해 논의하면서 이미 모든 대립쌍 뒤에는 통일성이 놓여 있음을 알았다. 외면적으로 상반되는 전체 증상도 하나의 공통되는 테마에 집중되어 있다. 그러므로 우리가 변비에 대해서도, 설사에 대해서도 모두 '놓아주라'는 요구를 핵심 테마로 찾아내더라도 그것이 모순되는 것은 아니다. 저혈압뿐 아니라 고혈압의 이면에서도 우리는 갈등으로부터 도피하는 것을 발견하게 될 것이다. 웃는 것뿐 아니라 눈물을 흘리는 것에서도 기쁨이 드러날 수 있는 것과 마찬가지로, 혹은 불안이 어떤 때는 마비를 불러오고 또 어떤 때는 겁에 질려 달아나게 만드는 것과 마찬가지로, 모든 테마는 겉으로는 정반대로 보이는 증상들로 드러날 가능성을 가지고 있다.

이 문제에 대해서는 어떤 특정한 테마 영역을 경험하는 특별히 강렬한 형태를 보이더라도, 그것이 아직은 당사자가 이 테마와 관련해 아무런 문제점이 없다거나 이 테마를 의식하고 있다는 징후는 아니라는 사실도 지적할 필요가 있다. 고도의 공격 성향을 보이더라도 당사자가 전혀 불안해하지 않는다는 뜻은 아니며, 과시적 성욕을 지녔더라도 당사자의 성생활에 문제가 전혀 없다고 말해주는 것은 아니다. 여기서도 양극적인 시각이 바람직하다. 극단적인 것은 모두 어떤 문제점이 있다는 것을 아주 확실하게 암시한다. 수줍음을 타는 사람이나 떠벌리는 사람이나 모두 자신감이 부족하다. 겁쟁이나 저돌적인 사람이나 모두 불안해한다. 이 양극단의 중심에 있어야 분세섬이 나타나지 않는다. 어떤 테마가 어떤 식으로든 두드러지게 드러나 있다면, 그것은 문제점이 있고, 아직 해결되지 못한 관련 사항도 있음을 암시한다.

어떤 특정한 테마 내지 어떤 문제점은 서로 다른 신체 기관과 계통을 통해 겉으로 드러날 수 있다. 어떤 테마가 구체화되기 위해 언제나 아주 특정한 증상을 보인다는 확실한 배열표는 없다. 형태를 선택하는 데 있어 이렇듯 유연성이 있기 때문에 증상을 퇴치할 때 성공과 실패가 동시에 일어나는 것이다. 비록 어떤 증상을 확실히 기능상으로 퇴치할 수 있고, 심지어 미리 예방할 수도 있더라도, 그럴 때 해당 문제점은 구체화를 위한 다른 형태를 고른다. 이것이 '증상전이'로 알려진 작용이다. 그러므로 예컨대 어떤 사람이 중압감에 시달리고 있다는 문제점은 고혈압, 심한 근육 긴장, 눈의 과도한 내압(녹내장), 농양뿐 아니라 다른 사람을 억압하는 자신의 행동을 통해서도 겉으로 드러날 수 있다. 이 각각의 변화형들은 나름대로 고유한 성향을 가지고 있기는 하다. 하지만 위에 언급된 모든 증상은 동일한 기본 테마를 나타낼 것이다. 이러한 관점에서 한 인간의 의료 기록을 면밀히 살펴보는 사람은, 병자가 일반적인 상황에서는 전혀 알아차리지 못하는 핵심 문제를 쉽게 발견할 것이다.

점진적인 상승 단계

증상은 비록 의식에서 빠져 있는 것을 몸을 통해 눈에 보이도록 만듦으로써 인간을 온전하게 해준다. 하지만 이 우회적 수단은 그 문제점을 최종적으로 해결할 수는 없다. 왜냐하면 의식 속에서 인간은 그림자를 자기 것으로 완전히 흡수할 때까지는 여전히 온전치 못하기 때문이다. 이때 신체적 증상은 반드시 필요한 우회적 수단이지만, 결코 해결책이 되지는 못한다. 인간은 오로지 자신의 의식 속에서만 배우고, 성숙해지고, 경험하고, 직접 체험하여 깨달을 수 있다. 이런 것들을 겪으려면, 몸이 필수적인 전제 조건이 되더라도, 사람들이 그것을 깨닫고 이해하는 과정은 의식 속에서 일어난다는 점을 인정해야 할 것이다.

그래서 우리는 이를테면 통증을 오직 의식 속에서만 느끼는 것이지, 몸속에서 느끼는 것이 아니다. 몸은 이 경우에도 단순히 이 영역에서의 경험을 전달하기 위한 매개로만 사용될 뿐이다(우리 몸이 결국 전혀 신뢰할 만한 것이 아니라는 점을 우리는 환지통幻肢痛으로 분명히 알 수 있다.

환지통이란 절단 수술을 해서 더 이상 존재하지 않는 신체의 일부에서 느낀다고 주장하는 통증이다). 우리의 의식과 신체가 밀접하게 상호 작용을 하고 있기는 하지만, 우리가 병든 상태에서의 경험을 통한 깨달음의 과정을 올바로 이해하려면 이 두 주체를 머릿속에서 서로 분명하게 구분하는 것이 중요해 보인다. 비유적으로 말하자면, 우리 몸은 위에서 내려오는 과정이 최저점에 도달해 반대 방향, 즉 위로 올라가기 위해 반전되는 곳이다. 아래로 떨어지는 공이 다시 위로 튀어 오를 수 있으려면 물질로 된 바닥에 부딪힐 필요가 있다. 이 '위와 아래의 유추 관계'를 계속 적용해본다면, 신체의 일부 속으로 내려와서 반대극을 띠고 다시 의식의 영역으로 올라갈 수 있는 것은 의식의 과정이다.

모든 원형직인 원티는 — 인산이 실세로 성험아고 이해알 수 있으려면 — 인간의 입장에서는 육체적으로 적용되고 신체적으로 드러날 정도로 명료화되어야만 한다. 하지만 우리는 경험하는 것을 통해 이미 물질적이고 신체적인 영역에서 다시 벗어나 의식으로 올라간다. 의식적인 학습 단계마다 겉으로 드러나는 것에 정당성을 부여해주는 동시에, 다시 그것이 필요가 없도록 해준다. 구체적으로 병과 연관시켜보자면, 이 말은 어떤 증상은 문제점을 신체 영역에서 해결하는 것이 아니라, 학습 단계를 위한 전제 조건만 제공할 수 있을 뿐이라는 의미다.

우리 몸에서 일어나는 모든 변화는 경험을 전해준다. 그러나 이 경험이 의식성 속으로 얼마나 깊이 도달하느냐는 개개의 경우마다 예측할 수 없다. 여기서도 모든 깨달음의 과정과 동일한 법칙이 널리 사용된다. 그러므로 어떤 아이가 자신이 매달리고 있는 산수 문제를 풀 때마다 어떤 것을 배우는 것은 부득이한 일인 것이고, 그 아이가 언제 그 이면에 놓인 수학적 원리 그 자체를 완전히 깨우칠 것인지도 알 수가 없다. 아이가 그 원리를 아직 깨우치지 못한 동안에는 문제 하나하나 때문에 괴로워할 가능성이 높을 것이다. 일단 원리(내용)를 깨우쳐야 비로소 산수 문제(형식)도 괴로움의 뒷맛을 남기지 않게 된다. 이와 마찬가지로 각 증상도 그 이면에 놓인 원래의 문제점을 발견하고 깨우치라는 요구가 되며, 또 그렇게 할 수 있는 가능성이 된다. 사람들이 예를 들어 완전히 투사하는 일에만 사로잡혀 증상을 기능상으로 유발된 우연적인 장애로 간주한다면, 그리하여 문제점을 발견해서 깨우치는 일이 일어나지 않는다면, 깨우치라는 요구는 계속될 뿐 아니라 그 강도도 높아질 것이다. 가벼운 요구에서 심한 압박에 이르는 이 연속적인 과정을 우리는 '점진적 상승 단계'라고 부른다. 자연이 인간에게 자신의 몸에 밴 고찰 방식을 문제시하고, 지금까지 배제되어 있던 어떤 것을 의식적으로 합치라고 요구하는 데 동원하는 각 단계는 매번 강도를 높이는 셈이다. 이때 그 자신의 거부가 심할수록 증상의 압박도 더욱 거세진다.

다음에 나오는 일곱 개의 상승 단계로 나뉜 도표식의 개관을 보라. 이 구분은 절대적이고 확고한 분류 방식으로 이해되어서는 안 되며, 점진적인 상승이라는 착상을 일목요연하게 보여주려는 시도로 받아들여져야 할 것이다.

1) 정신적 표출(생각, 소망, 공상)
2) 기능상의 장애

3) 급성의 신체적 장애(염증, 부상, 경미한 사고)

4) 만성적 장애

5) 난치성 진행, 신체 기관의 변형, 암

6) 죽음(질병이나 사고를 통해)

7) 선천적인 기형과 장애(업보)

어떤 문제점은 우리 몸에서 증상으로 드러나기 전에 정신 속에서 문제, 생각, 소망 혹은 공상의 형태로 자신의 존재를 알린다. 우리 인간이 무의식에서 생겨나는 자신의 충동에 더욱 개방적이고 편견 없는 태도를 보일수록, 그리고 이 충동에 기꺼이 따를 각오가 되어 있을수록, 그의 인생행로는 더욱더 활기차게 (그리고 더 유연하게) 변할 것이다. 하지만 한 인간이 매우 확고한 생각과 규범을 따른다면, 그는 무의식에서 생겨나는 그런 충동을 스스로 용납할 수 없다. 왜냐하면 그것은 지금까지 지켜온 것을 위태롭게 만들며, 우선순위도 바꾸어놓기 때문이다. 이 때문에 이런 사람은 평소에 충동이 생겨나는 그 근원을 원천적으로 틀어막고, 자신은 '그런 문제점'이 없다는 확신을 가지고 살아갈 것이다.

정신적 영역에서 동요되지 않으려는 이러한 노력이 이미 첫 번째 상승 단계를 유발한다. 그는 어떤 증상을 얻는다. 그것은 사소하고 무해하지만 진정한 것이다. 이렇게 해서 어떤 충동이 구체화되지 못하게 했어야 함에도 불구하고 눈에 보이게 되었다. 왜냐하면 정신적인 충동도 물질적 존재 속으로 내려오기 위해 실현되기를, 즉 경험되기를 원하기 때문이다. 이 실현이 자발적으로 이뤄지지 않으면, 증상 형성이라는 우회적 수단을 통해 결국 이뤄진다. 이 점에서 사람들은 항상 널리 사용되는 규칙 하나를 생생히 깨달을 수 있다. 사람들이 자기 정체성으로 인정해 주지 않는 모든 충동은 외부에서 다시 우리를 향해 다가오는 것처럼 보인다.

사람들이 처음에는 막아내려 하다가 대체로 금세 함께 지내는 데 익숙해지는 기능상의 장애에 뒤이어, 무엇보다 급성으로 염증을 일으키는 증상들이 나타난다. 이것은 문제점의 상태에 따라 우리 몸 거의 모든 부위에서 일어날 수 있다. 전문 지식이 없는 사람들은 이 증상들을 병의 이름에 붙는 −itis[염(증)]라는 접미사에서 쉽게 알아볼 수 있다. 염증을 유발하는 모든 발병은 어떤 것을 깨우치라는 아주 다급한 요구가 된다. 그리고 이것은 ─ 우리가 제2부에서 상세히 설명하겠지만 ─ 의식되지 못한 어떤 갈등을 분명히 드러내주려는 것이다. 이 의도가 성공하지 못하면 ─ 결국 이 세상 사람들은 갈등뿐 아니라 염증에도 거부감을 보이기 때문에 ─ 급성 염증은 만성적인 형태(접미사인 −ose가 붙는)로 변한다. 변화를 보이라는 시급한 요구를 이해하지 못하는 사람은 끈질긴 훈계자를 스스로 끌어들인다. 오랜 기간에 걸쳐 그를 따라다닐 각오를 보이는 병을 얻는 것이다. 만성적인 진행은 서서히 돌이킬 수 없는 신체적인 변형을 불러오는 경향이 있다. 그러면 사람들은 이것을 난치성 질병이라 부른다.

상황이 이쯤 되면 조만간 죽음이 찾아온다. 여기서 결국 모든 생명은 죽음으로 끝을 맞이한다. 따라서 죽음은 우리의 테마에 들어 있는 점진적 상승 단계로서는 맞지 않는다는 반론이 쉽게 떠오를 것이다. 하지만 우리는 죽음도 여전히 정보전달자라는 사실을 그냥 지나치면 안 될 것이다. 왜냐하면 죽음은 인간에게 "모든 물질적 존재에는 시작과 끝이 있으며, 따라서 거기에 애타게 매달리는 것은 현명하지 못하다"라는 단순한 진리를 가장 인상 깊게 상기시켜주기 때문이다. 죽음이 요구하는 것은 항상 이런 내용이다. 놓아주라! 시간이 주는 환상에서 벗어나고, 자아가 있다는 환상에서 벗어나라! 죽음은 양극성의 표출이기 때문에 일종의 증상이기도 하다. 그리고 죽음은 그 어떤 증상과도 마찬가지로 하나가됨으로써 치유할 수 있다.

선천적 장애 그리고 기형이라는 마지막 상승 단계와 더불어 직선의 끝은 다시 처음과 연결된다. 왜냐하면 인간이 죽을 때까지 깨우치지 못한 것은 의식이 문제점으로 안고서 다음에 환생할 때 가져가기 때문이다. 이로써 우리는 서구 문화권에서는 아직 당연시되어 있지 않은 테마와 접하게 된다. 여기서 환생설을 논의하는 것은 적절하지 않지만, 우리가 환생설을 믿는다고 언급하지 않고 넘어가기도 힘들다. 그러지 않고서는 우리의 병과 치유에 대한 설명이 몇 가지 점에서 더 이상 공감이 가지 않을 것이기 때문이다. 그 이유는 많은 사람에게 병의 증세들에 대한 내용 구상이 소아병과에는, 특히 선천적 장애에는 적용될 수 없을 것으로 보이기 때문이다.

이 문제를 쉽게 이해하는 데는 환생설이 도움이 될 것이다. 하지만 그러다 보면 우리는 현재에 일어난 병의 '원인'을 전생에서 찾게 될 위험에 빠진다. 그러나 이러한 시도는 지금 삶에서 원인을 찾는 것과 똑같이 오류를 불러온다. 그럼에도 우리는 우리의 의식이 양극적인 존재 영역에서의 흐름을 살펴볼 수 있으려면 직선성과 시간이라는 관념이 필요하다는 점을 알아냈다. 이런 의미에서 '전생'이라는 개념도 의식의 깨달음의 과정을 살펴보는 데 필수적이고 유용한 방법 중 하나다.

예를 하나 든다면 이 연관성이 쉽게 설명될 것이다. 한 인간이 언제인지 모를 어느 날 아침에 잠에서 깨어난다. 그날은 그에게는 새로운 하루이며, 그는 그날을 자신이 원하는 대로 계획하려고 결심한다. 하지만 이러한 의도에는 아랑곳없이 아침부터 집달리가 나타나 집안 곳곳에 빨간 딱지를 붙인다. 비록 이 사람은 이날 명백히 돈을 단 한 푼도 쓰거나 빌리지 않았는데도 말이다. 이 일로 이 사람이 얼마나 놀랄지는 그가 이날보다 앞선 모든 날에도 자신이 같은 사람이었다는 사실을 인정할 각오를 하고 있는지, 아니면 오늘의 이 새로운 하루에만 자신이 같은 사람임을 인정할 것인지에 따라 각각 달라진다. 첫 번째의 경우에 그는 집달리가 나타난 것을 이상하게 여기지도 않을 것이며, 그가 이 새로운 날에 맞이한 몸의 컨디션과 그 외의 생활 여건에 대해 놀라지도 않을 것이다. 그는 자신이 이 새로운 하루를 오로지 자신이 원하는 대로 계획할 수는 없다는 사실을 받아들일 것이다. 왜냐하면 지금까지의 연속성이 밤에 잠을 자는 것으로 중단되기는 했지만, 그럼에도 이 새로운 날까지 계속 이어지고 있기 때문이다. 그러나 이 사람이 밤으로 인해 연속성이 중단된 것을 '자신이 오직 이 새로운 날에만 동일인임을 인정하는 계기'로 받아들임으로써 지금까지 살아온 행로와의 연관을 잃어버렸다고 해보자. 그러면 위에서 언급된 모든 현상은 엄청나게 부당한 일이며, 자신의 계획을 우발적으로 마구잡이로 망쳐놓았다고 여길 것이 틀림없다.

우리가 이 사례에서 이 하루를 일생으로, 밤을 죽음으로 대체한다면, 환생을 인정하거나 부정함으로써 생기는 세계상에 대한 차이는 분명해진다. 환생은 고찰의 범위를 확대시키고 시각을 넓혀주기 때문에 원형을 더 쉽게 인식할 수 있게 해준다. 그러나 우리가 환생을 — 흔히 그렇듯이 — 소위 '원인'이라는 것을 훨씬 이전으로 돌려놓는 데만 사용한다면, 우리는 그것을 악용하는 셈이다. 그러나 인간들이 지금의 삶이 자신의 경험을 통한 깨달음의 과정의 극히 일부에 지나지 않는다는 것을 의식하게 되면, 자신이 태어날 때 처해졌던 여건이 매우 차이가 난 것이 법칙과 사리에 맞다는 사실을 받아들이기가 더 쉬울 것이다. 모든 생명은 단 한 번의 존재이며, 미리 정해진 유전자 정보들이 우연히 뒤섞여서 생겨난다는 가설을 믿을 때보다는 말이다.

우리가 다루는 테마에서는 인간이 몸은 새로 얻지만 의식은 오래된 상태로 태어난다는 사실을 분명히 깨닫는 것으로 충분하다. 태어날 때 지니게 된 의식 상태는 지금까지 깨달은 경험을 보여준다. 이렇게 해서 인간은 개인 특유의 문제점들도 지니게 되며, 이때는 주위 여건을 이 문제점들을 구체화시켜서 이해하는 데 사용한다. 문제점은 지금의 삶에서는 생겨날 수 없으며, 다만 분명히 드러날 뿐이다.

그러나 주의해야 할 것이 있다. 문제점들이 전생에서 생겨났던 것도 물론 아니라는 사실이다. 왜냐하면 문제점은 형상계에서는 절대 생겨나지 않기 때문이다. 문제점과 갈등은 과오와 죄처럼 양극성의 필수 불가결한 표현형이며, 따라서 선험적으로 존재한다. 우리는 이전에 어떤 밀교의 가르침에서 다음과 같은 문장을 발견했다. "과오는 익지 않은 열매처럼 불완전한 것이다." 어린 꼬마도 어른과 꼭 마찬가지로 문제와 갈등을 일으킬 가능성이 충분히 있다. 하지만 꼬마들은 대개 무의식과 더 나은 관계를 유지하며, 따라서 위로 올라오는 충동을 자발적으로 구체화할 용기도 있다. 물론 '현명한 어른들'이 그것을 허락해주는 한에서 말이다. 나이가 들면서 대체로 무의식과의 단절은 더욱 심해지고, 그와 더불어 자신의 규범과 자기기만에 갇혀 점점 더 굳어져 간다. 이 때문에 병의 증세들에 대한 면역 결핍도 나이가 들수록 당연히 높아진다. 그러나 기본적으로 양극성과 관련된 모든 생명체는 온전하지 못하며, 따라서 병들어 있기도 하다.

이것은 동물들에게도 마찬가지로 해당된다. 하지만 여기서도 병과 그림자 형성의 상관관계가 분명히 드러난다. 작게 분화되고 따라서 양극성에 관련되는 일이 적을수록 병에 걸릴 가능성은 더 낮아진다. 한 생명체가 점점 더 양극성으로 발전하고, 또 그렇게 해서 인식 능력이 늘어날수록 병에 걸릴 가능성은 더욱 높다. 인간이라는 존재는 인식 능력이 최고로 발전한 형태라는 사실은 우리에게 잘 알려져 있다. 그래서 인간은 양극성의 긴장 상태를 가장 강하게 느끼며, 따라서 병도 인간 세계에서 가장 중요하게 취급된다.

병의 점진적 상승 단계는 어떤 요구 사항이 압박을 단계적으로 높여가고 가중시킨다는 느낌을 전달하기 위한 것이다. 맑은 하늘에 날벼락처럼 별안간 찾아오는 엄청난 병이나 사고는 없다. 오직 하늘이 너무나 오래 맑다는 믿음에 필사적으로 매달리는 인간만 있을 뿐이다. 그러나 자신을 속이지 않는 사람은 속아서 실망하는 일도 없을 것이다!

자신에 대한 무지

당신이 제2부에 나오는 병의 증세들에 관해 읽으면서 머릿속으로 친척이나 친지 중에서 해당 증후군의 증상을 보이는 병에 걸렸거나 걸려 있는 사람을 찾아본다면 큰 도움을 받을 것이다. 그러면 당신은 해석된 연관성을 검증해볼 수 있는 기회도 얻게 된다. 이 경우에 그 해석이 옳다는 사실에도 아주 쉽게 공감할 수 있을 것이다. 그 외에도 이렇게 몰두하다 보면 인간에 대한 이해심도 늘어난다.

그러나 이 모든 것은 오로지 당신의 머릿속에서만 이루어져야 한다. 아울러 어떠한 경우에도 다른 사람들에게 어떤 해석에 대한 말을 불쑥 꺼내서는 안 된다. 잘 생각해보면 남들의 증상이나 문제점은 당신과는 전혀 관계 없는 일이며, 누군가에게 어떤 말을 쓸 데 없이 꺼내는 것 자체도 이미 부당한 간섭이기 때문이다. 모든 인간은 오로지 자기 자신의 문제점에만 신경 써야 한다. 인간은 이 세상을 개선하는 데 그 이상 기여할 수는 없다. 그럼에도 우리가 당신에게 남들에게 나타나는 병의 증세들을 조사해보도록 권하는 이유는, 단지 그 방법과 연관성이 옳다는 점을 확신시켜주기 위해서다. 왜냐하면 자신의 증상을 살펴보면서 당신은 이 '아주 특별한 환자의 경우'에 대한 해석이 전혀 맞지 않으며, 심지어 그 반대가 되어야 옳다는 사실을 확인하게 될 가능성이 높기 때문이다.

우리가 감행하는 일의 가장 큰 문제점은 '한 회사에 너무 오래 근무하다 보니 업무에 대한 타성에 젖는 것'에 있다. 이론적으로는 이러한 자신에 대한 무지는 쉽게 이해될 수 있다. 증상이란 사실 의식에는 빠져 있는 원리를 볼 수 있게 해주는 것이다. 우리의 해석은 이 원리에 명칭을 부여하고, 그것이 인간의 내면에 틀림없이 존재하지만 그림자 속에 들어 있어서 드러낼 수 없다는 사실을 알려준다. 그러나 환자는 이 설명을 항상 자신이 의식하고 있는 내용과 대조해보고, 그 원리가 존재하지 않는 것을 확인한다. 그래서 그는 이것을 대개 그 해석이 자신의 경우에는 맞지 않는다는 증거로 여기는 것이다. 이때 사람들은 환자가 그것을 보지는 못하지만, 증상이라는 우회적인 수단을 통해 보는 법을 배워야 한다는 점이 특별히 중요하다는 사실을 그냥 지나친다. 물론 이를 위해서는 의식적으로 노력을 기울이고, 자기 자신과 씨름을 벌일 필요가 있다. 그리고 잠깐 살펴보는 것으로 해결될 수는 없다.

따라서 어떤 증상이 공격 성향을 구체적으로 보여준다면, 그것은 바로 그 사람이 자기 자신에게서 공격적 태도를 알아보지 못하거나, 아니면 그것을 전혀 깨닫지 못하기 때문에 이 증상이 생겨서인 것이다. 이 사람이 공격 성향을 해석하는 것에 관해 약간 알게 되면, 자신이 이전부터 이 테마에 대해 거부해왔던 것과 똑같이 거세게 이 공격 성향을 억누를 것이다. 그렇지 않다면 그 테마가 사실 그림자 속에 들어 있지도 않을 것이다. 따라서 그 사람이 자기 자신에게서 아무런 공격 성향을 찾아내지 못하는 것도 놀라운 일이 아니다. 만약 그가 자기 자신에게서 공격 성향을 발견한다면, 이 증상이 전혀 보이지 않을 것이기 때문이다. 이 상호연관성을 토대로 사람들은 드러나는 당혹감의 정도에 따라 어떤 해석이 얼마나 잘 들어맞는지 알아낼 수 있다는 법칙을 세울 수 있다. 해석이 들어맞으면 가장 먼저 일종의 불편한 심기, 즉 불안감과 거부감이 일어난다. 이런 경우에 우리가 마음 편히 물어볼 수도 있고, 또한 우리에게서 알아차린 약점을 솔직하게 털어놓을 용기가 있는 정직한 배우자나 친구와 마주하고 있다면 도움을 구할 수 있을 것이다. 더욱 확실한 것은 우리의 반대자들의 견해와 비판에 귀 기울이는 것이다. 그들의 주장은 거의 언제나 옳기 때문이다.

규칙

만약 알아낸 어떤 것이 들어맞으면, 그것은 나를 당혹스럽게 만든다!

이론 요약

1. 인간의 의식은 양극적이다. 이 때문에 한편으로 인식이 가능해지며, 다른 한편으로 우리가 온전하지 못하고 완전하지 못하게 된다.
2. 인간은 병들어 있다. 병은 인간이 불완전하다는 것을 보여주며, 양극성 내에서는 피할 수 없는 것이다.
3. 인간이 병들어 있다는 사실은 증상을 통해 밖으로 드러난다. 증상은 물질적 존재 속으로 밀려난 의식의 그림자의 단편이다.
4. 소우주인 인간은 자신의 의식 속에 드러나지 않도록 하면서 거대한 우주의 모든 원리를 지니고 있다. 그러나 인간은 판단 능력이 있어서 자신을 항상 모든 원리의 절반과만 동일시하기 때문에, 나머지 절반은 그림자 속으로 들어간다. 이럼으로써 나머지 절반의 원리는 인간에게 의식되지 않는다.
5. 의식 속에서 경험되지 못한 원리는 신체적 증상이라는 우회적 수단을 거쳐 자신의 존재와 활동의 정당성을 억지로 얻어낸다. 증상을 통해 인간은 항상 자신이 원래는 경험하고 싶지 않았던 것을 경험하고 깨달아야만 한다. 이렇게 해서 전체 증상은 모든 일면성을 보정한다.
6. 증상은 인간이 정직하게 보이도록 만들어준다!
7. 인간은 자신의 의식에서 **빠져** 있는 것을 증상으로 얻는다!
8. 치유는 인간이 증상 속에 숨겨져 있는 그림자의 단편을 스스로 깨닫고, 자신의 일부로 받아들여야만 가능하다. 인간이 자신에게 **빠져** 있는 것을 발견하면 증상은 더 이상 필요 없어진다.
9. 치유는 온전해지고 하나로 합쳐지는 것을 목표로 한다. 인간은 진정한 자기 자신을 찾아내고, 존재하는 모든 것과 하나가 되어야 온전(행복)해진다.
10. 병은 인간에게 통일성으로 향하는 길에서 벗어나지 못하도록 강요한다 — 그 때문에

    병은 완전함으로 가는 길이다.

제2부
병의 증상과 그 의미

그대는 말한다.
"오 수도사여, 내 앞날의 운세는 어떠한가?"
"내가 하는 말을 들어보시오.
그리고 말을 듣고 나서는 깊이 생각해보시오!
그대의 운세는 이렇다오.
그대에게 비록 진전이 있더라도,
그대의 번민이 더욱 커지는 것을 볼 것이오."

_ 파리두딘 아타르

1. 감염

감염은 인간의 몸속에서 병을 일으키는 가장 흔한 근본 원인들 중 하나가 된다. 급성으로 나타나는 대부분의 증상들은 감기에서 시작해서 폐렴을 거쳐 콜레라와 천연두에 이르기까지의 다양한 염증들이다. 라틴어 병명의 어미가 −itis(Colitis−대장염, Hepatitis−간염 등)라면, 그것은 항상 염증을 일으킨다는 것을 알 수 있다. 전염병이라는 광범위한 영역에서 현대 정통 의학도 예를 들어 페니실린 같은 항생제의 발견과 예방 접종으로 큰 성과를 올렸다. 예전에만 해도 많은 이가 어떤 염증에 걸려 죽었다.[1] 하지만 오늘날에는 의료 시설이 잘 갖추어진 나라들에서 이것

---

1) 마의馬醫 백광현(1625~1697)을 유명하게 해준 종기도 조선 시대까지 한국의 모든 계층 사람들을 괴롭힌 염증이다.

은 오히려 예외에 속한다. 이것은 우리가 염증을 덜 앓는다는 의미가 아니라, 단지 우리가 그것을 물리치기 위한 무장을 잘 갖췄다는 뜻이다.

이 (그러나 일반적인) 어법이 매우 '호전적'이라고 생각하는 사람은, 염증을 일으키는 반응의 경우에는 실제로 '몸속에서 전쟁'이 벌어지고 있다는 사실을 가볍게 여겨서는 안 될 것이다. 가령 박테리아, 바이러스, 독신 같은 몸에 해로운 병원체들이 위험할 정도로 많이 늘어나면 우리 몸의 방어 체계가 가동되면서 이를 퇴치한다. 이러한 충돌을 우리는 부기, 충혈, 통증, 발열 같은 증상들로 경험한다. 우리 몸에 침입한 병원체를 마침내 물리치는 데 성공하면 우리는 염증을 극복한 것이고, 병원체가 이기면 환자는 죽게 된다. 이 예에서 유추 관계, 즉 염증이 전쟁에 해당된다는 사실에 특별히 쉽게 공감할 수 있을 것이다. 유추 관계란 여기서 전쟁과 염증이 비록 서로 인과적 연관성은 없지만 모두 동일한 내적 구조를 보이며, 이 두 가지 속에서는 동일한 원리가 실현되지만, 다만 겉으로 드러나는 영역이 서로 다를 뿐이라는 의미다.

우리가 사용하는 말은 이 내적 연관성에 관해 아주 잘 알고 있다. 염증이라는 단어에는 이미 화약통 전체를 폭발시킬 수 있는 '불꽃'이라는 표현이 들어 있다. 여기에 해당하는 영어 표현 inflammation(점화)은 말 그대로 불을 붙이는 것을 의미한다. 이로써 우리는 전투적 대결에도 사용하는 언어적 비유의 한가운데로 들어와 있다. 해결되지 않았던 갈등이 다시 타오르다, 사람들이 화승총의 화승(심지)에 불을 붙이다, 방화용 횃불이 집안으로 던져지다, 유럽이 불길에 휩싸이다 같은 말들처럼 말이다. 이토록 많은 기폭제가 있으면 대체로 조만간 막혀 있던 것이 갑자기 분출되는 폭발이 일어난다. 이것을 우리는 전쟁에서는 물론, 우리의 몸속에서도 관찰할 수 있다. 작은 여드름이나 큰 농양이 터지고 (고름이) 흘러나올 때 말이다.

우리가 앞으로 깊이 생각하는 데 있어 또 다른 유추 영역인 정신도 함께 포함시키는 것이 중요하다. 인간도 **폭발을** 일으킬 수 있다. 그러나 이 표현은 어떤 농양을 염두에 둔 것이 아니라, 내면의 갈등이 밖으로 분출되려고 애쓰는 정서적 반응을 의미한다. 우리는 이제부터 '정신-신체-국가'라는 이 세 영역에 대해 항상 동시에 깊이 생각해볼 것이다. 이것은 병을 이해하는 데 전형적인 해결의 열쇠가 되는 갈등-염증-전쟁 사이의 정확한 유추 관계를 깨닫는 법을 익히기 위해서다.

우리의 의식이 지닌 양극성은 우리 인간들을 항상 두 가능성 사이의 긴장의 현장인 '갈등'에 빠지게 만든다. 우리는 끊임없이 결정을 내리지 않을 수 없고, 우리가 한쪽 가능성을 실현하려고 하면 항상 다른 쪽 가능성은 포기해야 한다. 그러므로 우리에게는 늘 어떤 것이 빠져 있으며, 항상 불완전하다. 이 끊임없는 긴장, 즉 인간 존재의 갈등의 가능성을 스스로 인정할 수 있고 알아차리는 자에게 복이 있을지어다. 왜냐하면 많은 이는 어떤 갈등을 알아보지 않고 느끼지도 않는 것이, 갈등이 전혀 없음을 보여주는 확실한 낌새라고 믿는 경향이 있기 때문이다. 어린 꼬마들도 이와 똑같이 순진하게 눈을 감는 것으로 자신을 보이지 않게 할 수 있다고 믿는다. 그러나 갈등은 우리가 자신을 알아보든 그러지 않든 상관하지 않는다. 갈등은 늘 존재하는 것이다. 하지만 의식 속에서 자신의 갈등을 견뎌내고, 관심을 가지고 점차 어떤 해결책으로 이끌어줄 마음이 없는 사람에게서는 갈등이 몸 쪽으로 밀려나가 염증으로 나타나게 된다. 모든 감염은 갈등이 물질로 변한 것이다. 정신 속에서 회피해온 (갈등이 주는 온갖 고통과 위험과의) 대결은 신체 영역에서 염증으로 변해 자신의 정당성을 강제로 얻어낸다.

이 반응이 어떻게 진행되며, 이것이 염증-갈등-전쟁이라는 세 영역과 어떻게 일치하는지 살펴보도록 하자.

1. 가려움

병원체가 침입한다. 이것은 박테리아나 바이러스 아니면 톡신Toxin(독소)일 수도 있다. 이 침입은 — 많은 문외한이 늘 믿고 있듯이 — 병원체가 존재한다는 사실보다는 오히려 우리 몸이 이 병원체가 들어오게 할 여건이 갖추어져 있느냐에 좌우된다. 의학은 이것을 "면역성이 약화되었다"라고 표현한다. 감염 문제의 본질은 — 무균 상태에 매달리는 광신자들이 항상 그렇듯이 — 병원체가 들어와 있다는 사실보다는, 그것과 함께 살아갈 수 있는 능력에 있다. 이 설명만 해도 이미 거의 말 그대로 의식 영역에 적용될 수 있다. 왜냐하면 이 영역에서도 인간이 균이 없는, 즉 문제점과 갈등이 없는 세상에 사는 것보다는 갈등과 함께 살아갈 능력이 있느냐가 중요하기 때문이다. 면역성의 상태가 정신적 요소에 의해 조절된다는 사실은, 분명 이와 관련하여 더 장황하게 깊이 생각해볼 필요가 없을 것이다. 심지어 과학의 진영에서도 이 연관성(스트레스 연구 등)이 갈수록 분명히 밝혀지고 있기 때문이다.

하지만 이 연관성을 자기 자신에게서 주의 깊게 관찰하는 것은 훨씬 더 인상적이다. 가령 자신의 의식을 심한 흥분을 일으킬 어떤 갈등에 대해 열어놓지 않으려는 사람은, 그 대신 자신의 몸을 병원체에 허용해야만 한다. 이 병원체들은 우리 몸의 특정한 취약 부위에 뿌리내린다. 이 취약 부위는 loci minoris resistentiae(라틴어로 '병에 가장 취약한 부위'라는 의미)로 불리며, 정통 의학에서는 '선천적 내지 유전적 결함'으로 여겨진다. 유추적으로 생각할 수 없는 사람은 이 대목에서 보통 해결할 수 없는 이론상의 충돌에 빠진다. 정통 의학은 특정 신체 기관의 면역 결핍이 일어난 원인을 그 장기가 선천적으로 허약한 탓으로 돌린다. 이것은 얼핏 더 이상의 해석이나 분석을 허용하지 않는 것처럼 보인다. 하지만 심신상관의학은 이전부터 특정 문제 영역이 특정 신체 기관과 상관관계에 있다는 사실에 관심을 기울였으며, 이 견해로 인해 병에 가장 취약한 부위 때문이라는 정통 의학의 이론과 충돌을 일으키게 되었다.

하지만 이렇게 모순적인 듯한 관계는 우리가 제3의 관점에서 이 논쟁을 지켜보면 쉽게 해소된다. 우리 몸은 의식의 '눈에 보이는 표현'이다. 이것은 집이 건축가의 생각을 눈에 보이도록 표현하는 것과 마찬가지다. 사진이 사진관에 갖다주는 네거티브 필름과 똑같지는 않지만 서로 일치하는 것과 마찬가지로, 생각과 겉으로 드러난 모습은 서로 일치한다. 그러므로 모든 신체 부위와 모든 기관은 어떤 특정한 정신적 내용, 즉 어떤 정서나 특정한 문제 영역에 상응한다(이를 테면 인상학, 생체에너지요법, 심리 마사지술 같은 것들이 이러한 '상응성'을 기반으로 하고 있다). 인간은 어떤 특정한 의식을 지니고 몸을 받아 태어나며, 당시의 의식 상태는 그때까지 그의 깨달음의 이력서인 셈이다. 인간은 여러 문제 영역으로 이루어진 어떤 특정한 원형을 지니고 있으며, 이 문제점들의 단계적인 도전과 그것을 해결하라는 요구가 그의 운명의 행로를 구체적으로 정하게 된다. 왜냐하면 기질에 시간을 더한 것이 운명이기 때문이다. 기질은 유전되는 것도 아니고, 환경에 의해 만들어지는 것도 아니다. 기질은 '가지고 태어나는' 것이다. 기질은 인간의 몸을 얻은 의식의 표출이다.

제각각 한데 섞여 합쳐진 문제점들과 삶의 과제를 담고 있는 이 의식 상태는, 예를 들면 점성술에서 태어난 연월일의 속성을 따져보는 우회적 수단을 거쳐 천궁도天宮圖를 통해 상징적으로 설명하는 그런 것이다. 그러나 우리 몸이 의식의 표출이라면, 우리 몸속에서도 의식에 상응하는 원형이 다시 발견된다. 이것은 또한 개별 문제 영역들이 특정한 면역 결핍과 관련하여 신체의 일부나 기관에 해당되는 곳을 가지고 있다는 의미이기도 하다. 가령 홍채진단법이 이 연관성을 이용하고 있지만, 심리적 상관관계도 있을 수 있다는 점에 대해서는 지금까지 관심을 기울이지 않고 있다.

병에 가장 취약한 기관이란, 인간이 그 기관에 해당하는 정신적 문제에 의식적으로 관심을 기울이지 않을 때마다 늘 신체 영역에서 경험을 통한 깨달음의 과정을 떠맡아야만 하는 그런 기관이다. 어떤 기관이 어떤 문제에 해당하는지는 앞으로 이 책에서 계속 단계별로 설명할 것이다. 상응하는 곳을 알고 있는 사람에게는 병의 발생 이면에 감춰진 완전히 새로운 차원이 열리게 된다. 그러나 이것은 인과적인 사고 체계에서 감히 벗어나려 하지 않는 모든 사람은 포기해야만 하는 것이다.

우리는 염증이 일어나는 부위를 여기서 미리 함께 해석하지는 않겠다. 그냥 염증이 진행되는 과정을 계속 살펴본다면, 첫 단계(가려움)에서 병원체가 몸속으로 침입한다는 것을 알게 된다. 정신적인 영역에서는 어떤 문제 때문에 생기는 힘든 과제가 이 과정에 해당된다. 우리가 지금까지 대결해본 적이 없는 충동이 우리 의식의 경계라는 방어막을 뚫고 들어와 우리를 자극하는 것이다. 이 충동은 양극성의 한쪽 긴장에 불을 붙이는데, 이것을 우리는 이제부터 의식에서 갈등으로 경험하는 것이다. 우리의 정신적 방어막이 아주 뛰어나게 작동한다면, 이 충동은 우리의 자각의식에 도달하지 못할 수도 있다. 우리는 힘든 과제에 무감각해져 있으며, 또한 그렇게 해서 경험과 발전도 가로막고 있는 것이다.

여기서도 양극성의 이것 아니면 저것(양자택일)이 사용된다. 우리가 의식에서의 저항을 포기하면, 몸의 면역성은 계속 유지된다. 그러나 우리의 의식이 새로운 충동에 무감각해져 있다면, 우리 몸은 병원체를 받아들일 준비를 갖춘 것이다. 우리는 자극에서 벗어날 수 없고, 다만 자극을 받는 영역만 선택할 수 있을 뿐이다. 전쟁에서 이 첫 자극 단계는 적들이 어떤 나라로 쳐들어오는 것(국경 침범)에 해당될 것이다. 이 공격은 당연히 모든 군사적 · 정치적 관심을 침략한 적들에게로 돌려놓는다. 모두가 분주히 움직이고, 모두가 자신의 에너지를 이 새로운 문제에 쏟아붓고, 군대를 소집하고, 전시 체제에 돌입하고, 동맹국이 지원해주기를 기대한다. 간단히 말해, 사람들은 관심을 이 위험 지역에 집중시키는 것이다. 우리 몸과 관련해서는 이 과정을 '분비 단계'라고 부른다.

2. 분비 단계

병원체들은 이미 정착을 해서 염증 병소病所를 형성한다. 사방에서 조직액(임파액)이 흘러들어오고, 우리는 그 조직이 부어오르는 것을 경험하며 대부분 팽팽하게 긴장되어 있는 것을 느낀다. 우리의 정신적 갈등을 이 두 번째 단계까지 추적해보면, 여기서도 긴장이 늘어난다. 우리의 모든 주의력이 이 새로운 문제점에 집중된다. 우리는 더 이상 다른 것에 대해 생각할 겨를이 없다. 그 문제는 우리를 밤낮없이 따라다니며 괴롭힌다. 우리는 그 외의 테마에 관해서는 한 마디도 언급하지 않는다. 우리의 모든 생각은 쉴 새 없이 이 단 한 가지의 문제점을 중심으로 돌아간다. 이런 식으로 거의 모든 정신적 에너지가 이 갈등 속에 흘러든다. 우리는 말 그대로 이 문제점을 키우고 부풀리며, 마침내 그것은 엄청나게 팽창해서 도저히 오를 수 없는 산처럼 우리 앞에 우뚝 서게 된다. 갈등은 우리의 모든 정신력을 동원시켰고, 거기에 묶어놓았다.

3. 방어 반응

우리 몸은 병원체(=항원)를 기반으로 개별적인 항체를 (피와 골수에서) 만들어낸다. 림프구와 과립 백혈구가 병원체를 에워싸는 벽, 소위 과립 백혈구 벽을 생성한다. 그리고 대식세포들이 병원체를 먹어치우기 시작한다. 말하자면 신체 영역에서의 전쟁이 한창 진행되고 있는 것이다. 적들은 포위되고 공격을 받는다. 갈등이 국지적 영역(제한전)에서 해결되지 않으면, 그것은 총동원 체제에 이르게 된다. 국민들 전체가 전쟁에 개입되어 있고, 그들의 활동 전체를 대결을 위해 투입한다. 몸속에서 우리는 이 상황을 발열로 경험한다.

4. 발열

저항 세력의 공격으로 병원체는 파괴되고, 그때 방출되는 독이 발열 반응을 불러온다. 발열이 일어나면 몸 전체가 이 한정된 부분의 염증에 대해 온몸의 체온을 올림으로써 대응한다. 체온이 1도 오를 때마다 신진대사율은 두 배로 늘어나며, 여기서 발열이 방어 과정을 어느 정도로 심화시키는지 알아챌 수 있다. 이 때문에 어떤 민족의 속담에는 "열이 건강에 좋다"는 말도 있는 것이다. 이렇게 체온의 상승은 병의 진행 속도와 상관관계에 있다. 이 때문에 체온을 떨어뜨리는 모든 조처는 발열이 치명적인 한계치에 이르는 경우로 침착하게 제한해야 하며, 체온이 올라간다고 매번 극도로 불안에 떨며 일부러 낮춰서는 안 되는 것이다.

정신적 영역에서 갈등은 이 단계에서 우리의 모든 활기와 모든 에너지를 소모해버렸다. 신체의 발열과 정신적 흥분 사이의 유사성은 너무나 두드러져 보인다. 그렇기 때문에 우리는 어떤 일에 대해 **열을 낸다**(학수고대 한다)거나 우리가 **열에 들뜬**(열렬한) 기대나 긴장에 차 있다고도 말하는 것이다. 그래서 우리가 흥분하면 몸이 후끈거리고, 심장 박동이 빨라지고, 얼굴이 새빨개지는 것이다(그것이 사랑이든 분노든 상관없이…). 우리는 흥분하면 땀을 흘리고, 긴장하면 몸을 떤다. 이 모든 것은 결코 유쾌한 일은 아니겠지만 건강에는 좋다. 왜냐하면 발열은 건강에 좋을 뿐더러, 갈등과 대결하는 것은 건강에 더욱 좋기 때문이다. 그럼에도 불구하고 사람들은 발열이든 갈등이든 할 것 없이 모두 가능한 한 미리 방지하려고 어디서든 노력한다. 게다가 또한 그것을 억제하는 요령을 자랑스럽게 여기기까지 한다(억제하는 것이 그토록 재미있는 일이 아니기만 바랄 뿐!).

5. 해열(해결)

우리 몸의 저항 세력이 이겼다고 가정해보자. 저항 세력은 이물질을 몰아냈고, 부분적으로는 체내로 흡수했기(먹어치웠다!) 때문에 항체와 병원체는 괴멸되었다. 그 결과가 누런 고름이다(양측 모두 손실을 입었다!). 병원체는 변형되고 약화된 형태로 우리 몸을 떠난다. 하지만 우리 몸도 그 일을 통해 변화를 겪었다. 왜냐하면 몸은 이제 a) 병원체의 정보를 얻게 되었기 때문이다 — 이것을 우리는 '개별 면역성'이라 부른다. 그리고 b) 몸의 저항력 전체가 단련되었고, 따라서 강화되었다 — 이것은 '일반 면역성'이라 불린다. 군사적으로는 양쪽 모두 손실을 입기는 했지만 그래도 한쪽이 승리한 것이 여기에 해당된다. 그럼에도 승자는 이 전투에서 전력이 강화된 것으로 평가받는다. 왜냐하면 적들에 대한 대비를 하게 되었으며, 이제 적을 잘 알고 있고, 앞으로도 그 적에게 개별적으로 대처할 수 있기 때문이다.

6. 죽음

그러나 이런 대결에서 병원체가 승리를 거두는 일도 있을 수 있으며, 이것은 환자의 죽음을 초래한다. 우리가 이 결과를 더 불리한 해결책으로 여기는 것은 순전히 우리의 일방적인 편견 때문이다. 여기서도 사정은 축구 경기를 볼 때와 같다. 중요한 것은 오로지 사람들이 어떤 팀을 응원하는가에 달려 있는 것이다. 어느 측이 승리를 차지할 것인지와 상관없이 승리는 승리일 뿐이다. 그리고 이 경우에도 전쟁은 끝난 것이다. 이번에도 환호성은 대단하게 울려 퍼지지만, 다만 상대측의 환호성이다.

7. 만성화

양측 어느 편도 갈등을 자신의 뜻에 맞게 해소하지 못한다면, 병원체와 저항 세력 사이에는 타협이 이루어진다. 병원체는 승리하지(죽음을 불러오지) 못한 채 몸속에 머물지만, 또한 우리 몸에 의해 제압당하지도 않았다[이것은 restitutio ad integrum(원상으로 복구되다)라는 의미에서의 치유다]. 우리는 만성화되는 모습을, 그러니까 계속 골골 거리는 모습을 보인다. 증상과 관련해서 이것은 림프구와 과립 백혈구, 항체의 수가 꾸준히 증가하는 것에서, 그리고 적혈구 강하 속도(BSG)가 약간 높아지고 체온이 상승하는 것에서 드러난다. 한꺼번에 싹 제거되지 못한 이 상황은 우리 몸속에 병소를 형성하는데, 이제 여기에 에너지가 늘 묶여 있어서 나머지 기관들에서는 에너지가 부족해진다. 환자는 지치고, 피로하고, 기력이 없고, 의욕이 없고, 무감각하다는 느낌이 든다. 그는 아주 아프지도 않고, 아주 건강하지도 않다. 이것은 진정한 전쟁도 아니고, 진정한 평화도 아닌 바로 '타협'인 것이다. 그리고 그 목적은 이 세상의 모든 타협이 그렇듯이 시간을 끄는 것이다. 타협은 비겁한 사람들이 소중하게 여기는 목표다. 이들은 '미온적인 사람들'(예수는 말했다. "나는 그들에게 내 입에 든 침을 뱉고 싶다. 뜨겁든지, 아니면 차갑든지 분명한 태도를 보이라")이라서, 항상 자신의 행동의 결과와 거기에 따라 자신이 떠맡아야 할 책임에 대해 불안해한다. 그러나 타협은 결코 해결이 아니다. 왜냐하면 타협은 양극 사이의 완전한 균형을 이루지도 않으며, 하나로 합칠 힘도 없기 때문이다. 타협은 계속되는 분쟁이며, 따라서 정체 상태를 의미한다. 군사적으로 이것은 제1차 세계대전 때의 참호전에 해당된다. 참호전은 에너지와 물자를 계속 소모시켰으며, 그로써 경제와 문화 같은 다른 모든 분야를 엄청나게 약화 내지 마비시켰다.

정신의 영역에서 이 만성화는 장기적 갈등에 해당된다. 사람들은 갈등에 휘말려서 어떤 결정을 이끌어낼 용기도 기력도 찾지 못한다. 모든 결정에는 희생이 따른다. 우리는 한 번에 오직 이것 아니면 저것 한 가지만 할 수 있는 것이다. 그리고 이 불가피한 희생은 불안감을 불어넣는다. 그래서 많은 사람이 자신의 갈등 속에 꼼짝없이 갇혀 이쪽 아니면 저쪽 극이 승리하도록 해줄 수가 없는 것이다. 그들은 끊임없이 어떤 결정이 옳고 어떤 결정이 그른지 신중하게 검토한다. 그러나 심오한 의미에서 옳은 것과 그른 것은 존재하지 않는다는 사실은 깨닫지 못한다. 왜냐하면 언젠가 온전해지려면 우리는 어차피 양쪽 극이 다 필요하기 때문이다. 하지만 우리는 그것들을 양극성 속에서는 동시가 아니라 하나씩 차례차례 실현할 수 있다. 그래서 우리는 한쪽을 가지고 시작한다. 우리는 결정을 내리는 것이다!

모든 결정은 부담을 덜어준다. 그러나 만성화된 장기적 갈등은 끊임없이 에너지를 뺏어가기만 한다. 이것은 정신적으로도 의욕 상실과 무기력 그리고 심하면 좌절까지 불러오기도 한다. 그러나 우리가 고심 끝에 갈등의 한쪽 극을 택하기로 결정을 내리면, 금세 거기서 남아도는 에너지를 알아차리게 된다. 우리 몸이 감염을 겪고 강해지는 것과 마찬가지로, 정신도 갈등을 겪을 때마다 매번 강하게 단련된다. 왜냐하면 문제와 대결을 벌임으로써 정신은 깨달음을 얻었으며, 내면에서 서로 대립되는 두 개의 극과 씨름함으로써 자신의 한계를 넓혔고, 그렇게 해서 의식이 더욱 분명해졌기 때문이다. 우리는 갈등을 이겨낼 때마다 그 수확으로 어떤 정보(관념화)를 얻게 된다. 이 정보는 개별 면역성과 마찬가지로 인간들에게 앞으로 동일한 문제를 피해를 입지 않고 다룰 수 있는 능력을 부여해준다.

그 외에도 매번 갈등을 이겨낼 때마다 인간은 대체로 갈등을 더 효과적이고 더 용기 있게 처리할 수 있는 법도 깨닫게 된다. 이것은 우리 몸속의 일반 면역성에 해당될 것이다. 신체 영역에서 모든 해결이 매번 특히 상대방에게 큰 희생을 치르게 만드는 것과 마찬가지로, 정신 영역에서도 결정을 내릴 때 상당한 희생을 감수해야 한다. 여기에 이르면 지금까지 지녀왔던 너무나 많은 견해와 생각, 좋아하게 된 많은 생활 태도와 몸에 밴 습관을 포기해야 하는 것이다. 하지만 새로움은 전부 낡은 것이 죽어 없어지는 것을 전제로 한다. 비교적 큰 염증 병소가 우리 몸에 자주 흉터를 남기듯이, 정신에도 때로는 흉터가 남게 된다. 우리는 이것을 나중에 돌이켜보면서 우리 인생에서 깊게 밴 자국에 대한 기억으로 간주한다.

이전에는 모든 부모가 자식이 어떤 소아병(모든 소아병은 염증을 일으키는 병이다)을 이겨내고 나서 몰라보게 성숙해지고 발전했다는 사실을 알고 있었다. 어린아이는 소아병을 앓고 난 후로는 더 이상 이전과 같지 않았다. 병은 그 아이를 '성숙'이라는 의미에서 바꿔놓았다. 그러나 단지 소아병만 성숙하게 해주는 것은 아니다. 우리 몸이 염증을 일으키는 병을 이겨낼 때마다 강인해지는 것과 마찬가지로, 인간도 갈등을 극복하고 나면 매번 더욱 성숙해진다. 왜냐하면 어렵고 힘든 과제만이 강하고 유능하게 만들어주기 때문이다. 모든 위대한 문화는 엄청난 도전을 이겨냄으로써 생겨났으며, 찰스 다윈조차도 진화의 원인을 주변 여건을 성공적으로 극복한 것에서 찾았다(이러한 지적을 한다고 해서 다윈의 진화론을 인정한다는 것은 아니다!).

"전쟁은 만물의 아버지다"라고 헤라클레이토스[2]는 말했다. 그리고 이 문장을 올바로 이해한 사람은 이 격언이 가장 근본적인 지혜들 중 하나를 표현하고 있다는 사실을 알게 된다. 전쟁, 갈등, 양극들의 긴장은 생명의 에너지를 제공하며, 오직 그렇게 해서만 진전과 발전을 이룰 수 있다. 이런 말은 늑대들이 양의 껍질을 뒤집어쓰고서, 이 위장을 통해 그들의 억압된 공격 성향이 평화에 대한 사랑이라고 내세우는 시대에는 위험하고 오해의 소지도 있어 보인다.

우리가 염증이 진행되는 상황을 단계별로 전쟁 양상과 비교했던 것은 의도적인 일이었다. 그래야만 우리가 다루는 테마에 — 어쩌면 설명 내용에 대해 고개를 끄덕이며 대충 넘어가지 않도록 해줄 수 있는 — 날카

---

[2] 기원전 540(?)~기원전 480(?), 고대 그리스의 사상가로 소크라테스가 나타나기 전 시대의 주요 철학자다. 불이 만물의 근원이라고 주장했으며, 대립물의 충돌과 조화, 다원성과 통일성의 긴밀한 관계 등에 주목했다. _ 옮긴이 주

로운 맛이 생겨나기 때문이다. 우리는 지나칠 정도로 갈등을 혐오하는 그런 시대와 문화 속에서 살고 있다. 사람들은 모든 영역에서 갈등을 피하려고 노력한다. 그러면서 이런 태도가 그 모든 관념화에 저항한다는 사실은 알아차리지 못한다. 인간은 양극적인 세계 속에서 사는 한 기능과 관련된 조처를 통해 갈등을 피하는 것이 불가능하다. 하지만 바로 이 때문에 그러한 시도는 갈등의 분출을 갈수록 복잡하게 다른 영역으로 옮겨놓는 결과를 불러오는 것이다. 이 영역에서는 내적인 연관성을 어느 누구도 깨닫지 못하게 된다.

우리가 다루는 염증을 일으키는 병이 이것을 보여주는 좋은 사례다. 비록 우리가 위의 설명에서 공통점을 인식하기 위해 갈등의 구조와 염증의 구조를 나란히 한꺼번에 살펴봤지만, 이 둘은 인간의 내면에서 결코 (혹은 거의) 동시에 진행되지는 않는다. 오히려 한쪽 영역이 다른 영역을 이것 아니면 저것이라는 의미에서 대체한다. 어떤 충동이 의식의 방어막을 뚫고 들어와 인간에게 어떤 갈등을 자각시키는 데 성공했다고 하자. 이렇게 간략하게 설명한 갈등의 처리 과정은 오로지 인간의 정신 속에서만 일어나며, 일반적으로는 그 어떤 신체상의 감염도 생겨나지 않는다. 하지만 그 인간이 부자연스럽게 유지되고 있는 자신의 온전한 세계를 위태롭게 만들지도 모르는 모든 것을 거부함으로써 갈등에 대해 개방적인 태도를 보이지 않는다면, 그 갈등은 몸 쪽으로 밀려나가 신체의 영역에서 염증으로 발견되지 않을 수 없다.

염증은 물질 영역에서의 갈등이다. 따라서 우리는 자신의 염증을 일으키는 병을 대강 살펴본 뒤, "나는 염증을 일으킬만한 아무런 갈등도 없었는데"라는 결론을 내리는 실수를 범해서는 안 될 것이다. 바로 이렇듯 갈등을 보지 않는 태도 때문에 병에 걸리는 것이다. 이런 식으로 근거를 따져보겠다면 그냥 한번 훑어보는 것보다 더 많은 노력이 필요하다. 거의 언제나 염증이 몸에 불편을 끼치는 것만큼이나 정신에 심한 불쾌감을 주는 통렬한 정직성이 필요하다. 그러나 바로 이 불편한 심기를 우리는 항상 피하고 싶어 한다.

갈등은 우리가 어떤 영역을 통해 경험하든 항상 괴로운 것이 사실이다. 그것이 전쟁이든, 마음속의 반항이든, 아니면 질병이든 상관없이 결코 기분 좋은 것은 아니다. 그러나 기분 좋은 것이냐 아니냐는 우리의 논증이 허용되는 측면이 아니다. 왜냐하면 우리가 일단 어떤 것도 피할 수 없다는 사실을 인정하게 되면, 이런 문제는 전혀 제기되지도 않기 때문이다. 정신적으로 감정의 분출을 결코 허용하지 않는 사람에게는 몸에서 분출(농양)이 일어난다. 우리가 이런 상황에 대해 더 기분 좋은 것이냐 혹은 더 나은 것이냐의 문제까지 제기할 수 있을까? 병은 정직해지도록 만든다!

모든 영역에 걸쳐 갈등을 예방하려는 이 시대의 칭송받는 노력들도 결국 모두 정직한 것이다. 지금까지 논의했던 내용을 배경으로 하면, 우리는 감염을 일으키는 병을 퇴치하려는 지금까지의 성공적인 노력들도 분명 새로운 시각으로 보게 될 것이다. 감염을 물리치려는 노력은 물질의 영역에서 갈등을 저지하려는 노력이다. 아무튼 여기에 사용하는 무기에 대한 명칭은 정직하게 붙여졌다. 바로 **항생제**(antibiotika)가 그 이름이다. 이 말은 그리스어 anti(저항)와 bios(생명)라는 두 단어가 결합된 것이다. 따라서 항생제는 "생명에 저항하는 것을 목적으로 하는 물질"이다 — 이것은 정직성을 보여준다!

이 항생제가 생명에 해롭다는 사실은 두 가지 측면에서 옳다. 우리가 갈등이 발전, 즉 생명의 실질적 원동력이라는 사실을 기억한다면, 어떤 갈등이든 그것을 억압하는 것은 전부 생명의 활력소 그 자체에 대한 공격이기도 하다.

그러나 더 엄밀한 의학적 의미에서도 항생제는 생명에 해가 된다. 염증은 급성으로, 즉 신속하고도 실질적으로 문제점을 해결하라는 의미가 된다. 이것을 통해 무엇보다 톡신이 고름으로 변해 몸 밖으로 빠져나가게 된다. 이 정화 과정이 항생제의 사용으로 장기간에 걸쳐 자주 중단되면, 결과적으로 발생하는 톡신은 몸속(대부분 결체조직 속)에 쌓이지 않을 수 없다. 이것이 수용 한계를 초과하면 암이 진행됨으로써 악화된다. 쓰레기통 효과가 일어나는 것이다. 우리는 쓰레기통을 자주 비울 수도 있고(감염), 아니면 쓰레기를 계속 쌓아두어 마침내 그 속에서 발생한 독자적인 생명체가 집안 전체를 위험하게 만들도록 할 수도 있다(암). 항생제는 그 약을 복용하는 사람이 스스로의 노력으로 얻어낸 것이 아닌 이 물질이다. 따라서 항생제는 그 사람이 병환으로 얻게 되는 원래의 결과물, 즉 대결을 통해 늘어나는 깨달음을 부당하게 뺏어가는 것이다.

이러한 관점에서 우리는 '예방 접종'이라는 테마도 간략히 살펴봐야 할 것이다. 우리는 접종에 두 가지 기본 방식이 있음을 알고 있다. 직접적인 면역과 간접적인 면역이 그것이다. 간접적인 면역의 경우에는 다른 몸체에서 형성된 항체가 투여된다. 이러한 형태의 예방 접종은 어떤 병이 이미 발생했을 때 사용된다(예로는 파상풍 병원체를 막기 위한 테타감Tetagam이 그것이다). 정신적인 영역에서는 이미 정해진 문제 해결책, 계명, 도덕 규정을 받아들이는 것이 여기에 해당될 것이다. 사람들은 남들의 이상적인 해결 방안을 슬쩍 이용함으로써 자신이 직접 겪어야 할 모든 대결과 경험을 피한다. 이것은 편리한 길(수단)이지만, 거기에는 이동이 빠져 있기 때문에 결코 올바른 길이 아니다.

직접적인 면역의 경우 약화된(독성을 줄인) 병원체가 투여되어 우리 몸이 이 자극을 근거로 스스로 항체를 형성할 수 있게 한다. 이러한 형태에는 소아마비 접종, 천연두 접종, 파상풍 예방을 위한 테타놀Tetanol 등과 같은 모든 예방 접종이 포함된다. 이 방법은 정신적 영역에서는 위험하지 않은 상황에서 갈등을 해결하는 연습에 해당된다(군사적으로는 기동 훈련인 셈이다). 여러 가지 교육 서비스와 집단 치료법 중 대부분도 이 영역에 속한다. 갈등 해결 전략들은 위험이 약해진 상황에서 배우고 습득되어야 한다. 그러면 사람들은 심각한 갈등을 더욱 주의 깊게 다룰 수 있게 된다.

지금까지 살펴본 이 모든 성찰은 어떤 문제를 해결하는 특효약으로 잘못 받아들여져서는 안 될 것이다. "우리가 예방 접종을 받아도 좋으냐, 아니냐?" 혹은 "항생제는 우리가 절대 사용해서는 안 되느냐?" 하는 문제가 중요한 것은 아니다. 결국 우리가 무엇을 하느냐는 자신이 무엇을 하고 있는지 알고 있다면 전혀 상관없는 일이기 때문이다! 의식하고 있다는 것은 우리가 관심을 가지는 것이지, 미리 정해진 계명이나 금지 사항을 의미하는 것이 아니다.

"몸에서의 발병이 근본적으로 어떤 정신적 작용을 대체할 수 있느냐?" 같은 질문을 하는 사람도 분명 있을 것이다. 이 질문에 답변하기는 쉽지 않다. 왜냐하면 생각 속에서 정신과 신체를 구분하는 것은 이론상의 방책에 지나지 않기 때문이다. 그러나 실제로는 정신과 신체는 결코 그토록 분명하게 구분되어 체험될 수 없다. 몸속에서 어떤 일이 진행되고 발생하더라도, 우리는 그것을 항상 우리의 의식, 즉 정신으로도 경험하기 때문이다. 우리가 망치로 엄지손가락을 내려칠 때, 우리는 엄지손가락이 아프다고 말한다. 그러나 이것은 완전히 맞는 말은 아니다. 왜냐하면 통증은 오로지 의식 속에만 있는 것이지, 엄지손가락에 있는 것이 아니기 때문이다. 우리는 단순히 '통증'이라는 정신적인 감각을 엄지손가락으로 투사하는 것뿐이다.

특히 통증은 의식에서 오는 현상이기 때문에, 우리는 관심 분산, 최면, 마취, 침술을 이용해 그것에 아주 충분히 영향을 미칠 수 있다(이 주장이 과장되었다고 여기는 사람은 환지통 현상을 떠올려보기 바란다!). 우리가 몸에서 진행되는 병을 통해 경험하고 시달리는 모든 것은 전적으로 우리의 의식 속에서 일어난다. '정신적'이라거나 '신체적'이라는 구분은 오로지 투사면에만 관련되어 있다. 누군가가 상사병에 걸렸다면, 그는 자신의 감정을 비신체적인 것, 즉 사랑으로 투사한다. 반면에 편도선염에 시달리는 사람은 자신의 감정을 목으로 투사하는 것이다. 그러나 이 두 사람은 오직 자신의 정신 속에서만 참아낼 수 있다. 물질은 ─ 따라서 우리 몸도 ─ 항상 투사면으로만 이용될 수 있을 뿐이다. 몸 그 자체는 결코 어떤 문제가 일어나는 곳이 아니며, 따라서 어떤 문제가 해결될 수 있는 곳도 아니다. 우리 몸은 투사면으로서 더 나은 인식을 얻기 위한 이상적인 수단이 될 수는 있지만, 해결책은 오직 의식만이 찾아낼 수 있다. 그러므로 신체에서 일어나는 모든 병의 과정은 단순히 상징적으로 문제를 처리하는 것을 보여줄 뿐이다. 그것을 통해 늘어난 깨달음은 의식을 풍성하게 해주기 위한 것이다. 이것은 또한 병을 겪고 나면 매번 성숙의 단계가 찾아오는 이유이기도 하다.

그러므로 어떤 문제점을 신체적으로 처리하는 것과 정신적으로 처리하는 것 사이에서는 주기적인 반복 현상이 나타난다. 어떤 문제점이 오로지 의식만으로는 해결될 수 없다면, 우리 몸이 물질적 보조 수단으로 투입된다. 이 해결되지 못한 문제점은 몸속에서 상징적 형태로 생생하게 표현되는 것이다. 그때 얻어지는 경험을 통한 학습 효과는 병이 극복된 후에 정신으로 되돌려진다. 그런데 정신이 이렇게 습득한 경험에도 불구하고 여전히 그 문제점을 깨달을 수 없다면, 그것은 추가로 응용할 수 있는 경험들이 모이도록 하기 위해 또다시 몸 쪽으로 밀려 내려간다. 이러한 주기적인 변화는 쌓인 경험들을 통해 의식이 그 문제점이나 갈등을 완전히 해결할 수 있을 때까지 반복된다.

이 과정을 우리는 다음과 같은 비유를 통해 생생하게 그려볼 수 있을 것이다. 한 학생이 암산을 배워야 한다. 우리는 그에게 어떤 과제(문제점)를 준다. 그 학생이 과제를 머릿속에서 풀 수 없다면, 우리는 그에게 도움을 주기 위해 주판(물질)을 손에 쥐여준다. 그는 이제 그 문제점을 주판으로 투사하고, 이 우회적 수단을 통해 문제점을 해결할 수 있다(더구나 머릿속에서도 말이다). 우리는 그 후에 그에게 이번에도 주판 없이

풀어야 하는 또 다른 과제를 준다. 그것을 풀지 못하면 그는 또 다시 그 '보조 수단'을 받는다. 그리고 이것은 그가 마침내 주판을 포기해도 좋을 때까지 계속된다. 왜냐하면 그는 이제 그 과제를 — 물질적 보조 수단 없이 — 머릿속으로 계산할 수 있기 때문이다. 결국 계산은 항상 머릿속에서 이루어지는 것이지, 주판 위에서 일어나는 일이 결코 아니다. 그러나 문제점을 볼 수 있는 영역으로 투사하는 것은 경험을 통해 깨닫는 과정이 쉽게 이루어지도록 해준다.

내가 이 논점을 이토록 상세히 설명하는 이유는 신체와 정신 사이의 이 연관성을 제대로 이해함으로써 우리가 결코 당연하게 여기지 않는 결론 하나가 나오기 때문이다. 말하자면 우리 몸은 어떤 문제점이 해결될 수 있는 장소가 아니다! 하지만 정통 의학 전체는 바로 이 길로 나아간다. 모두가 홀린 듯이 신체에서 일어나는 일을 자세히 살피면서, 병든 상태를 신체 영역에서 해결하려고 한다.

그러나 여기에는 해결할 수 있는 것이 전혀 없다. 이것은 위에서 예를 든 학생이 문제를 풀기 힘들 때마다 주판을 개조하려고 시도하는 것과 똑같다 할 것이다. 인간이라는 깨달음은 의식 속에서 일어나는 것이며, 몸을 통해 반영된다. 거울을 제아무리 닦아봐도 그 속에 비춰지는 모습에는 변함이 없다(신이 있다면, 그것은 아주 간단한 일일 테지만!). 우리는 거울 속에서 초래된 모든 문제점의 원인과 해결책을 찾는 일을 그만두고, 오히려 그 거울을 우리 자신을 올바로 인식하는 데 사용해야 할 것이다.

감염 = 물질로 변한 갈등

자주 염증을 일으키는 사람은 갈등을 피하려고 노력한다.
염증을 일으키는 병에 걸렸다면 다음과 같은 점들을 따져봐야 한다.

1. 내 삶에서 일어나는 어떤 갈등을 알아보지 못하는가?
2. 나는 어떤 갈등을 회피하는가?
3. 나는 스스로에게 어떤 갈등이 일어나고 있는지를 인정하고 있지 않는가?

갈등이라는 테마를 찾아내려면 해당 기관이나 신체 일부의 상징적 표현에
세심한 주의를 기울여야 한다.

2. 방어 체계

방어한다는 것은 **받아들이지 않는다는** 뜻이다. 방어의 반대쪽 극은 사랑이다. 우리는 사랑을 지극히 다양한 시각에서 지극히 다양한 영역에 걸쳐 정의할 수 있다. 하지만 모든 형태의 사랑은 언제까지나 받아들이는 행위로 단순화될 수 있다. 사랑 속에서 인간은 자신의 경계를 허물고 지금까지 그 밖에 있던 것을 안으로 받아들인다. 우리는 이 경계를 보통 자아(에고^{ego})라고 부르며, 자신의 정체성 밖에 있는 모든 것을 타자(비-자아)로 인식한다. 사랑을 하면 이 경계는 타자를 받아들이기 위해 스스로 열린다. 그래야 타자가 하나로 합쳐지면서 자아가 되기 때문이다. 우리는 경계를 설정하는 곳이라면 어디서든 사랑을 나누지 않는다. 우리가 안으로 받아들이는 곳이라면 어디서든 사랑을 나눈다. 프로이트의 시대 이후 우리는 '방어 체계'라는 말을 사용한다. 이것은 우리의 잠재의식에서 생겨나는 위험해 보이는 내용이 침투하는 것을 저지하려는 그런 의식의 활동을 가리키는 것이다.

이 자리에서 우리가 '소우주 = 대우주'라는 비유를 눈앞에서 놓치지 않는 것이 다시금 중요하다. 왜냐하면 주변 환경에서 구체적으로 드러나는 어떤 것을 거절하고 방어하는 것은, 모두 항상 정신 내의 거부감이 외면으로 드러나는 것이기 때문이다. 모든 방어는 경계를 강조하기 때문에 우리의 자아를 안정시켜준다. 이 때문에 인간은 거절하는 것을 항상 승낙하는 것보다 훨씬 더 편하게 느끼는 것이다. 거절하고 저항할 때마다 우리는 우리의 자아인 경계를 알아보게 된다. 반면에 이 경계는 남들과 '의견 일치'를 볼 때마다 모호하게 흐려진다. 이때는 우리 자신을 알아보지 못한다. 방어 체계가 무엇인지 글로 보여주기는 힘들다. 왜냐하면 우리가 어떤 식으로 설명하더라도 사람들은 이 방어 체계를 기껏해야 남들에게서 알아차릴 뿐이기 때문이다. 방어 체계는 우리가 완전해지지 못하도록 방해하는 것의 총합이다! 깨달음에 이르는 길은 이론상으로는 다음과 같이 간단하게 나타낼 수 있다. 존재하는 모든 것은 선한 것이다. 존재하는 모든 것을 좋아하도록 하라. 그러면 그대는 존재하는 모든 것과 하나로 합쳐진다. 이것이 사랑의 길이다.

위의 글을 읽을 때 '그래 — 하지만…'이라는 생각이 떠오른다면, 이 하나하나가 모두 방어인 것이다. 그리고 이것은 우리가 하나로 합쳐지는 것을 방해한다. 이제부터 아무리 경건하고 재치 있고 고귀한 이론들조차 서슴없이 자신의 경계를 구분하는 데 사용하는 우리 자아의 갖가지 다채로운 책동이 시작된다. 이렇게 우리는 세상 사람들이 벌이는 책동을 계속 이어가는 것이다.

통찰력 있는 사람들은 만약 존재하는 모든 것이 선한 것이라면, 방어하는 것도 역시 선한 것이어야 한다고 이의를 제기할지도 모른다. 옳은 말이다. 그것 역시 선한 것이다. 왜냐하면 방어는 우리에게 양극적인 세계에서는 너무나 많은 충돌이 일어난다는 것을 알아차리게 함으로써 우리가 인식을 통해 나아가도록 해주기 때문이다. 그러나 방어는 결국 사용됨으로써 스스로 불필요해질 수밖에 없는 방책 중 하나에 지나지 않는다. 이와 똑같은 의미에서 병도 나름대로 정당성이 있다. 그런데도 우리는 그것을 언젠가 치유로 바꿔놓으려 한다.

정신적 방어는 위험한 것으로 분류되고, 따라서 자각의식으로 올라가는 것이 저지되어야 하는 우리 내면의 의식에 관한 것들에 맞서 싸운다. 마찬가지로 신체적 방어도 병원체 혹은 독소로 불리는 '외부의' 적들에 저항한다. 그런데 우리는 스스로 만든 가치 체계들을 이리저리 마구잡이로 적용하는 데 습관이 들어 있어서, 우리는 거의 언제나 이 표준들이 절대적인 것이라고까지 믿을 정도다. 하지만 우리가 적이라고 공언한 적을 제외하면 적은 전혀 없다(우리는 다양한 식이요법 신봉자들이 해가 되는 음식들을 자기들 마음대로 정하는 우스꽝스러운 책동을 확연하게 관찰할 수 있다. 여기서는 한쪽 계통은 엄청나게 해가 되는 것으로 공언하고, 반면에 다른 계통은 건강에 매우 좋다고 권하는데, 이런 계통에 해당되지 않는 음식은 거의 없다. 우리는 특별히 다음과 같은 식이요법을 추천하겠다. 영양 섭취를 다루는 모든 서적을 철저하게 읽고 나서, 재미있다고 생각되는 것은 아무 것이나 받아들이도록 하라). 일부 사람들에게서는 그런 자기중심적인 '적' 관념이 워낙 기발해 보여서 우리는 그들이 병에 걸렸다고 단언할 수 있을 정도다. 바로 알레르기 환자들이 그들이다.

알레르기

알레르기는 해롭다고 인식되는 물질에 대한 과민 반응이다. 우리 몸의 생존 능력과 관련시켜볼 때 신체 특유의 방어 체계는 전적으로 그 정당성을 가지고 있다. 우리 몸의 면역 체계는 알레르기 원인 물질에 대항하는 항원을 형성함으로써 해로운 침입자들을 막는 ─ 신체의 입장에서 ─ 합리적인 방어전을 수행한다. 알레르기 환자에게서는 그 자체로는 유용한 이 방어전이 지나치게 과장된다. 그는 중무장을 갖추고 '적' 관념을 점점 더 많은 분야로 확대시킨다. 갈수록 많은 물질이 해로운 것으로 선언되고, 이 때문에 그토록 많은 적에 효과적으로 대처할 수 있도록 더욱 강력한 무장을 갖추게 된다. 하지만 군사 분야에서 중무장이 항상 강한 공격 성향의 표시이듯이, 알레르기 반응도 심한 거부감과 몸속에 억압되어 있던 공격 성향의 표출이다. 알레르기 환자는 공격 성향 관련 문제가 있지만, 자신에게서 그것을 알아차리지 못한다. 따라서 거의 언제나 구체적으로 드러내지도 않는다.

(오해를 피하기 위해 다음 사실을 한 번 더 기억할 필요가 있다. 당사자 자신이 어떤 정신적 특성을 분명하게 깨닫지 못할 때, 우리는 그것을 억압된 정신적 특성이라고 부른다. 하지만 그가 이 특성을 아주 분명히 드러내는

일도 있을 수 있다 — 그럼에도 이 특성 자체를 보지 못하는 것이다. 그러나 또한 이 특성이 워낙 철저히 억압되어 있어서 그가 그것을 더 이상 드러내지 못하는 일도 있을 수 있다. 따라서 공격적인 사람뿐 아니라 아주 유순한 사람 역시 자신의 공격 성향을 억압했을 가능성도 있는 것이다!)

알레르기는 공격 성향이 의식에서 몸속으로 밀려났기 때문에 이제는 몸속에서 맹렬히 날뛰는 것이다. 이제 환자는 하고 싶은 대로 방어하고, 공격하고, 맞서 싸우고 제압한다. 적들이 너무 빨리 사라져버려서 이 신나는 일이 너무 빨리 끝나지 않도록 하기 위해, 지극히 하찮은 대상들도 '적'으로 선언된다. 꽃가루, 고양이나 말의 털, 먼지, 세제, 담배 연기, 딸기, 개, 토마토 등이 그것이다. 이 선택에는 제한이 없으며(알레르기 환자는 어떤 것을 선택하든 주저하는 법이 없다), 환자는 일단 유사시에는 그 어떤 것을 막론하고 맞서 싸우지만, 대개는 몇몇 상징성을 띤 단골 메뉴들을 특별히 선호한다.

공격 성향이 늘 불안과 얼마나 밀접하게 연관되어 있는지는 잘 알려져 있다. 사람들은 항상 자신이 불안해하는 것만 물리친다. 자주 거론되는 알레르기 원인 물질을 좀 더 자세히 살펴보면, 우리는 대체로 어떤 생활 영역이 알레르기 환자에게 그토록 엄청난 불안을 불어넣기에 그가 어떤 상징성을 보일 정도로 그것을 몰아내려고 분투하는지 쉽게 알아내게 된다. 이 중에서 높은 자리를 차지하는 것은 가축의 털, 무엇보다 고양이 털이다. 고양이의 털가죽(털가죽이 전반적으로 그러하듯이)에 대해 사람들은 쓰다듬고 애무하는 것을 연상한다. 그것은 부드럽고 포근하며 몸에 달라붙지만, 그럼에도 '야성적'이다. 그것은 사랑에 대한 상징이며, 성적인 연관성도 가진다(아이들이 침대 속으로 함께 데려가는 애완동물들을 비교해보라). 토끼의 털가죽도 성질이 이와 비슷하다. 말의 경우에는 충동적인 요인들이 더 강하게 강조되며, 개에게서는 공격적인 요인들이 강조된다. 그러나 이 차이들은 미미하며, 별반 중요하지도 않다. 왜냐하면 상징은 결코 분명한 경계를 가지고 있지 않기 때문이다.

모든 건초성 알레르기 환자가 가장 자주 언급하는 알레르기 원인 물질인 꽃가루도 이와 동일한 영역을 대표한다. '제철을 맞이한' 봄이 건초성 비염 환자들이 가장 많이 '시달리는' 그런 계절이기도 한 것과 마찬가지로, 꽃가루는 결실과 번식의 상징이다. 알레르기의 원인이 되는 짐승의 털과 꽃가루는 '사랑', '성욕', '충동', '다산성'이라는 테마들이 불안으로 가득 채워져 있으며, 그 때문에 그들이 적극적으로 방어한다는, 즉 받아들이지 않는다는 사실을 우리에게 알려준다.

집안 먼지 알레르기를 통해 드러나는 더럽고 불결하고 불순한 것에 대한 불안도 이와 사정이 아주 비슷하다[지저분한(음탕한) 농담, 더러운 빨래를 빨다, 순수한 삶을 살다 등과 같은 표현들을 비교해보라]. 알레르기 환자는 알레르기 원인 물질을 피하려고 노력하는 것과 마찬가지로, 또한 그것에 해당되는 생활 영역도 피하려고 노력한다. 이때 사려 깊은 약물 치료와 주변 사람들이 흔히 그에게 도움을 준다. 여기서도 이 환자가 위세를 부리는 책동에는 아무런 제한이 없다. 가축들은 없애버려야 하고, 누구도 담배를 피워서는 안 된다 같은 게 받아들여진다. 주변 사람들에 대해 이렇게 전횡을 부림으로써 알레르기 환자는 잘 위장된 활동 영역을 찾아내 자신의 억압된 공격 성향을 드러나지 않게 실현하는 것이다.

이것을 치료하는 '탈감각화' 방법은 그 아이디어 측면에서 보자면 좋다. 다만 진정한 성공을 거두려면 그것을 신체적 영역이 아니라 정신적 영역에 적용해야 할 것이다. 왜냐하면 알레르기 환자는 자신이 회피하고 거부한 영역과 의식적으로 대결하는 법을 익히고, 마침내 그 영역을 자신의 의식 속으로 완전히 받아들이면서 그것을 자기 것으로 동화시킬 수 있을 때에만 치유될 수 있기 때문이다. 그런 환자가 방어 전략을 짜도록 우리가 지원해주는 것은 아무런 도움이 되지 않는다. 그는 자신의 적들과 화해해야 한다. 적들을 사랑하게 되어야 하는 것이다. 알레르기 원인 물질은 알레르기 환자에게 오직 상징적 작용만 할 뿐, 결코 물질적·화학적 영향은 미치지 않는다. 이 사실은 아무리 철저한 유물론자라도 알레르기가 발생하려면 항상 의식이 필요하다는 점을 깨닫는다면 분명히 이해할 수 있을 것이다. 그래서 마취 상태에서는 알레르기가 반응을 보이지 않으며, 마찬가지로 중증 정신 장애에 걸려 있는 동안에도 모든 알레르기가 사라진다. 이와는 반대로 단지 똑같아 보이도록 그려진 것들, 예를 들어 고양이의 사진이나 영화 속의 연기를 내뿜는 기관차만으로도 벌써 천식 환자의 경우에는 발작이 일어난다. 알레르기 반응은 알레르기 원인 물질과는 조금도 관계가 없다.

대부분의 알레르기 원인 물질은 성욕, 사랑, 다산성, 공격 성향, 추잡함 같은 생동감이 밖으로 드러나는 것이다. 이 모든 영역에서 생명력은 가장 활발한 모습을 보인다. 그러나 밖으로 드러나기를 갈망하는 바로 이 생동감이 알레르기 환자에게는 엄청난 불안을 불어넣는다. 그는 결국 생명을 적대시하는 태도를 보인다. 그가 꿈꾸는 이상은 균이 없고, 싹이 트지 않고, 열매가 맺어지지 않는 것, 그리고 충동과 공격 성향에서 벗어난 생활이다. 이것은 '생명'이라고 표현할 가치조차 거의 없는 그런 상태에 이른다. 그러므로 알레르기가 어떤 경우에는 치명적인 자기 면역 질환에까지 이를 수 있다는 것도 놀라운 일이 아니다. 이 질환에 걸리면 그토록 연약한 인간의 몸은 마침내 스스로 파멸에 이를 때까지 격렬한 공격을 한다. 그럴 때는 저항하는 것, 즉 스스로를 봉쇄하고 차단하는 것이 최고조에 이른다. 이것은 관 속에서 완전하게 성취된다 ─ 관은 진정한, 알레르기 원인 물질이 없는 방인 것이다….

알레르기 = 물질로 변한 공격 성향

알레르기 환자는 자기 자신에게 다음과 같은 질문을 해야 한다.

1. 나는 왜 내 공격 성향이 의식 속에 머물도록 허용하지 못하고, 그것을 억지로 끌어내어 내 몸을 고문하는 데 쓰는가?
2. 내가 어떤 생활 영역에 그토록 불안해서 그것을 피하는가?
3. 내 알레르기 원인 물질은 어떤 테마를 암시하는가? 성욕, 충동, 공격 성향, 번식, 지저분한 생활 영역이라는 의미에서의 추잡함인가?
4. 나는 내 주변 사람들을 마음대로 주무르기 위해 내 알레르기 반응을 얼마나 많이 이용하는가?
5. 내 사랑, 안으로 받아들이는 내 능력은 어떤 상태에 있는가?

3. 호흡

숨쉬기는 규칙적으로 반복되는 일이다. 숨쉬기는 '들숨'과 '날숨'이라는 두 국면으로 이루어져 있다. 호흡은 양극성의 법칙을 보여주는 좋은 사례다. 양극을 이루는 들숨과 날숨은 끊임없이 서로 바뀜으로써 하나의 리듬을 만들어낸다. 이때 한쪽 극은 그 반대쪽 극을 강제로 실현시킨다. 왜냐하면 들숨은 날숨을 쉬지 않을 수 없게 하고, 또 그 반대도 되기 때문이다. 우리는 이렇게 말할 수도 있을 것이다. 한쪽 극은 그 반대쪽 극의 존재의 기반에 의존한다. 왜냐하면 우리가 한쪽 국면을 없애면, 그 반대쪽도 사라지기 때문이다. 한쪽 극은 반대쪽 극을 보충하며, 이 둘이 합쳐져서 하나의 완전함을 이룬다. 호흡은 리듬이며, 리듬은 살아 있는 모든 것의 기반이다. 우리는 숨쉬기의 양쪽 극을 긴장과 이완이라는 개념으로 대체할 수도 있을 것이다. 들숨-긴장과 날숨-이완이라는 이 연관 관계는 우리가 한숨을 쉴 때 분명히 드러난다. 한숨에는 긴장을 불러오는 들이쉬는 한숨이 있고, 이완을 불러오는 내쉬는 한숨이 있다.

우리 몸과 관련하여 숨쉬기의 핵심적인 역할은 교환 작용이다. 들숨을 통해 공기 중에 포함된 산소가 적혈구에 공급되며, 날숨을 쉴 때 우리는 이산화탄소를 다시 내보낸다. 숨쉬기는 흡수와 배출, 받는 것과 주는 것이라는 양극성으로 이루어져 있다. 이로써 우리는 숨쉬기의 가장 중요한 상징성을 벌써 발견했다. 괴테는 다음과 같이 표현했다.

"숨을 쉬는 데는 두 가지 은총이 들어 있으니,

공기를 빨아들이고, 그것을 내보내며,

받아들이는 공기는 갑갑하게 만들고, 내쉬는 공기는 상쾌하게 해주니, 생명은 이토록 경이롭게 혼합되어 있도다."

모든 고대 언어는 호흡을 표현하는 데 영혼이나 정신을 나타내는 말과 같은 말을 사용한다. 라틴어에서 spirare는 '호흡하다'는 뜻이며, spiritus는 '영혼'을 의미한다. 이것은 독일어의 Inspiration(숨을 들이마심, 영감靈感)이라는 단어에서도 발견되는 동일한 어간이다. 이 단어는 말 그대로 '불어넣는다'는 뜻이며, 여기에는 '숨을 들이쉬는 것'과 '안으로 받아들이는 것'이 절대로 뗄 수 없는 관계로 결합되어 있다. 그리스어에서 Psyche는 '입김'과 '영혼'을 동시에 의미한다. 인도어에서 우리는 atman(숨을 쉼)이라는 단어를 발견하는데, 여기에 독일어 atmen(숨을 쉬다)과 동족 관계가 있다는 사실을 어렵지 않게 알아차릴 수 있다. 인도

어로 사람들은 완전함을 성취한 인간을 '마하트마'라고 부르는데, 이것은 말 그대로 '위대한 영혼'과 '큰 호흡'을 동시에 의미한다. 힌두교 교리에서도 우리는 호흡이 인도인이 prana(정기精氣)라고 부르는 실질적 생명력의 전달자라는 사실을 알게 된다. 성경의 창세기에는 하느님이 흙덩이로 빚은 형상에 당신의 고결한 숨결을 불어넣어 인간을 '살아 움직이는' 영혼을 가진 존재로 만들었다는 내용이 나온다.

이 비유는 물질로 이루어진 신체에 이 세상의 것이 아닌 어떤 것이 불어넣어지는 모습을 아주 잘 보여주고 있다. 그것은 바로 고결한 숨결이다. 창조된 천지만물의 영역 밖에서 온 이 숨결이 비로소 인간을 살아 움직이는, 영혼을 가진 존재로 만드는 것이다. 여기서 이미 우리는 호흡의 비밀에 아주 가까이 있다. 호흡은 원래 우리에게 속해 있지도 않고, 우리의 것도 아니다. 호흡이 우리 몸속에 들어 있는 것이 아니라, 우리가 그 호흡 속에 들어 있는 것이다. 호흡을 통해 우리는 지속적으로 형상을 초월한 것, 피조물을 초월한 어떤 것과 결합되어 있다. 호흡은 이 형이상학적인 영역(말 그대로의 의미로는 '자연의 이면에 숨어 있는 것'이다)과의 결합이 끊어지지 않도록 해준다. 우리는 호흡 속에서 마치 우리의 보잘것없고 한정된 존재를 훨씬 능가하는 거대한 자궁 속에 있는 것처럼 살아간다. 이 자궁은 생명이며, 우리가 설명할 수도 정의할 수도 없는 저 마지막 위대한 비밀이다. 우리는 생명에 대해 마음을 열고, 그것이 온몸을 관통하여 흐르게 함으로써 그것을 경험할 수 있을 뿐이다. 호흡은 이 생명이 우리에게로 흘러들어오는 탯줄이다. 호흡은 우리가 이 결합을 계속 유지하도록 해준다.

여기에 호흡의 중요성이 있다. 호흡은 인간이 완전히 관계를 끊고 홀로 틀어박혀 지내지 않도록, 자아의 경계를 전혀 통과할 수 없게 만들지 않도록 해주는 것이다. 인간이 제아무리 자신의 자아 속에 다시 고립되어 지내고 싶어 하더라도, 호흡은 비-자아와의 관계를 계속 유지하지 않을 수 없게 만든다. 우리는 우리의 적도 들이쉬고 내쉬는 공기와 똑같은 공기를 흡입한다는 사실을 분명히 깨달아야 한다. 식물과 동물이 호흡하는 것도 그것과 똑같은 공기다. 호흡은 우리가 계속 만물과 연결되게끔 해준다. 인간이 아무리 거리를 두려 해도 호흡은 인간을 그 모든 것과 연결시켜준다. 우리가 숨 쉬는 공기는 우리의 의지와는 상관없이 우리 모두를 서로 연결시켜준다. 그러므로 호흡은 '접촉' 그리고 '인간관계'와 어느 정도 관련이 있는 셈이다.

외부에서 들어오는 것과 자기 몸 사이의 이 접촉은 허파꽈리에서 일어난다. 우리의 허파는 약 70제곱미터의 내부 표면적을 가지고 있다. 여기에 비해 우리의 피부 면적은 1.5~2제곱미터에 지나지 않는다. 허파는 우리의 가장 큰 접촉 기관이다. 좀 더 자세히 살펴보면 우리는 인간의 두 접촉 기관인 허파와 피부 사이의 미세한 차이점들도 알아볼 수 있다. 피부 접촉은 매우 친밀하고 직접적인 접촉이다. 이 접촉은 허파 접촉보다 더 상냥하고 더 강렬하다 — 그리고 우리의 의지를 따른다. 우리는 그 누군가를 붙들 수도 있고 보내줄 수도 있다. 우리가 허파로 이루어내는 접촉은 이보다 간접적이지만 대신 불가항력적이다. 우리는 누군가의 냄새를 맡을(누군가를 견딜) 수 없을 때조차 호흡을 멈출 수 없다. 또 어떤 사람은 내게서 공기를 뺏어갈(내 숨통을 조일) 수도 있다. 어떤 증상은 이 두 접촉 기관인 허파와 피부 사이에서 자주 이리저리 변할 수도 있다. 억제된 피부 발진은 천식으로 나타날 수 있으며, 이것을 우리는 치료를 통해 다시 피부 발진으로 변화시킬 수도 있다. 천식이나 피부 발진은 모두 교제, 접촉, 인간관계라는 동일한 문제점을 나타낸다. 호흡을 통해 누구하고나 접촉하게 되는 것을 꺼리는 혐오감은, 예컨대 숨을 내쉴 때 경련이 일어나는 것에서 겉으로 드러난다. 천식의 경우가 그렇다.

계속 숨쉬는 것이나 공기와 관련된 관용구들을 면밀히 살펴보면, 더 이상 공기를 받아들이지 **못하는(숨이 막히는)** 혹은 **자유롭게 숨 쉴 수 없는** 상황이 있다는 사실을 알게 된다. 이로써 우리는 자유와 제한이라는 테마를 접하게 된다. 첫 숨결을 들이마시는 것과 함께 우리는 삶을 시작하고, 마지막 숨결을 거둠으로써 우리는 삶을 마감한다. 그러나 첫 숨결과 더불어 우리는 또한 외부 세계로 향한 첫 발을 내딛게 된다. 우리가 어머니와 공생 관계로 하나가 되어 있던 상태에서 벗어나는 것이다. 이제 우리는 독자적이고 독립적이고 자유로워진다. 그런데 누군가가 숨을 제대로 쉬지 못한다면, 이 상황에서는 흔히 자유와 자립을 향한 첫걸음을 독자적으로 내딛는 데 대한 불안이 나타난다. 그럴 때면 자유는 그 사람에게 **숨 막히게 하는**, 즉 익숙하지 않아서 불안을 불러일으키는 작용을 한다. 자유와 호흡 사이의 이와 똑같은 연관성은 비좁은 곳에서 벗어나 자유롭게 여겨지는 공간으로 혹은 완전히 개방된 곳으로 나오는 사람에게서도 나타난다. 그가 맨 처음으로 하는 행동은 숨을 깊이 들이마시는 것이다. 마침내 그는 다시 자유롭게 마음껏 호흡을, 즉 **심호흡**을 할 수 있게 된 것이다.

특히 갑갑한 환경에서 우리를 덮쳐대는 저 유명한 공기기아증 (Lufthunger) 역시 자유와 자유로운 공간에 대한 갈망이다.

요약해보자면, 숨쉬기는 근본적으로 다음과 같은 주제 영역을 상징적으로 나타낸다.

'이것 그리고 저것'(양자 모두를 포괄하는)이라는 의미에서의 리듬

긴장 — 이완
받아들임 — 내어줌
접촉 — 방어
자유 — 제한

호흡 — 생명의 동화 작용

호흡과 관련된 병에 걸렸다면 우리는 다음과 같은 질문을 자기 자신에게 해야 할 것이다.

1. 무엇이 내가 숨을 쉬지 못하게 하는가?
2. 나는 무엇을 받아들이지 않으려 하는가?
3. 나는 무엇을 내어주지 않으려 하는가?
4. 나는 무엇과 접촉하지 않으려 하는가?
5. 나는 새로운 자유 속으로 발걸음을 내딛는 것을 두려워하는가?

기관지 천식

호흡에 관해 전반적으로 살펴봤기 때문에 우리는 이제 더 개별적으로 기관지 천식이라는 병의 증후군을 좀 더 세밀하게 깊이 생각해보려 한다. 이것은 예부터 신심상관의 연관성을 특별히 감명 깊게 보여주는 그런 발병 사례였다. "기관지 천식이란 날숨 때 전형적으로 쌕쌕거리는 소리를 내며 발작적으로 나타나는 호흡 곤란을 일컫는 말이다. 소기관지와 모세기관지가 좁아지는 경우가 있는데, 이것은 기도 근육의 경련, 기도의 염증으로 인한 자극, 점막의 알레르기성 부기와 분비물을 통해 일어난 것일 수 있다."(발터 브로이티감의 주장)

천식이 일어나면 환자는 그것을 "생명이 위험할 정도로 숨이 막힌다!"고 받아들이며, 공기를 받아들이려고 필사적으로 애쓰고 숨을 헐떡인다. 이때 특히 날숨이 막혀서 잘 나오지 않는다. 천식 환자에게는 여러 가지 복합적인 문제가 서로 맞물려 있다. 이것을 우리는 내용이 유사하기는 하지만 쉽게 이해시키기 위해 따로 나누어 설명하고자 한다.

1. 받아들이고 내어주기

천식 환자는 너무 많이 받아들이려고 노력한다. 그는 숨을 한껏 들이쉰다. 이때 허파가 과도하게 팽창되어 날숨의 경련이 일어나는 것이다. 어떤 사람이든 한계에 이를 때까지 받아들이면 공기가 넘칠 듯이 가득 찬다. 그리고 그것을 다시 내보내야 할 차례가 되면 경련이 일어나는 것이다. 우리는 여기서 균형이 무너졌음을 분명히 알 수 있다. 받아들이고 내보내는 양극성이 리듬을 이룰 수 있으려면 서로 통해야 한다. 이 변화의 법칙은 내면의 균형에 의해 유지되며, 어느 쪽이든 한쪽이 우세해지면 흐름은 중단된다. 천식 환자에게서 호흡의 흐름은 바로 그가 받아들이는 것에 너무 집착해서 무리하기 때문에 중단되는 것이다. 이제 그는 더 이상 내보낼 수가 없으며, 그로 인해 별안간 더 이상 자신이 그토록 원하는 것을 새로 받아들이지도 못하는 것이다. 숨을 들이쉴 때 우리는 산소를 받아들이고, 숨을 내쉴 때 이산화탄소를 내보낸다. 천식 환자는 모든 것을 간직하려고 하며, 그렇게 해서 스스로 중독된다. 왜냐하면 이제는 탁해진 공기를 내보낼 수 없기 때문이다. 이렇게 내보내지 않고 받아들이기만 하는 것은 말 그대로 질식할 것 같은 느낌을 불러온다.

천식에서 이토록 인상적인 신체상의 증상으로 드러나는 '받아들이고 내주는 것의 불균형'은 많은 사람에게 유용한 테마다. 이 말은 아주 단순하게 들린다. 하지만 많은 사람이 이 균형을 잘 지키지 못한다. 여기서는 우리가 무엇을 가지려 하느냐가 중요한 것은 아니다. 그것은 돈일 수도, 명성일 수도, 지식일 수도, 지혜일 수도 있다. 그 어떤 경우든 받아들이고 내주는 것은 우리가 받아들인 것에 숨이 막혀 질식하지 않으려고 하기 위해서라도 균형을 이루어야 한다. 인간은 내주는 만큼 얻는다. 내주는 것이 중단되면, 인간은 흐름을 끊게 되고, 또한 더 이상 뒤이어 흐르지도 않는다. 그런데도 자신의 지식을 한사코 무덤까지 가져가려는 사람들은 얼마나 한탄스러운가! 그들은 자신이 어쩌다 알아낼 수 있었던 터럭만 한 진리를 벌벌 떨며 지킨다. 그러면서 그들은 자신이 얻어낸 것을 변화된 형태로 다시 내주는 법을 익힌 모든 사람에게 돌아가야 할 풍요로움을 포기한다. 하지만 누구에게나 돌아갈 만큼 모든 것이 넘쳐날 정도로 많다는 사실을 우리 인간이 깨달을 수만 있다면 얼마나 좋겠는가!

만약 누군가에게 어떤 것이 부족하다면, 그것은 단지 그가 스스로를 그것으로부터 고립시키기 때문이다. 천식 환자의 모습을 자세히 살펴보자. 그는 필사적으로 공기를 들이마시려 한다. 공기가 그토록 많이 남아도는데도 말이다. 그러나 어떤 사람들은 '목을 아무리 꽉 채워도 부족한(욕심은 결코 끝이 없는)' 법이니….

2. 자폐 욕구

우리는 실험적으로 누구나 — 가령 암모니아 같은 자극성 가스를 마시게 함으로써 — 천식을 일으키게 할 수 있다. 일정한 농도 이상이 되면 누구에게서나 반사적인 보호 반응이 일어난다. 횡격막을 멈추고, 기관지를 수축하고, 점액을 분비하는 것을 동시에 수행하는 것이다. 우리는 이것을 '크레취머Kretschmer(반사 작용)'라고 부른다. 이 반사적 진행 과정은 밖에서 들어오는 것을 받아들이지 않기 위해 몸을 닫고 차단하는 것이다. 암모니아 가스가 들어오면 생명을 보존하려는 당연한 반응이 일어나는데, 천식 환자에게서는 이것이 훨씬 더 낮은 한계치에서 일어난다. 그는 주변의 아무리 무해한 물질이라도 생명을 위협하는 것으로 받아들이고, 곧장 그것을 피해 자신의 몸을 보호하려 한다. 우리는 제2부 2장에서 알레르기의 의미에 관해 아주 상세히 언급했다. 그러므로 여기서는 방어와 불안이라는 전체 테마를 상기시켜주는 것만으로도 충분할 것이다. 천식은 사실 대부분 어떤 알레르기와 밀접하게 연관되어 있다.

그리스어로 천식은 **호흡** 곤란이라는 뜻이며, 라틴어에서는 '좁다'를 angustus라고 하는데, 여기에도 다시금 독일어 Angst(불안)가 친족 관계에 있다. 그 외에도 이 라틴어 angustus는 다시 Angina(후두염)와 angina pectoris(협심증)에서도 발견된다. 우리는 Angst(불안)와 Enge(갑갑함)가 서로 절대 뗄 수 없는 관계로 연결되어 있다는 사실을 깨닫는 것이 좋다. 천식의 갑갑함도 역시 불안과 많은 관련이 있다. 그것은 우리가 이미 알레르기 원인 물질에서 제시했듯이 특정한 생활 영역을 받아들이는 데 대한 불안이다. 외부와 차단하려는 욕구는 천식 환자에게서는 점점 더 심해져서 마침내 죽음에서 그 절정을 맞는다. 죽음은 문을 닫고, 외부와의 관계를 끊고, 살아 있는 것에서 격리될 수 있는 최후의 수단이다(이와 관련하여 다음과 같은 관찰 결과가 흥미로울 것이다. 우리는 천식 환자를 매우 화나게 만들 수 있다. 천식은 결코 그의 생명에 위태롭지 않으며, 그가 그 병으로 절대 죽을 수 없다고 지적하기만 하면 된다. 말하자면 그는 자신의 병이 생명을 위태롭게 한다는 점을 너무나 중요하게 여기는 것이다!).

3. 지배욕과 편협함

천식 환자는 강한 지배욕을 가지고 있지만, 그것을 스스로 인정하지 않는다. 그 때문에 지배욕은 몸속으로 내려가 나중에 그가 '거드름을 피우는 것'에서 다시 겉으로 드러난다. 이 거드름은 그가 의식에서 조심스럽게 배제시켰던 자신의 오만함과 권리 주장을 인상적으로 보여준다. 이 때문에 그는 또한 공상적이고 형식주의적인 것 속으로 도피하는 것을 좋아한다. 하지만 천식 환자가 다른 사람의 권리 주장 그리고 지배욕과 맞닥뜨리게 되면(직유의 법칙), 그의 충격은 허파 속으로 들어가 말문이 막히게 된다. 말은 바로 날숨에 의해 조절되는 것이다. 그는 더 이상 날숨을 쉴 수 없게 되고 — 그에게는 공기가 공급되지 않는다(그는 몹시 놀라게 된다).

천식 환자는 자신의 병 증상을 주변 사람들에게 권력을 휘두르는 데 사용한다. 가축들은 없애버려야 하고, 티끌 하나 없이 말끔히 치워져야 하며, 누구도 담배를 피워서는 안 된다고 한다.

이러한 권리 주장은 생명에 위협적인 발작을 일으키는 데서 절정에 도달한다. 이 발작은 바로 사람들이 천식 환자에게 그 자신의 권리 주장을 똑바로 바라보도록 만들 때 나타난다. 이 협박성 발작은 환자 자신에게 매우 위험하다. 왜냐하면 이것은 환자를 때로는 그 자신도 더 이상 저지할 수 없는 치명적인 상황으로 끌고 들어가기 때문이다. 이 환자가 단지 전횡을 일삼기 위해 벌이는 아주 심한 자해 행위는 언제까지나 인상적으로 남게 된다. 심리 요법에서 환자가 일으키는 발작은 드물지 않게 자신의 진실이 드러날 위기에 처했을 때 주어지는 최후의 도피처다.

그러나 권한 행사와 자기희생이 이렇게 밀접한 관계에 있다는 것만으로도, 이미 우리는 무의식적으로 실현된 이 우월적 지위의 양면 가치에 관해 어느 정도 알아차리게 된다. 왜냐하면 권리 주장을 내세우는 것, 즉 이렇게 점점 더 과시하고 허세를 부리는 것에 비례해서 그 반대쪽 극인 무기력과 왜소함과 절망감도 늘어나기 때문이다. 이 왜소함을 의식 속에서 깨닫고 받아들이는 것이 천식 환자가 가장 먼저 배워야 할 과제일 것이다.

이 병에 비교적 오래 시달리면 흉곽이 확장되고 굳어진다. 의학은 이것을 '통-가슴'이라고 부른다. 이 가슴은 강인해 보이지만, 유연성이 없기 때문에 호흡을 아주 조금 밖에 할 수 없다. 욕구와 현실 사이의 갈등이 이보다 더 뚜렷하게 신체적 증상으로 전환될 수는 없을 것이다.

가슴을 내미는 것(과시하는 것) 속에도 상당량의 공격 성향이 들어 있다. 천식 환자는 자신의 공격 성향을 어떤 언어적 수준에 맞춰서 표현하는 법을 익히지 못했다. 그는 울분을 터뜨리고 싶어 하며, 거의 터져버릴 것 같은 느낌을 가진다. 하지만 자신의 공격 성향을 적절하게 고함을 지르거나 욕설을 함으로써 드러낼 수 있는 가능성은 모두 가슴속에 걸려 있다. 그래서 이 공격적인 표현들은 신체 영역으로 역류해서 기침과 가래가 되어 밖으로 나오는 것이다. 우리는 다음과 같은 관용구를 기억해야 할 것이다. 누구의 무엇을 기침으로 날려버리다(부탁을 들어주지 않다), 누구를 향해 침을 뱉다(누구를 경멸하다), 화가 나서 공기를 붙잡다(숨을 헐떡이다).

공격 성향은 그 외에도 거의 언제나 천식과 연관된 알레르기 요인들에서도 나타난다.

4. 불결한 생활 영역에 대한 방어

천식 환자는 맑고, 깨끗하고, 투명하고, 살균된 것을 좋아하며 어둡고, 깊이 들어 있고, 속된 것을 피한다. 이것은 보통 그가 알레르기 원인 물질을 선택하는 데서 분명히 드러난다. 이 환자는 아래쪽 극과 접촉하지 않기 위해 위쪽 영역에 머물고 싶어 한다. 따라서 그는 대체로 생각을 많이 하는 인간(4대 원소설[3]에서 공기는 '생각'에 해당한다)에 속한다. 마찬가지로 천식 환자는 아래쪽 극에 속하는 성욕을 위쪽의 가슴으로 밀어 올린다. 이 때문에 가슴에서는 더욱 많은 가래가 생기는 것이다. 이것은 원래 성기가 담당해야 마땅한 작용이다. 천식 환자는 이렇게 (너무 위쪽에서) 생겨난 가래를 입을 통해 밖으로 내보낸다. 이것은 성기와 입이 같은 역할을 한다고 여기는 사람에게는 그 기발함이 분명하게 와 닿는 그런 해결책이다(우리는 나중의 한 장에서 여기에 관해 더 자세히 다룰 것이다).

천식 환자는 맑은 공기를 간절히 바란다. 그의 가장 큰 소망은 산 정상에서 지내는 것이다(이 소망은 그에게 '기후요법'이라는 이름으로 충족되는 경우가 자주 있다). 여기서는 천식 환자의 지배욕도 다시 왕성하게 살아난다. 산 정상에 높이 서서 발밑의 깊은 골짜기에서 벌어지는 불결한 일들을 내려다보는 동안에는 '아직 공기가 깨끗한' 대기권으로 확실한 거리를 두고 높이 올라와 있고, 충동적 행위와 다산성을 가진 깊은

---

3) 만물이 바람, 불, 물, 흙 등 4대 원소로 구성되었다는 주장. 고대 그리스의 철학자 엠페도클레스(기원전 493~기원전 430)가 처음 정리했다. _옮긴이

심연深淵에서 빠져나와 있다. 산 정상에서는 생명이 무기질의 투명함으로 단순화되어버렸다. 여기서 천식 환자는 늘 추구해왔던 의기양양한 기분을 얻게 된다. 이 정신적 고양은 꼼꼼한 기후학자들에 의해 그 사이에 과학적으로 근거가 뒷받침될 수 있게 되었다. 또 다른 요양지는 소금기 섞인 바람이 부는 바다다. 여기서도 상징적 의미는 동일하다. 소금은 황무지의 상징, 광물성의 상징, 죽음의 상징인 것이다. 이것이 천식 환자들이 추구하는 본래의 영역이다. 왜냐하면 그는 생동감에 대해서는 불안해하기 때문이다.

천식 환자는 사랑을 갈망하는 인간이다. 그는 사랑을 얻고자 하기 때문에 그토록 많이 들이쉰다. 하지만 그는 사랑을 줄 수는 없다. 날숨을 쉬는 데 지장이 있기 때문이다.

무엇이 이 환자에게 도움이 될 것인가? 모든 증상이 그러하듯이 단 한 가지 처방밖에 없다. 분명히 의식하고 자기 자신에 대해 정직성을 단호하게 보이는 것이다! 그들은 일단 자신의 불안을 스스로 인정했다면, 더 이상 불안을 일으키는 영역을 피하지 말아야 한다. 오히려 그 영역을 사랑하고 자기 것으로 받아들일 수 있을 때까지 거기에 관심을 기울이려고 노력해야 한다. 반드시 필요한 이 과정은 한 치료법에서 상징적으로 아주 멋지게 표현된다. 비록 정통 의학에는 알려져 있지 않지만, 자연치유법에서는 천식과 알레르기에 가장 효과적인 조처들 중 하나인 자기소변요법이 바로 그것이다. 이 요법의 본질은 환자 자신의 소변을 주사를 이용해 근육 내로 주입하는 것이다. 우리가 이 요법을 일단 상징적인 관점에서 살펴본다면, 이 요법은 환자에게 자신이 배출한 것, 즉 자

기 자신의 찌꺼기와 오물을 억지로 다시 받아들이도록 만든다는 것을 알게

된다. 그래서 그것과 새로 대결을 벌이고, 그것을 자신의 것으로 받아들

이도록 만드는 것이다! 이것이 완전하게 해준다!

천식

천식 환자는 자기 자신에게 다음과 같은 질문들을 하면서 따져봐야 한다.

1. 나는 어떤 영역에서 주지는 않고 받아들이기만을 원하는가?
2. 나는 스스로 분명하게 자신의 공격 성향을 인정할 수 있는가? 그리고 내
   게는 그것을 드러낼 어떤 수단이 있는가?
3. 나는 '지배력과 왜소함' 사이의 갈등을 어떻게 다루는가?
4. 나는 어떤 생활 영역을 가볍게 보거나 거부하는가? 나는 내 가치 판단
   체계 뒤로 숨어버린 불안을 약간이라도 알아차릴 수 있는가?

   나는 어떤 생활 영역을 피하려 하며, 어떤 영역을 지저분하고, 비열하
   고, 천박하다고 여기는가?

   잊지 말아야 할 것: 언제든 갑갑함을 느낄 수 있다면 ─ 그것은 불안이다!
   불안을 이겨내는 유일한 수단은 경계를 넓히는 것이다. 이것은 회피
   한 것을 받아들임으로써 가능해진다!

감기와 유행성 독감

호흡에 관한 설명을 끝마치기 전에 우리는 감기 증상들을 간략히 살

펴보려 한다. 왜냐하면 여기에는 호흡 기관들이 대체로 가장 밀접하게

관련되어 있기 때문이다. 감기와 독감 모두 급성 염증을 일으키기 때문에, 우리는 이것들도 갈등을 처리하는 표시임을 알고 있다. 그러므로 해석을 하기 위해 여기서는 염증 작용이 겉으로 드러나는 장소와 영역을 살펴보는 일만 남았다. 감기는 항상 우리가 코가 막혔거나(넌더리를 내거나), 어떤 일에 코감기가 걸려(화가 잔뜩 나) 있는 그런 위기 상황에서 나타난다. 아마 어떤 사람들에게는 '위기 상황'이라는 용어가 너무 과장되게 들릴지도 모른다. 물론 여기서는 인생의 결정적인 위기를 의미하는 것은 아니지만, 위기 상황은 그와 마찬가지로 심각한 증상으로 나타난다. 우리는 '위기 상황'이라는 말을 일상에서 자주 일어나는, 대단치는 않지만 정신에 있어서는 중요한 그런 상황을 나타내는 데 사용한다. 말하자면 우리가 과중한 부담을 느끼고, 그 때문에 너무 힘들어서 약간 물러나 있기에 합당한 이유를 찾고 있는 그런 상황을 뜻하는 것이다. 우리가 당장은 일상의 이 '사소한' 상황이 힘든 과제라는 것과, 그것을 피하고 싶은 욕구를 스스로 의식적으로 인정할 각오가 되어 있지 않기 때문에, 그것이 신체적 증상으로 변화되는 것이다. 우리의 몸은 그 점에 관해 코가 막히고(지긋지긋함), 코감기에 걸린 것(화가 잔뜩 나 있는 것)을 실제로 드러낸다. 그러나 이러한 (무의식적인) 수단을 통하더라도 우리는 우리의 목적을 성취한 셈이며, 심지어 우리의 상황에 대해 모든 사람이 대단한 이해심을 보여준다는 장점도 가진다. 우리가 의식적으로 이러한 갈등을 처리할 때는 이런 이해심을 결코 기대할 수 없다. 감기는 우리에게 일단 부담이 되는 상황에서 손을 떼고 약간 물러나 다시 우리 자신에게 더 많은 관심을 기울일 수 있게 해준다. 우리는 이제 우리의 짜증을 신체 영역에서 본격적으로 경험할 수 있다.

머리는 아프고(이런 상황에서 우리는 계속해서 주의 깊게 일에 몰두하는 것을 아마 누구에게서도 기대할 수 없을 것이다!), 눈에서는 눈물이 나오고, 온몸이 아프고 쑤신다. 온몸으로 퍼진 이 짜증은 결국 '머리가 쑤시는 통증'으로까지 악화될 수도 있다. 누구도 우리에게 바짝 다가와서는 안 되며, 어떤 사람이나 어떤 것도 우리를 건드려서도 안 된다. 코가 막히면서 모든 의사소통(숨 쉬는 것이 접촉이다!)이 불가능해진다. "나에게 가까이 다가오지 마! 나는 감기에 걸렸어!" 이렇게 위협함으로써 우리는 모든 사람이 우리 곁에서 떨어지게 만드는 데 성공한다. 이 방어 자체를 우리는 재채기를 통해 더 한층 강화시킬 수 있다. 왜냐하면 이때는 숨을 내뱉는 것이 아주 공격적인 방어 수단으로 그 기능이 바뀌기 때문이다. 또한 의사소통 수단인 말도 목이 쉬어 최소한으로 줄어든다. 아무튼 이것은 논쟁을 벌이는 데는 더 이상 충분하지 않다. 요란한 기침 소리는 그 위협적인 울림을 통해 기껏해야 누구의 무엇을 기침으로 날려버린다(누군가의 부탁을 들어주지 못한다)는 정도의 말을 주고받을 수 있다는 점을 분명히 보여준다.

이토록 갖가지 방어 수단에도 불구하고, 편도선도 우리 몸의 가장 중요한 방어 기관의 하나로서 완전 가동된다는 사실은 기이한 일이 아니다. 이때 편도선은 너무 부어올라 더 이상 모든 것을 다 삼킬(참을) 수 없다. 이것은 환자에게 "무엇을 절대로 참고 싶지 않은가?" 같은 자기비판적인 질문을 해보도록 촉구하려는 상태다. 삼키는 것은 사실 안으로 들여보내고 받아들이는 행위다. 하지만 바로 이것을 우리는 이제 더 이상 원하지 않는 것이다. 이것을 감기가 우리에게 모든 면에 걸쳐 보여준다. 독감이 초래하는 관절통과 녹초가 된 느낌은 우리 몸을 조금도 움직이지 못하게 만든다. 어떤 때는 심지어 어깨통증까지 찾아와 자신의 어깨를 짓누르고 있고, 더는 견뎌내고 싶지 않은 문제의 심각성을 생생한 느낌으로 전해주기도 한다.

이런 문제점들의 상당 부분을 우리는 누런 가래의 형태로 몸 밖으로 내보내려 한다. 그리고 그것을 더 많이 내보낼수록 더욱 홀가분하다. 처음에는 모든 것을 막았고, 그렇게 해서 모든 흐름과 의사소통을 중단시켰던 끈끈한 가래가 다시 약간 흐르고 움직이려면 풀리고 녹아야 한다. 그래서 감기는 마지막에 가서는 매번 다시 어떤 일을 진행시켜주며, 우리의 발전에 약간의 진전이 있음을 암시하는 것이다. 자연치유법은 ― 당연한 일이지만 ― 감기에는 건강에 매우 좋은 소독 작용이 있다고 본다. 이 작용을 통해 톡신이 몸 바깥으로 씻겨나가기 때문이다. 정신적 영역에서는 이와 비슷하게 풀려서 제거되는 문제점들이 톡신에 해당한다. 몸과 정신은 위기를 겪으면서 단련된다. 우리가 언젠가 다시 코가 막힐(넌더리가 날) 다음번까지….

4. 소화

소화가 이루어질 때도 숨을 쉴 때와 아주 비슷한 일이 일어난다. 호흡을 통해 우리는 주변의 것들을 안으로 받아들여 흡수하고, 흡수할 수 없는 것은 다시 내보낸다. 소화를 할 때도 이와 똑같은 일이 벌어진다. 하지만 이때 소화 작용은 우리 몸 구석구석 더 깊이 도달한다. 호흡은 4개 원소들 중 공기 원소가 주를 이루고, 소화는 흙 원소에 속하며 물질적 성격이 더 강하다. 호흡하는 것과는 반대로 소화에는 뚜렷한 리듬이 없다. 영양소를 섭취하고 배설하는 규칙적인 반복 활동은 활성화되지 않는 흙 원소 속에서 리듬의 명료성과 정확성을 잃어버린다.

소화는 또한 뇌의 기능과 유사한 점도 있다. 왜냐하면 뇌(내지 의식)는 이 세상의 비물질적인 인상들을 (인간은 오직 빵만으로 사는 것은 아니기 때문에) 처리하고 이해하기 때문이다. 소화가 이루어질 때 우리는 이 세상의 물질로 된 압착물들을 처리해야 한다. 따라서 소화는 다음과 같은 일을 한다.

1. 외부 세계를 물질적 압착물의 형태로 받아들이기
2. '몸에 좋은 것'과 '몸에 좋지 않은 것'을 구분하기
3. 몸에 좋은 물질을 흡수하기
4. 소화할 수 없는 물질을 배설하기

우리가 소화를 할 때 나타날 수 있는 문제점을 자세히 다루기 전에, 음식물의 상징적 의미를 한번 살펴보는 것이 좋다. 어떤 사람이 특히 좋아하거나 싫어하는 식품과 음식에서도 이미 많은 것을 알 수 있다(네가 먹는 음식을 내게 말해주면, 네가 어떤 사람인지 알아맞힐 수 있어!). 우리의 시선과 의식이 지극히 일상적이고 친숙한 일의 흐름 속에서도 ─ 결코 우연적이 아닌 ─ 겉으로 드러난 모습들 이면에 놓인 연관 관계를 알아보도록 그것들을 갈고 닦는 것은 유익한 훈련이 된다. 어떤 사람이 어떤 특정한 것을 먹고 싶어 한다면, 그 말에는 아주 특별히 호감이 가는 것에 대한 표시가 들어 있는 것이다. 그리고 그것을 통해 그 사람 자신에 대해서도 알려주는 셈이 된다. 만약 어떤 것이 '자신의 취향에 맞지 않다면', 이 거부감도 심리 테스트를 통해 어떤 판정을 내리는 것과 똑같이 해석 가능하다. 배고픔은 먹고 싶은 욕구, 받아들이고 싶은 욕구의 상징이며, 어떤 특정한 욕망의 표시다. 식사는 흡수하고 섭취하고 배를 채우는 것을 통해 욕구를 충족시키는 것이다.

어떤 사람이 사랑을 갈망하지만 그것이 적절히 채워지지 않으면, 그 것은 몸속에서 단것을 먹고 싶은 갈망으로 다시 나타난다. 단것과 군것 질을 하고 싶어 하는 강렬한 욕망은, 항상 충족되지 못한 사랑에 대한 갈망의 표시다. 달콤하다와 군것질하다라는 말의 이중적 의미는 우리가 가장 군것질(연애)해보고 싶은 달콤한(매혹적인) 아가씨라고 말할 때 매우 생생하게 드러난다. 사랑과 달콤함은 서로 밀접한 관계를 맺고 있다. 아 이들이 군것질을 즐기는 것은, 그들이 사랑을 충분히 받지 못한다고 느 끼고 있음을 보여주는 분명한 징후다. 부모들은 이 가능성에 대해 흔히 너무 성급하게 이의를 제기한다. 그들은 "자식에게 모든 것을 다 해주 는데요!"라고 항변한다. 하지만 '모든 것을 다 해주는 것'과 '사랑해주는 것'이 반드시 같은 것은 아니다. 군것질을 즐기는 사람은 사랑과 인정을 갈망한다. 우리는 이 원칙을 — 사랑을 주는 자신의 능력에 대해 스스로 내리는 평가보다 — 더 안심하고 믿어도 좋다. 아이들에게 단것을 지나 치게 많이 주는 부모들도 있다. 이것은 그들이 자녀에게 사랑을 베풀 각 오가 되어 있지 않으며, 그 때문에 다른 면에서 그 보상을 해준다고 알 려주는 셈이다.

생각을 많이 하고 정신적 작업을 하는 사람들은 짠 식품과 자극적인 음식을 매우 좋아한다. '대단히' 보수적인 이 사람들은 햄이나 소시지 같 은 훈제 고기를 좋아하고, 설탕을 넣지 않고 마시는 강한 차(대체로 타 닌산이 들어 있는 식품)를 즐긴다. 양념이 듬뿍 들어간, 심지어 매운 음 식을 좋아하는 사람들은 자신이 새로운 자극과 새로운 느낌을 찾고 있 다는 사실을 알려준다. 색다른 음식, 때로는 그것이 몸에 맞지 않고 소화하기 힘들더라도, 그런 음식을 좋아하는 도전적인 사람들도 있다. 환자를 위해 병원에서 규정한 음식을 먹는 사람들의 사정은 이와 전혀 다르다. 소금도 넣지 않고, 양념도 뿌리지 않아야 한다. 이러한 사람들은 새로운 것이라면 무엇에든 **몸을** 사린다. 그들은 겁을 먹고 어떤 힘든 도전도 피하려 하며, 그 어떤 대결도 두려워한다. 이런 불안이 커지면 급기야 위장병 환자가 죽을 먹는 상황으로까지 이어진다. 이 환자가 어떤 인물인지에 관해서는 곧 더 자세히 언급할 것이다. 죽은 유아용 음식이다. 이것은 이 환자가 유년기의 분화되지 못한 상태로까지 퇴행했다는 것을 분명히 보여준다. 유년기에는 구분하거나 분석할 능력을 갖출 필요가 없고, 심지어 음식을 물어뜯고 잘게 씹는 것까지 포기해도 좋다. 위장병 환자는 딱딱한 음식을 삼키기를 피한다.

생선 가시를 특별히 두려워하는 것은 공격 성향에 대한 불안을 상징적으로 보여준다. 씨를 두려워하는 것은 문제점들에 대한 불안을 보여준다. 그런 사람들은 어떤 일의 씨(핵심)에까지 파고드는 것을 꺼리기 때문이다. 하지만 여기에도 반대되는 집단이 있다. 바로 장수식(Macrobiotic), 그러니까 오래 사는 사람들이 먹는다는 음식을 찾는 사람들이다. 이 사람들은 문제점에 도전한다. 이들은 어떠한 경우에도 어떤 일의 씨(핵심)를 알아내고 싶어 하며, 따라서 딱딱한 음식도 꺼리지 않는다. 이것이 심해지면 심지어 살아가는 데 어려움이 없는 영역에 대한 거부감을 느낄 정도가 되기도 한다. 달콤한 후식이 나올 때도 그들은 꼭꼭 씹어 먹을 수 있는 것을 더 요구하는 것이다. 이로써 장수식을 먹는 사람들은 사랑과 애정에 대한, 혹은 사랑을 받아들이기 힘든 것에 대한 일종의 불안감을 드러낸다. 심지어 일부 사람들은 갈등에 대한 거부감을 교묘하게도 너무나 극단적으로 몰아가서 급기야 중환자실에서 정맥 주사를 통해 영양분을 공급받을 지경에 이르기도 한다. 이것은 의심의 여지없이 자신이 개입하지 않고, 따라서 갈등도 겪지 않고 무기력하게 지낼 수 있는 가장 확실한 방식이다.

치아

음식물은 먼저 입으로 들어와서 치아에 의해 잘게 부서진다. 우리는 치아를 이용해 물어뜯고 씹는다. 물어뜯는 것은 매우 공격적인 행동이며, 매달릴 수 있고 덤빌 수 있고 공격할 수 있다는 표시다. 개가 이빨을 드러냄으로써 자신의 공격의 위험성을 분명히 보여주듯이, 우리도 "누군가에게 이를 드러낸다(의지를 과시한다)"고 말한다. 그럼으로써 스스로를 보호하겠다는 단호한 의지를 전한다. 약하거나 상한 치아는 그 사람이 자신의 공격 성향을 드러내거나 투입하기 힘들다는 사실을 보여주는 것이다.

이 연관성은 오늘날 거의 모든 사람이 상한 이를 가지고 있으며, 이것을 이미 어린 꼬마들에게서 확인할 수 있다는 점을 지적한다고 해서 그 본질이 약화되는 것은 아니다. 이 말은 확실히 옳은 것이지만, 집단적인 증상은 단지 집단적인 문제점만 보여줄 뿐이다. 공격 성향은 사회가 고도로 발달한 이 시대의 모든 문화에서 핵심적으로 중요한 문제가 되어버렸다. 사람들은 '사회적 적응'을 요구한다. 이것은 쉽게 말하자면 "당신의 공격 성향을 억압하라!"는 뜻이다. 우리의 친절하고 온순하고, 사회적으로 이토록 잘 적응된 동료 시민들이 가진 이 모든 억압된 공격 성향은 '병'으로 바뀌어 다시 밖으로 드러난다. 결국 공격 성향은 이러한 왜곡된 형태로도 그 원래의 형태일 때에 못지않게 사회 공동체에 악영향을 끼친다. 이 때문에 병원들은 우리 사회의 현대판 전쟁터다. 여기서 억압된 공격 성향은 그 원래의 주인과 가혹한 전쟁을 벌인다. 병원에서 인간들은 평생토록 감히 자신의 내면에서 파헤치고 의식적으로 처리하려 들지 않았던 자기 자신의 악행 때문에 고통에 시달리는 것이다.

우리가 상당수의 병 증후군에서 끊임없이 공격 성향과 성욕을 접하게 되는 것도 이상하게 여겨지지는 않을 것이다. 이 두 가지 모두 이 시대의 인간이 가장 강하게 억압하는 문제 영역이다. 어쩌면 개중에는 늘어나는 범죄와 수많은 폭력 행위뿐 아니라 성 풍속도마저도 우리의 논증에 맞지 않는다고 반박하고 싶어 하는 사람들도 있을 것이다. 하지만 여기에 대해서는 공격 성향이 드러나지 않거나 표출되는 것 모두 공격 성향이 억압되었다는 사실을 보여주는 징후라고 대답할 수 있다. 이 두 가지는 동일한 작용의 서로 다른 국면일 뿐이다. 공격 성향은 억압될 필요가 없다. 그래서 애초부터 이 에너지에 대한 경험을 축적할 수 있는 공간을 할당받았을 때에야 비로소 공격적인 인격 요인을 의식적으로 자신의 일부로 받아들이는 것이 가능하다. 그럴 때 자신의 것으로 합쳐진 공격 성향은 에너지와 활력소가 되고, 그럼으로써 온전한 인격체가 위선적인 온순함이나 난폭한 행동을 보이지 않고서도 마음껏 활용할 수 있게 된다. 그러나 이러한 상태는 일단 노력으로 이루어져야 한다. 그러기 위해서는 경험을 통해 성숙될 수 있는 가능성이 주어져야 한다. 억압된 공격 성향은 오직 병이라는 왜곡된 형태로 우리가 대결을 벌여야 하는 그림자만 형성하게 만들 뿐이다. 성욕뿐 아니라 다른 모든 정신적 작용에 대해서도 방금 설명한 내용이 유추적으로 사용된다.

다시 치아의 문제로 돌아가보자. 치아는 동물과 인간의 몸에서 공격 성향과 일을 관철시키는 힘(이를 악물고 나아가다)을 상징적으로 보여준다. 사람들은 흔히 건강한 치아를 가진 어떤 원시 부족들을 참고로 언급한다. 그것은 그들의 자연에 가까운 영양섭취법에서 인과적으로 추론된다는 것이다. 하지만 우리는 이런 부족들이 공격 성향을 완전히 다르게 취급하는 것도 발견한다. 치아의 상태에는 집단적 문제점뿐 아니라 개인적인 것으로 해석할 수 있는 여지도 남아 있다. 이미 언급한 공격 성향 외에도 치아는 우리에게 우리의 활력과 생명력도 보여준다(공격 성향과 활력은 동일한 능력의 서로 다른 두 양상일 뿐이다. 그런데도 이 두 개념은 우리의 마음속에 서로 다른 연상 작용을 일깨운다). 다음과 같은 표현을 생각해보자. "선물 받은 말의 입속은 들여다보지 않는다(받은 선물에는 만족해야 한다)." 이 관용구는 말을 살 때 말의 입속을 살펴보는 관행에서 비롯된 것이다. 말의 이빨의 상태를 보고 나이와 기력을 알아낼 수 있기 때문이다. 심리분석에서 다루는 꿈 해석도 꿈속에서 이가 빠지는 것을 기력과 능력의 상실을 암시하는 것으로 해석한다.

자면서 매번 이를 가는 사람들이 있다. 일부 사람들은 증상이 너무나 심해 치아가 완전히 망가지지 않도록 특수 인공 교정틀을 사용해야 하는 경우도 있다. 이것의 상징적 의미는 아주 분명하다. 이를 가는 것은 우리의 상징 용법에서는 무기력한 공격 성향을 가리키는 확고한 개념이다. 물어뜯고 싶은 욕구를 낮에 스스로에게 고백할 수 없는 사람은 자면서 이를 갈지 않을 수 없다. 자신의 위험한 치아를 스스로 닳게 만들어서 그것이 무디어질 때까지….

이가 나쁜 사람에게는 활기가 부족하며, 또한 과감하게 매달려서 난관을 뚫고 나갈 능력도 없다. 따라서 그는 문제점을 물어 끊으려고 애쓰기(골똘히 생각하기) 힘들 것이다, 혹은 이를 악물기(참고 견디기) 힘들 것이다. 그래서 치약 선전도 꼭 필요한 목적을 다음과 같은 말로 표현한다. "… 당신이 다시 힘차게 깨물 수 있도록!"

소위 '제3의 치아'라는 틀니는 이미 사라져버린 활기나 관철력이 겉으로는 마치 있는 것처럼 보일 수 있게 해준다. 하지만 이 시늉은 — 모든 인공 보장구들이 그렇듯이 — 언제까지나 속임수일 뿐이다. 가령 겁 많고 알랑거리는 자신의 애완견을 두고서 정원 울타리에 '맹견 주의'라는 표지판을 내거는 술책과 일치한다. 의치는 '돈으로 때운 사나움'에 지나지 않는다.

잇몸은 이의 토대가 되는 부위이며, 이를 감싸고 있다. 잇몸도 치아와 마찬가지로 활기와 공격 성향, 원초적 신뢰와 자신감의 토대의 전형이다. 어떤 사람에게 이 원초적 신뢰와 자신감 부분이 없다면, 그는 절대 적극적이고 활기차게 문제점에 매달릴 수 없을 것이다. 아울러 결코 딱딱한 열매를 깨물거나(골치 아픈 문제를 해결하거나) 저항할 용기를 내지 못할 것이다. 신뢰란 잇몸이 이에 튼튼한 토대가 되듯이 이러한 능력에 반드시 필요한 의지처를 확실히 제공하는 그런 역할을 한다. 그러나 잇몸은 자체가 너무 민감하고 상하기 쉽다. 그래서 사소한 일이 생길 때마다 이미 피가 나온다면 이 토대를 제공할 수 없다. 피는 생명의 상징이다. 따라서 잇몸이 헐어 피가 나오는 것은, 아주 하찮은 도전이 찾아와도 벌써 원초적 신뢰와 자신감에서 기운이 빠져나가는 것을 우리에게 너무나 분명히 보여주는 증거다.

삼키기

치아가 음식물을 잘게 부순 후에 우리는 침이 섞인 걸쭉한 음식물을 삼켜 아래로 내려 보낸다. 삼키는 것과 더불어 우리는 흡수한다. 즉, 받아들인다. 삼키는 것은 섭취하는 것이다. 우리가 어떤 것을 단지 입에 넣고만 있는 내내 그것을 내뱉을 수도 있다. 하지만 어떤 것을 일단 삼키게 되면, 그 과정은 되돌리기가 대단히 힘들다. 큰 조각은 삼키기 힘들다(받아들이기 힘들다). 조각이 너무 크면 우리는 그것을 전혀 삼킬 수 없다. 살아가면서 우리는 때때로 어떤 일을 원래는 원하지 않더라도 삼켜야만(참고 견뎌야만) 한다. 예를 들어 해고 같은 일 말이다. 우리가 삼키기(받아들이기) 힘든 나쁜 소식들도 있는 법이다.

바로 이러한 경우에 약간의 액체를 섞어 넣으면 삼키기가 더 쉬워진다. 특히 한 **모금** 가득 섞어 넣으면 말이다. 알코올 중독자들은 술을 많이 마시는 사람을 자기들 표현으로는 '많이 **삼킨다(술꾼)**'고 부른다. 술을 들이켜는 것은 대개가 삼키기(견디기) 힘든 어떤 다른 것을 더 쉽게 삼키도록(견디도록) 해주거나, 심지어 대신해주려는 것이다. 사람들이 이 액체(술)를 마시는 이유가 그들이 살아가면서 삼킬(견딜) 수 없고, 삼키고(참아 넘기고) 싶지도 않은 다른 것들이 있기 때문이다. 가령 알코올 중독자는 술을 마시는 것으로 식사를 대신한다(과음은 식욕부진을 일으킨다). 그는 딱딱하고 질긴 음식물을 삼키는 것을 더 연하고 더 쉬운 것을 삼키기, 즉 술 마시기로 대신하는 것이다.

음식을 잘 삼키지 못하는 장애는 다양하다. 이를 테면 목이 메는 느낌이 드는 것이나 후두염 같은 통증도 있다. 이 모든 것들은 더 이상 삼킬 수 없을 것 같은(참을 수 없을 것 같은) 느낌을 전해준다. 이런 경우에 당사자는 늘 다음과 같이 따져봐야 할 것이다. "현재 내 생활에서 내가 삼킬(참을) 수 없거나 삼키고(참고) 싶지 않은 어떤 것이 있는가?" 음식을 삼킬 수 없는 장애들 중에는 아주 독특하게 변형된 것도 있다. 말하자면 '공기연하증(Aerophagia)'이라고도 불리는 '공기 삼키기'가 그것이다. 이것은 말 그대로 공기를 마구 들이마시는 것이다. 이 표현은 여기서 무슨 일이 일어나고 있는지 분명히 보여준다. 사람들은 어떤 것을 삼킬, 즉 흡수할 생각이 없으면서도 '공기를 삼킴'으로써 기꺼이 그럴 각오가 되어 있는 것처럼 속여서 믿게 하는 것이다. 삼키는 데 대한 이 은폐된 거부감은 그 후 약간 시간이 지나면 트림과 직장直腸에서의 가스 배출(방귀)로 나타난다.

메스꺼움과 구토

우리가 음식물을 삼켜서 우리 몸속으로 받아들였더라도, 그것은 소화하기 힘든 것으로 드러날 수 있다. 심지어 어떤 사람에게는 돌덩이처럼 소화가 되지 않을 수도 있다. 그러나 돌덩이는 — 씨처럼 — 어떤 문제점을 나타내는 상징이다. 우리 모두는 어떤 문제가 마음에 걸리면 식욕이 사라질 수 있다는 사실을 잘 알고 있다. 식욕은 정신적 상황에 대단히 민감하게 좌우된다. 많은 관용구가 정신적 경과와 신체적 경과 사이의 이러한 유추 관계를 보여준다. 그것은 내 입맛을 완전히 버려놓았다. 혹은 나는 그것을 생각하기만 해도 속이 아주 메스꺼워진다. 혹은 나는 그를 보기만 해도 벌써 기분이 상한다. 메스꺼움은 우리가 받아들이고 싶지 않은 것, 그리고 그 때문에 위에 가로질러 걸려 있는(마음이 몹시 괴로운) 어떤 것에 대한 거부감을 암시한다. 마구잡이로 아무 것이나 먹는 것도 메스꺼움을 불러올 수 있다. 이것은 신체적 영역에만 국한되는 것은 아니다. 의식에 있어서도 인간은 너무나 맞지 않는 것을 동시에 마구 채워 넣으면, 그것을 처리할 수가 없기 때문에 그에게 도움이 되지 않는다.

메스꺼움은 그 정도가 심해지면 음식을 토하게 만든다. 우리는 받아들이고, 섭취하고, 자기 것으로 만들고 싶지 않은 것들과 인상들은 제거해버린다. 구토는 거부와 거절의 격렬한 표현이다. 그래서 유대인 화가인 막스 리버만은 아돌프 히틀러가 집권한 1933년 이후의 정치와 예술의 상황을 보고 다음과 같이 말했다. "저는 토하고 싶을 정도로 뱃속에 많이 퍼 넣을 수는 없습니다."

구토는 '승낙하지 않는 것'이다. 이 연관성은 우리가 잘 알고 있는 임신 중의 구토에서도 아주 분명히 나타난다. 여기서는 '몸속으로 받아들이고' 싶지 않은 아이 내지 남성의 정액에 대한 무의식적인 거부감이 드러난다. 이러한 생각의 연장선상에서 보자면 임신 중의 구토는 자신의 여성으로서의 역할(모성)에 대한 거부감을 보여주는 것일 수도 있다.

위

우리의 — 토하지 않고 삼킨 — 음식물이 도달하는 다음 부위는 위다. 위는 일차적으로 흡수하는 기능을 가지고 있다. 위는 외부에서 들어오는 모든 압착물을 받아들이며, 소화할 필요가 있는 것도 받아들인다. 받아들일 수 있으려면 열려져 있어야 하며, 수동적 태도 그리고 남을 위해 몸과 마음을 쓸줄 아는 능력이라는 의미에서의 자발성도 필요하다. 이러한 특성 때문에 위는 음극陰極이 된다. 양陽의 원리가 발산과 적극성(불의 원소)을 특징적으로 보여주는 것과 같이, 음의 원리는 수용 태세, 남을 위해 몸과 마음을 쓸줄 아는 능력, 예민한 감수성, 그리고 받아들이고 보호해줄 수 있는 능력(물의 원소)을 보여준다. 이것은 정신의 영역에서는 음陰의 원소가 실현하는 느낄 수 있는 능력과 감각의 세계다(정서가 아니다!). 한 인간이 느낄 수 있는 능력을 자신의 의식에서 몰아내면, 이 기능은 몸으로 밀려 내려오기 때문에, 이제 위는 물질로 된 음식의 압착물은 물론 정신적인 감각도 받아들이고 처리해야 한다. 이러한 경우에 **사랑이 위를 통**

해 들어가는(남편의 사랑은 부인의 요리 솜씨에 달린) 것만은 아니다. 이때는 어떤 것이 위胃로 떨어지기(마음에 걸리기) 때문에, 혹은 사람들이 어떤 것을 마구 먹어치우기(속으로 삭이기) 때문에, 이것은 나중에 근심의 비곗살(비만)이 되어 눈앞에 드러난다.

받아들이는 능력 외에도 우리는 위胃에서 다시금 양극陽極에 해당될 수 있는 또 다른 기능도 받아낸다. 그것은 위산을 생성하고 배출하는 것이다. 산은 녹이고, 삭히고, 자극하고, 분해한다. 위산은 명백히 공격적이다. 어떤 일이 자기에게 맞지 않아서 심기가 거슬리는 사람은 다음과 같이 말한다. "난 신물이(화가) 나!" 어떤 사람이 이러한 분노를 의식적으로 극복하거나, 아니면 공격 성향으로 바꾸어서라도 차라리 자신의 분노를 삼키는(애써 참는) 데 실패하면, 그의 공격 성향과 화가 난 기분은 위산으로 변해 몸에서 증상으로 드러난다. 위는 비물질적인 감정을 처리하고 소화하기 위해 일종의 공격성 액체를 물질적인 영역으로 분비함으로써 산성(불쾌한) 반응을 보인다. 이것은 우리가 감정을 애써 참아냄으로써 위가 극복하도록 맡기지 말아야 한다는 사실을 다시 한 번 떠올리도록 하기 위해 우리 몸에서 너무나 많은 것이 다시 끓어오르고, 그래서 위쪽으로 밀려 올라오는 수고로운 시도인 것이다. 위산은 밖으로 드러나고 싶어 하기 때문에 위쪽으로 밀고 올라온다.

그러나 위장병 환자는 이 일 때문에 곤란스러워 한다. 그는 자신의 짜증과 공격 성향을 의식적으로 다룰 능력이 없다. 따라서 갈등과 문제점을 스스로 책임지고 해결할 능력도 없다. 위장병 환자는 자신의 공격 성향을 전혀 드러내지 않거나(모든 것을 마음속으로 꾹 참는다), 그렇지 않으면 과도한 공격 성향을 보인다. 그러나 이 두 극단적 태도는 그가 문제점을 진정으로 해결하는 데 도움이 되지 못한다. 왜냐하면 그는 독자적으로 갈등을 극복하는 데 필요한 자신감과 안온함을 배후에 갖추고 있지 않기 때문이다. 이것은 우리가 이 그리고 잇몸과 관련된 테마에서 이미 다뤘던 문제점이다. 잘 씹지 않은 음식물은 자극받고 위산과다 상태인 위에서는 특히 소화되기 힘들다는 사실을 누구나 알고 있다. 그러나 음식물을 씹는 것은 공격 성향이다. 이렇게 공격적으로 씹는 행동이 없다면 이것은 다시금 위에 부담을 준다. 그리고 위는 더 많은 위산을 만들어낸다.

위장병 환자는 어떠한 갈등도 허용하지 않으려는 사람이다. 그는 자신도 모르게 갈등이 없었던 어린 시절로 되돌아가기를 갈망한다. 그의 위는 다시 죽을 받아들이기를 원한다. 그래서 위장병 환자는 음식을 끓이고 걸러서 만든 죽만 먹고 산다. 그것은 이미 채로 걸러지고 여과지를 통과했기 때문에 위험하지 않다는 것이 입증된 음식물이다. 여기에는 딱딱한 조각들이 더 이상 들어 있을 리가 없다. 문제점들은 채 속에 걸러진 채 남아 있다. 위장병 환자는 불에 익히지 않은 음식을 먹지 못한다 ─ 그것은 너무 거칠고, 너무 원시적이고, 너무 위험하기 때문이다. 음식물은 그들이 감히 먹으려 들기 전에 먼저 적극적으로 끓이는 과정을 통해 부담을 주는 요소들이 제거되어야 한다. 독일인들이 잘 먹는, 잡곡을 갈지 않고 통째로 섞어 만든 빵[4]도 그들이 소화하기에는 무리

---

4) 한국에서는 '건강빵'으로 알려져 있다. _ 옮긴이 주

다. 그것은 아직 너무나 많은 문제점을 안고 있기 때문이다. 모든 매운 음식, 술, 커피, 니코틴, 단것 등은 너무나 심한 자극을 주기 때문에 위장병 환자는 그것을 선뜻 받아들이지 못한다. 생활과 식사는 조금의 어려움도 없어야 한다. 위산은 새로운 압착물들을 계속 받아들이지 못하도록 팽만감을 불러온다.

약물로 된 위산 제거제를 복용할 때 우리는 거의 언제나 트림을 하게 된다. 트림은 밖으로 나가려는 적극적인 표시이기 때문에, 그러면 속이 편안해지는 것이다. 우리는 이제 다시 숨통이 트였고, 거북함이 약간 줄었다. 정통 의학이 자주 투입하는 신경안정제요법(예를 들어 바륨Valium)도 우리에게 이와 똑같은 연관 관계를 보여준다. 약을 사용하면 정신과 자율신경계 사이의 연결이 화학 작용으로 인해 끊어진다(이것이 소위 정신-자율신경 연결 분리다). 이것은 심한 경우에는 수술을 통해서도 취해지는 조처다. 궤양 환자에게서 위산의 생산을 담당하는 특정한 신경 가지들을 수술로 절단하는 것이다(미주신경 절단). 정통 의학에서 사용하는 이 두 개입 행위에서는 위가 계속해서 감정들을 몸에서 극복할 필요가 없도록 해주기 위해 감각-위장 사이의 연결이 끊어진다. 위가 외부의 자극으로부터 차단되는 것이다. 정신과 위액 분비의 밀접한 관계는 파블로프의 실험 이래 충분히 잘 알려져 있다(먹이를 주면서 동시에 종을 울림으로써 파블로프는 자신의 실험용 개가 소위 '조건 반사'를 일으키도록 훈련시킬 수 있었다. 그래서 얼마간의 기간이 지나면 종소리만 울려도 일반적으로 먹이를 볼 때 반응하는 위액의 분비를 충분히 유도할 수 있었다).

감정과 공격 성향을 밖으로 드러내지 않고 안으로, 즉 자기 자신에게로 향하게 하는 기본 태도는 따라서 결국에는 위궤양과 종양을 발생시킨다(위궤양은 새로 발생하거나 부풀어 오른다는 의미에서의 궤양은 전혀 아니며, 위벽에 구멍이 나는 것이다). 위궤양이 생기면 외부의 압착물 대신 자신의 위벽이 소화된다. 우리는 자기 자신을 소화하는 것이다 — "제 살을 찢는다"가 올바른 표현이다. 위장병 환자는 자신의 감정을 올바로 자각하고, 갈등을 주의 깊게 처리하고, 인상을 의식적으로 받아들이는 법을 배워야만 한다. 그 외에도 종양 환자는 어린애 같은 의존심, 어머니 같은 안온함을 바라는 소망, 그리고 사랑과 보살핌을 받고 싶다는 염원을 올바로 인식하고 인정해야 할 것이다. 비록 이러한 소망들이 독립심, 공명심, 성취 능력과 같은 겉으로는 그럴듯한 모습 이면에 꼭꼭 숨겨져 있더라도 말이다. 이 점에서도 위는 진실을 보여준다.

위장 장애와 소화불량

위장과 소화 기능에 장애가 생겼을 때 우리는 자기 자신에게 다음과 같은 질문을 해봐야 한다.

1. 나는 무엇을 참을 수 없거나 참고 싶어 하지 않는가?
2. 나는 어떤 것을 마음속으로 삭이고 있는가?
3. 나는 내 감정을 어떻게 다루는가?
4. 나는 무엇을 불쾌하게 여기는가?
5. 나는 내 공격 성향을 어떻게 다루는가?
6. 나는 갈등을 얼마나 심하게 피하는가?

7. 내 내면에는 갈등이 없었던 천국 같은 어린 시절로 돌아가고 싶다는 억압된 갈망이 있는가? 내가 스스로 난관을 타개할 필요 없이, 오직 사랑과 보살핌만 받았던 그런 행복한 시절 말이다.

소장과 대장

소장에서는 음식물을 각 성분으로 쪼개고(분해하고) 흡수함으로써 본격적인 소화가 진행된다. 소장과 뇌 사이에는 외적인 유사성이 두드러지게 나타난다. 이 둘은 또한 유사한 임무와 기능을 가지고 있기도 하다. 뇌는 비물질적인 영역에서 밀려들어온 느낌을 처리하고, 소장은 밀려들어온 압착물을 소화시킨다. 소장 부위에서 오는 통증은 우리가 분석을 지나치게 하지 않는가 하는 의문을 제기하려는 것이다. 왜냐하면 소장 기능의 특징이 분해하고, 쪼개고, 세부적으로 다루는 것이기 때문이다. 소장이 나쁜 사람들은 대부분 과도하게 따지고 비판하는 경향이 있으며, 모든 일에 대해 어떤 트집을 잡는다. 소장은 또한 실존적 불안을 보여주는 좋은 표시계다. 소장에서는 음식물이 유용하게 이용되며, '남김없이 활용된다.' 그러나 완전하게 활용하고 이용하는 것을 너무 심하게 강조하는 행위의 이면에는 항상 실존적 불안이 도사리고 있다. 이것은 충분히 얻어내지 못해서 굶어죽지 않을까 하는 불안이다. 소장의 문제점은 훨씬 드물기는 하지만 정반대의 사실, 즉 비판력이 부족하다는 사실로 관심을 돌리게 해줄 수도 있다. 췌장의 기능이 완전하지 않아서 일어나는 소위 '지방변증'이 여기에 해당된다.

소장 영역에서 가장 자주 나타나는 증상들 중 하나는 설사다. 사람들은 속으로 이렇게 말한다. "누군가가 똥을 쌌다(겁을 먹었다)" 혹은 "그 녀석은 겁이 나서 바지에 오줌을 지린다(몹시 두려워하다)"라고 말이다. 똥을 싼다는 것은 겁을 먹는다는 뜻이다. 설사에서 우리는 불안과 관련된 문제점들이 있다는 암시를 받는다. 우리가 불안해하면 인상을 분석적으로 꼼꼼히 살펴볼 여유를 갖지 못한다. 그래서 밀려들어온 모든 느낌(압착물)을 처리하지도(소화시키지도) 않은 채 그냥 흘려버리는 것이다. 문젯거리가 될 것은 더 이상 없다. 우리는 조용하고 한적한 곳(화장실)으로 물러나 일의 경과를 두고 본다(마음대로 버려두다). 이때 우리는 많은 수분을 잃어버린다. 수분은 불안을 일으키는(편협한) 자아의 경계를 넓히고, 그렇게 해서 불안을 극복하는 데 반드시 필요한 유연성을 나타내는 상징인데도 말이다. 우리는 훨씬 앞에서 이미 불안에는 항상 편협함과 집착이 연관되어 있다고 언급했다. 불안을 치료하는 법은 항상 놓아주고, 넓혀주고, 유연해지고, 허용해주는 것이다! 설사의 치료법은 대부분 환자에게 엄청난 양의 수분을 공급하는 것을 위주로 이루어져 있다. 이로써 환자는 불안을 겪고 있는 자신의 경계를 넓히는 데 필요한 유연성을 상징적으로 얻게 되는 것이다. 설사는 급성이든 만성이든 상관없이 우리에게 항상 우리가 불안해하며, 너무 심하게 집착하려 한다는 사실을 깨우쳐준다. 그리고 놓아주고 버려두는 법도 가르쳐준다.

대장에서는 이미 본격적인 소화가 끝나 있다. 여기서는 소화가 힘든 음식물 찌꺼기의 수분만 흡수될 뿐이다. 이 부위에 해당되는 가장 흔한 장애는 변비다. 프로이트의 시대 이후 정신분석학은 배변을 '건네주고 내주는 행위'로 해석한다. 똥이 돈을 상징하기도 한다는 사실은 누구나 쉽게 알아차릴 것이다. '돈 싸는 녀석(Geldscheir)'이라는 표현이라든가, 황금 당나귀가 똥 대신 금화를 싼다는 내용의 동화만 떠올려봐도 될 것이다. 실수로 개똥을 밟는 것을 뜻하지 않은 돈이 굴러들어올 징조와 연결시키는 속설도 있다. 이 정도의 지적만 해도 누구나 장황한 이론을 들먹이지 않더라도 똥과 돈 내지 배변과 무언가 내주는 것 사이의 연관 관계를 분명히 깨달을 것이다. 변비는 내주려 하지 않는 욕망, 꼭 붙들고 있으려는 욕망을 표현하며, 항상 인색함에서 오는 일련의 문제들과 서로 통한다. 변비는 오늘날 상당수의 사람들이 시달리는 매우 흔한 증상이다. 변비는 우리가 물질적인 것에 너무 집착하며, 물질적 영역에서 벗어날 능력이 없음을 분명히 보여준다.

하지만 대장에는 또 하나의 중요한 상징적 의미가 추가된다. 소장이 의식적이고 분석적인 사고와 통하는 것과 마찬가지로 대장은 무의식, 즉 문자 그대로의 의미에서 '지하 세계'에 해당된다. 무의식은 신화적으로 보자면 저승이다. 대장도 마찬가지로 죽음의 세계다. 왜냐하면 대장에는 생명력으로 변할 수 없었던 물질들이 들어 있기 때문이다. 대장은 발효가 일어날 수 있는 곳이다. 발효도 마찬가지로 부패 과정이고, 죽어가는 과정이다. 대장이 몸에서 밤의 측면인 무의식을 상징한다면, 똥은 무의식의 내용에 해당된다. 하지만 이것으로 우리는 변비의 두 번째 의미를 분명히 알 수 있다. 그것은 의식하지 못한 내용을 밖으로 내보내는 데 대한 불안이다. 그리고 의식되지 못하고 억압된 내용을 계속 지니고 있으려는 노력이다. 정신적인 인상들은 계속 쌓이는데도, 우리는 그 인상들에서 다시 약간 벗어날 수가 없는 것이다. 변비 환자는 그 압착물(인상)들을 말 그대로 뒤로 내보낼(떨쳐버릴) 수 없다. 이런 이유로 심리요법에서는 먼저 막힌 변비를 신체적으로 다시 풀어주는 것이 큰 도움이 된다. 그래야 무의식의 내용도 유추적으로 분명히 드러나기 때문이다. 변비는 우리에게 우리가 내어주고 놓아주는 데 어려움을 겪고 있다는 사실, 그리고 물질적인 것뿐 아니라 무의식적인 내용에도 집착하며, 그것을 드러내 보이기를 원치 않는다는 사실도 보여준다.

궤양성 대장염(Colitis ulcerosa)은 급성으로 발병해서 만성으로 변하는 대장염을 일컫는다. 이것은 복통과 피와 점액이 섞인 설사와 함께 나타난다. 여기서도 속설은 스스로 심신상관적 지식에 정통해 있음을 입증한다. 우리들 모두가 **점액 분비자(아첨꾼)**를 잘 알고 있다! 점액 분비자는 **총애를 받기 위해 남에게 뒤를 내밀고 기어간다(알랑거린다)**. 그러나 그는 그 대가로 자신의 인격을 희생해야만 한다. 남의 삶을 대신 살아주기 위해 자기 자신의 개인적인 삶을 포기해야 하는 것이다(우리가 누군가에게 알랑거린다면, 그때는 그와 함께 공생 관계를 맺고 하나가 되어 살아간다). 피와 점액은 생명의 물질이며, 생명을 나타내는 아주 오래된 상징이다(일부 원시 부족의 신화는 모든 생명이 점액에서 생겨난 과정을 전해준다). 자기 자신의 삶과 개성을 실현하는 것을 불안해하는 사람은 피와 점액을 잃는다. 자기만의 삶을 살려면 남들에 대한 자기 자신의 입장을 내세울 필요가 있다. 하지만 그러면 어느 정도 고독해지는 것은 불가피하다(공생 관계를 잃게 된다). 대장염 환자는 여기에 대해 불안해하는 것이다. 그는 불안해서 피와 물을 흘린다(어쩔 줄 몰라 한다) ― 장腸을 통해서 말이다. 장(무의식)을 통해서 그는 자신의 생명의 상징인 피와 점액을 제물로 바친다. 그에게는 오로지 누구나 자신의 삶을 스스로 책임지고 살아야 한다는 인식만이 도움이 된다. 그러지 않으면 그는 인생을 망치게 된다.

췌장(이자)

소화의 영역에는 췌장도 포함되는데, 이것은 일차적으로 다음과 같은 두 가지 기능을 가진다. 외분비선은 핵심이 되는 소화액을 생산하는데, 이것의 활동은 분명히 공격적인 특성을 보인다. 췌장의 내분비선(랑게르한스섬)은 인슐린을 생산한다. 이 섬 세포가 호르몬을 부족하게 생산하면, 잘 알려진 다뇨증(Diabetes, 당뇨병)을 유발한다. Diabetes라는 말은 '내던지다' 내지 '헤집고 지나가다'라는 뜻인 그리스어 동사 diabeinein에서 나왔다. 원래 사람들은 이 병을 당 다뇨증, 즉 사실상 '당의 설사'라고도 불렀다. 우리가 도입부에서 설명한 음식물의 상징적 의미를 떠올려보면, 당의 설사를 적절히 의역해서 사랑의 설사라고 표현할 수도 있을 것이다. 당뇨병 환자는 (인슐린이 부족해서) 음식물에서 섭취한 당분을 받아들일 수 없다. 당분은 그의 몸에서 그냥 빠져나가 소변에 섞여 다시 배설된다. 우리가 당이라는 말을 단순히 사랑이라는 말로 대체하기만 해도 당뇨병 환자의 문제 영역을 이미 아주 정확히 요약한 셈이 된다. 단 음식은 **감미로운 생활**의 본질이 되는 또 다른 달콤한 소망들의 대용물에 지나지 않는다. 당뇨병 환자는 단 음식을 먹고 싶다는 소망을 가지고 있지만, 동시에 당분을 받아들여 자신의 세포를 구성하는 물질로 만들 능력이 없다. 이 상황의 이면에는 사랑을 성취하고픈, 털어놓지 못한 소망이 숨겨져 있다. 이것은 사랑을 받고, 그것을 완전히 안으로 들어오게 할 수 있는 능력이 없다는 사실과 짝을 이루고 있다. 당뇨병 환자는 유달리 '대용 식품'을 먹고 살아야 한다. 이것은 자신의 진정한 소망을 대신하는 식품이다. 당뇨병은 몸 전체를 지나치게 산성화하며, 심지어 의식 불명 상태까지 불러오기도 한다. 우리는 이 산성을 공격 성향의 상징으로 알고 있다. 우리는 끊임없이 사랑과 공격 성향, 당분과 산(신화적으로는, 사랑의 신과 전쟁의 신)이라는 이러한 양극성과 마주치게 된다. 우리 몸은 우리에게 다음과 같이 가르쳐준다. 사랑하지 않는 사람은 속에서 감정이 끓어오른다. 혹은 — 더욱 간단명료하게 표현하자면 — 즐거움을 누릴 수 없는 사람은 스스로 쉽게 짜증을 낸다!

오직 사랑을 줄 수 있는 사람만이 사랑을 받아들일 수도 있다. 당뇨병 환자는 사랑을 '받아들이지 않은 당분'의 형태로 소변을 통해 내보내기만 할 뿐이다. 스스로에게 충분히 관대하지 못한 사람의 몸에서는 당분이 빠져나간다(당 다뇨증). 당뇨병 환자는 사랑(단 음식)을 원하지만, 이 영역을 적극적으로 실현할 엄두를 내지 못한다("난 정말 단것을 먹어선 안 돼!"). 그럼에도 그는 그것을 계속 갈망한다("나는 사실 그것을 너무나 원하지만, 그래서는 절대 안 되는 거야!"). 그러나 그는 스스로 사랑을 주는 법을 배우지 못했기 때문에 사랑을 받을 수 없다. 이 때문에 사랑이 그에게서 빠져나가는 것이다. 그는 어쩔 수 없이 당분을 받아들이지 못한 채 몸 밖으로 내보내야 한다. 그러니 원통해한들 소용없다!

간

간은 매우 다양한 기능을 가지고 있기 때문에, 우리가 결코 그리 간단히 살펴볼 수 있는 기관이 아니다. 간은 인간의 몸에서 가장 큰 장기들 중 하나이며, 중간대사의 가장 핵심 기관, 혹은 — 비유적으로 말하자면 — 우리 몸의 실험실이다. 간의 가장 중요한 기능들을 간략히 살펴보자.

1. **에너지 저장** – 간은 글리코겐(녹말)을 합성하고, 그것을 저장한다 (약 500킬로칼로리). 그 외에도 흡수된 탄수화물이 지방으로 바뀌어 몸의 지방 저장소에 저장된다.

2. **에너지 생산** – 간은 영양분과 함께 흡수된 아미노산과 지방질에서 글루코오스(에너지, 포도당)를 합성한다. 모든 지방은 간으로 보내지며, 그 속에서 열로 변하고, 에너지를 얻는 데 사용될 수 있다.

3. **단백질대사** – 간은 아미노산을 분해할 수도 있고, 새롭게 합성할 수도 있다. 그러므로 간은 우리가 먹는 음식물의 주성분인 동물

성·식물성 단백질(Protein)과 인체 단백질 사이의 연결부다. 각 종류의 단백질은 말하자면 완전히 제각각이지만, 단백질을 이루고 있는 구성 요소인 아미노산은 공통적이다. 비유적으로 설명하자면, 각각의 집 모양(단백질)은 서로 다르지만, 모두 동일한 벽돌(아미노산)로 이루어져 있는 것과 같은 이치다. 동물성과 식물성, 그리고 인체 단백질의 차이도 아미노산 배열의 구도가 서로 다른 것일 뿐이다. 아미노산의 배열 순서는 DNS에 암호화되어 있다.

4. 해독 작용 – 몸 자체에서 형성된 독성뿐 아니라 외부에서 오는 독도 간에서 독소가 제거되고 수용성으로 변한다. 그래야 쓸개나 콩팥을 통해 배출될 수 있기 때문이다. 그 외에 빌리루빈^{Bilirubin}(붉은 혈색소 헤모글로빈의 분해 산물)도 간에서 몸 밖으로 배출될 수 있도록 바뀌어야 한다. 이 과정에 장애가 발생하면 황달이 온다. 마지막으로 간은 콩팥을 통해 배출되는 요소^{尿素}도 합성한다.

여기까지가 이토록 다양한 간의 가장 중요한 기능들을 간략하게 요약한 것이다. 상징으로 풀이하는 우리의 작업을 이 마지막 항목, 즉 해독 작용에서부터 시작하기로 하자. 간의 해독 능력은 구분하고 판단하는 능력이 있음을 전제로 한다. 왜냐하면 무엇이 독성이고 무엇이 독성이 아닌지 구분할 수 없는 사람은 해독도 할 수 없기 때문이다. 따라서 간이 장애를 일으키고 병에 걸리면 판단과 평가에 문제가 있다는 결론을 내릴 수 있게 해주며, 무엇이 이롭고 무엇이 해로운지를(영양분인지

독인지를) 잘못 판정했다는 점도 보여준다. 우리의 간에는, 무엇이 몸에 좋은 것인지, 그리고 그것을 우리가 얼마나 소모하고 소화할 수 있는지 하는 평가가 제대로 내려지는 한, 절대 무리가 오지 않는다. 그러나 간은 너무 과도하게 섭취하는 것 때문에 항상 병에 걸린다 — 과도한 지방, 과식, 과음, 약물 과다 복용 같은 것 말이다. 간이 병에 걸린 것은 인간이 어떤 것을 너무 과도하게 받아들이고, 그것이 자신의 처리 용량을 초과한다는 사실을 알려주며, 무절제와 지나친 확장욕과 너무 높은 이상을 가지고 있음을 보여준다.

간은 에너지 공급원이다. 그러나 간질환 환자는 바로 이 에너지와 생명력을 잃어버린다. 그는 자신의 능력을 상실하고, 먹고 마시려는 의욕도 잃어버린다. 그는 살아 있다는 것을 보여주는 모든 영역에 대한 의욕을 상실한다. 이런 식으로 증상이 나타나는 것만으로도 이미 그 환자가 너무 심하게 활동하는 것과 같은 문제점이 교정되고 보정도 된다. 증상은 이 환자의 무절제와 과대망상에 대한 신체적 반응이며, 그에게 이렇듯 심한 활동에서 벗어나는 법을 가르쳐준다. 혈액 응고 인자들이 더 이상 생성되지 않으면서 피는 지나치게 묽어지며, 그 때문에 환자의 몸에서 생명의 수액인 피는 말 그대로 줄줄 흘러나온다. 환자는 병에 걸린 동안에는 절제하고, 안정을 취하고, (섹스, 음식, 술 등을) 금욕하는 법을 익히게 된다. 우리는 이 과정을 간염 환자에게서 너무나 분명히 보게 된다.

간은 그 외에 세계관적·종교적 영역과도 강한 상징적 관계를 맺고 있다. 이 관계를 이끌어내는 것을 어떤 사람들은 어쩌면 결코 쉽게 공감할 수 없을 것이다. 단백질 합성에 관해 기억을 떠올려보자. 단백질은 생명체의 구성 요소다. 이것은 아미노산에서 합성된다. 간은 음식물에 든 식물성·동물성 단백질에서 인체 단백질을 합성한다. 이때 아미노산의 공간적 배열(구도)을 바꾸는 것이다. 다시 말해, 간은 각각의 구성 요소(아미노산)는 유지하면서 공간적 구조를 바꾸고, 그렇게 해서 식물성·동물성 단백질에서 인체 단백질을 얻는 질적인 비약 내지 발전의 도약을 가져온다. 그러나 동시에 발전의 단계를 거치는 데도 불구하고 구성 요소들의 동질성은 계속 유지된다. 이로써 이 구성 요소들은 그 원형에 대한 관계를 변함없이 유지하는 것이다. 단백질 합성은 우리가 대우주에서 '진화'라고 부르는 것을 소우주인 인체에 똑같이 옮겨놓은 것이다. 질적인 구도의 자리를 바꾸고 형태를 변화시킴으로써 항상 동일한 '원래의 구성 요소들'로부터 무수히 많은 형태가 만들어진다. '물질'은 절대로 변하지 않기 때문에 모든 것은 항상 서로 결합된 채 유지되고 있다. 그래서 현자들은 모든 것이 하나 속에 들어 있고, 하나가 모든 것 속에 들어 있다(부분으로 전체를 대표한다)고 가르친다.

이러한 통찰을 다르게 표현한 것이 religio, 말 그대로 '역결합'이다. 여기서 파생된 단어인 종교(religion)는 근원, 출발점, 유일자와의 역결합을 추구하며, 종교는 그것을 찾아낸다. 왜냐하면 우리를 통일성에서 갈라놓고 있는 다원성은 결국 미망迷妄(Maja, 환각)에 지나지 않기 때문이다. 미망은 단지 동일한 존재자를 서로 다르게 구성하는 속임수를 통해 생겨나는 것일 뿐이다. 따라서 서로 다른 형태들이 주는 미망을 꿰뚫어보는 자만이 길을 다시 찾을 수 있다. 서로 다른 여러 가지와 유일한 단 한 가지 — 이 긴장의 장에서 간은 힘든 고역을 치르고 있다.

담낭(쓸개)

담낭은 간에서 생성된 쓸개즙이 모이는 곳이다. 그러나 쓸개즙은 담낭관이 막혀 있으면 소화로 연결되는 수단을 찾지 못한다. 이 일은 흔히 담석 때문에 일어난다. 쓸개즙이 공격 성향에 해당된다는 사실을 우리는 일상에서 쓰는 표현으로 잘 알고 있다.

우리는 다음과 같이 말한다. "누군가가 독과 쓸개즙을 내뱉는다(몹시 격분하다)." 심지어 다혈질(Choleriker)이라는 표현은 이 담즙처럼 쓴(성이 나 있는) 내면에 쌓인 공격 성향을 가리키는 것이다.

담석이 여성들에게 더 자주 생기는 반면, 남성들에게서는 반대로 신장결석이 더 자주 생기는 현상이 우리의 관심을 끈다. 다른 한편으로 담석은 미혼 여성보다 아이를 낳은 기혼 여성에게서 훨씬 더 자주 발생한다. 이 통계상의 관찰 결과는 아마도 우리의 해석에 공감하는 데 약간 도움이 될 것이다. 에너지는 흐르려는 성질을 가졌다. 에너지가 흐를 때 방해를 받으면 에너지는 정체된다. 에너지가 상당히 오래 정체되어 방출되지 않으면, 그 에너지는 단단하게 굳어지는 경향을 보인다. 우리 몸속의 액체가 탁해져 찌꺼기가 가라앉아 담석이 생기는 것도, 에너지가 한데 엉기고 뭉쳤다는 표시다. 담석은 공격 성향이 돌로 굳어진 것이다 (에너지와 공격 성향은 거의 동일한 개념이다. 우리가 사용하는 예를 듦으로써 공격 성향 같은 말은 결코 부정적인 가치를 지닌 것이 아니라는 사실을 분명히 밝혀둘 필요가 있다. 우리에게는 쓸개즙과 치아와 마찬가지로 공격 성향 또한 절실히 필요하다!).

따라서 가족을 가진 기혼 여성들에게서 담석이 더 자주 생기는 것도 별로 놀라운 일이 아니다. 이 여성들은 가족을 '자신의 에너지와 공격 성향이 그 고유한 법칙에 따라 흐르지 못하게 하는 것으로 보이게 하는 조직'으로 여긴다. 그들은 가정을 꾸리는 상황을 '감히 떨쳐버리지 못하는 구속'으로 받아들인다. 그래서 에너지는 한데 엉기고 뭉치면서 돌처럼 굳어진다. 배가 쑤시고 아픈 증상이 찾아오면 환자는 이전에는 감히 용기를 내지 못했던 그 모든 일을 뒤늦게 억지로 하지 않을 수 없게 된다. 격렬하게 발버둥치고 큰 소리를 지름으로써 억압된 에너지의 상당량이 다시 흐르도록 하는 것이다. 병은 우리가 정직해지도록 만든다!

위축증(신경성 식욕부진)

우리는 소화를 다루는 이 장을 전형적이고 심신상관적인 병으로 마무리하려 한다. 이 병은 위험성과 기발함이 섞여 있다는 점에서 매력적이다(적어도 모든 여성 환자 중 20퍼센트가 아직도 위축증, 즉 병적으로 체중이 감소하는 병에 걸려 사망한다!). 위축증에 걸리면 어떤 병이든 다 지니고 있는 우스꽝스럽고 기이한 면들이 대단히 노골적으로 드러난다. 한 인간이 식욕이 없어서 먹는 것을 거부한다. 그리고 그는 언젠가 병에 걸렸다는 느낌도 보여주지 못한 채 그 병 때문에 죽는다. 이것은 관대한 행동이다! 이러한 환자의 가족들과 의사들은 대부분 관대한 행동을 보이는 데 훨씬 더 많은 어려움을 겪는다. 그들 모두는 거의 언제나 위축증 환자에게 음식을 먹으면서 살아 있는 것의 장점을 설득시키려고 부지런히 애쓴다. 그러다가 그들의 박애 정신은 환자를 입원시켜 강제로 영양 공급을 받도록 조처를 취하는 지경에 이르기도 한다(이토록 많은 희극적 요소를 알아볼 수 없는 사람은, 세상이라는 거대한 극장에서 제대로 관람을 하지 못하는 관객이다!).

위축증은 거의 전적으로 여성 환자들에게서만 발견된다. 이것은 전형적으로 여성들에게서 일어나는 병이다. 대개 사춘기에 있는 이 환자들은 유별난 식습관 내지 '먹지 않는 식습관' 때문에 유달리 주목받는다.

그들은 음식 먹기를 거부한다. 이것은 — 부분적으로는 의식적으로, 또한 부분적으로는 무의식적으로 — 다이어트에 대한 욕구에서 비롯된 것이다.

하지만 음식을 먹기를 완고하게 거부하다가도 때로는 태도가 정반대로 돌변하기도 한다. 그들은 자기 주변에 감시하거나 돌보는 사람이 없으면, 엄청난 양의 음식을 마구 집어삼키기 시작한다. 그래서 밤에 냉장고를 완전히 비우고, 눈에 띄는 것이면 무엇이든 모두 입에 집어넣는다. 하지만 그들은 음식물을 몸속에 넣어두려 하지 않아서 모든 것을 도로 토하려고 애쓴다. 그들은 근심에 찬 주변 사람들이 자신의 식습관을 알지 못하게 하려고 온갖 계략을 다 짜낸다. 대체로 위축증 환자가 실제로 무엇을 먹고 무엇을 먹지 않는지, 언제 그들의 강렬한 식욕을 채우고 언제 그러지 않는지 정확히 알아내기가 지극히 힘들다.

그들은 일단 음식을 먹더라도, '음식'이라 부르기도 민망한 그런 것들만 선호한다. 레몬, 풋사과, 식초만 친 샐러드 같은 것 말이다. 말하자면 전부가 영양가와 칼로리가 거의 없는 그런 음식들이다. 게다가 이런 여성 환자들은 대부분 자신들이 섭취한 얼마 되지 않는 것들을 가능한한 빠르고 확실하게 다시 내보내기 위해 배설촉진제까지 복용한다. 그들은 운동도 많이 하려는 욕구도 가지고 있다. 그들은 산책하는 거리를 늘리고, 그렇게 달리기를 해서 한 번도 늘어나게 해본 적이 없는 지방질을 태워 없앤다. 이것은 종종 매우 허약해져 있는 환자들의 전체적 몸 상태에 비하면 대단히 놀라운 일이다. 이런 환자들의 '남들을 위해주는 지나치게 친절한 마음씨'도 주목할 만하다. 이 이타심은 심지어 남들을 위해 정성스럽게 요리를 해주는 것도 마다하지 않는 태도에서 절정을 이룬다. 남들을 위해 요리를 해서 그들에게 내놓고, 먹는 모습까지 지켜본다. 이것은 함께 먹어야 할 필요만 없다면 그들에게 전혀 문제가 되지 않는다. 그 밖의 경우에 그들은 혼자 지내려는 성향이 매우 강하며, 조용히 물러나 있는 것도 좋아한다. 위축증 환자에게는 자주 생리불순이 일어나며, 거의 언제나 그들은 이 영역에서 적어도 문제점과 장애를 가지고 있다.

이 증상들이 보여주는 모습을 종합해보면, 우리는 여기서 어떤 금욕주의적 이상이 도가 지나쳐지는 것을 발견하게 된다. 그 배경에는 정신과 물질, 위와 아래, 순결과 충동 사이의 오랜 갈등이 놓여 있다. 음식물은 몸을 살찌우고, 그로써 형상으로 된 온 세상의 만물을 길러낸다. 위축증 환자가 먹기를 거부하는 것은, 육체적인 면과 몸에서 제기되는 모든 요구를 거부하는 셈이다. 위축증 환자들의 원래의 이상은 먹거리의 영역을 훨씬 벗어나 있다. 그 목표는 순결함과 정신적 영역으로 더 높이 발전하는 것이다. 그들은 힘들고 육체적인 모든 것을 피하고 싶어 한다. 그들은 성욕과 충동을 멀리하고 싶어 한다. 순결을 지키고, 성생활을 하지 않는 것이 그들의 목표다. 그러기 위해서 그들은 가능한 한 가냘픈 몸매를 계속 유지해야 한다. 그러지 않으면 몸에 살이 붙을 것이고, 이것은 또한 위축증 환자들이 여성임을 입증해보일 것이다. 그러나 그들은 여성이 되기를 바라지 않는다.

그들은 오동통하고 여성다운 몸매만 겁내는 것이 아니다. 배가 나오면 임신을 할 수 있다는 가능성도 떠올리게 해준다. 이 때문에 자신의 여성다운 면과 성욕에 대한 거부감은 생리불순에서도 나타난다. 위축증 환자의 최고의 이상은 물질의 속박에서 벗어나는 것이다. 저급한 육체적인 면과 조금이라도 관련이 있는 모든 것에서 벗어나는 것이다.

이러한 금욕의 이상이 이면에 깔려 있어서 위축증 환자는 자신이 병에 걸렸다고 평가하지 않으며, 몸에만 유익한 그 어떤 치료법에 대해서도 전혀 이해심을 보이지 않는다. 그들은 자신의 몸에서 한사코 벗어나려고 한다. 그래서 그들은 병원에서의 강제적인 영양 공급을 매번 능숙하게 피한다. 갈수록 교묘한 술수를 써서 모든 음식물을 눈에 띄지 않게 없애버리는 것이다. 이런 환자는 어떠한 도움도 거부하며, 정신적 영역으로 더 높이 발전함으로써 모든 육체적인 영역을 초월하려는 자신의 이상을 끈질기게 추구한다. 그들은 죽음을 위협으로 받아들이지 않는다. 사실 생명력을 가진 바로 그것이 그토록 많은 불안이 일어나게 하기 때문이다. 그들은 통통하거나, 몸매를 잃거나, 여성적이거나, 임신할 수 있거나, 충동적이거나, 성적인 것은 전부 두려워한다. 그들은 사람들과 가까이 지내거나 온정이 넘치는 것도 두려워한다. 이 때문에 위축증 환자들은 남들과 함께 식사도 하지 않는 것이다. 사람들과 함께 어울려 같이 음식을 먹는 것은 모든 문화권에서 인간적인 친밀감과 온정이 생기게 해주는 아주 오래된 의례다. 그러나 바로 이 친밀감이 위축증 환자에게는 불안감을 불어넣는다.

불안은 이 환자들의 그림자 영역에서부터 흘러든다. 그 영역에서는 의식적인 생활을 하는 동안 너무나 조심스럽게 피해왔던 테마들이 아주 열렬하게 구체적으로 드러나기를 기다리고 있다. 위축증 환자들은 생명력을 가진 것에 대해 아주 강렬한 욕망을 가지고 있다. 하지만 자신이 그것에 완전히 휩쓸려 들어가지 않을까 두려워한다. 그래서 이 욕망을 그들의 증상 행동을 통해 완전히 없애버리려고 노력한다. 하지만 가끔은 억압되고 제지된 강렬한 식욕과 식탐이 그들에게 갑자기 몰려올 때도 있다. 이 때문에 남몰래 마구 먹어치우는 행동이 생겨나는 것이다. 이 '과오'는 그 뒤 죄의식에 따라 토함으로써 원래 상태로 되돌려진다. 이처럼 위축증 환자는 욕망과 금욕, 배고픔과 자포자기, 이기주의와 헌신 사이에서 갈등을 겪을 때 중용中庸을 찾지 못한다. 우리는 이타적인 행동 이면에 항상 과도한 자기중심적 생각이 숨어 있음을 발견한다. 이것은 이런 환자들을 대할 때 아주 금세 알아차리게 된다. 그들은 남몰래 애타게 온정을 받고 싶어 하며, 병이라는 우회적인 수단을 통해 그것을 억지로 얻어낸다. 먹기를 거부하는 사람을 보면 사람들은 극도로 불안해하며, 그에게 억지로 음식을 먹여 살아남도록 해야 한다고 믿는다. 위축증 환자는 그런 사람들에 대해 별안간 예상치 못한 권력을 거머쥔다. 이런 술책으로 어린 꼬마들조차 자신의 가족들을 꼼짝 못하게 만드는 것이다.

우리는 위축증 환자들에게 강제로 영양 공급을 함으로써 도움을 줄 수는 없다. 기껏해야 그들이 자기 자신에 대해 정직해지도록 도울 수 있을 뿐이다. 이런 여성 환자는 자기 내면에서 자신의 욕망, 사랑과 섹스에 대한 강렬한 욕구, 자기중심적 생각, 온갖 충동적인 면과 육체적인 면을 가진 여성다운 면모를 찾아내고 받아들이는 법을 배워야 한다. 이 환자는 우리가 살아가는 세상의 영역에 맞서 싸우거나 억압하는 것으로는 그 영역을 돌파할 수 없다. 오직 그 영역을 자신의 것으로 받아들이고, 실현하고, 그렇게 해서 형태를 변화시키는 것만 가능하다는 사실을 깨달아야 한다. 이러한 관점에서 많은 사람이 이 위축증증후군에서 자기 자신에 대한 교훈 하나를 이끌어낼 수 있을 것이다. 오로지 위축증 환자들만이 고상하게 들리는 인생철학을 내세워 자신의 육체적인 면의 불안이 일어나게 하는 욕구를 억압하고, 그렇게 해서 순수하고 영적으로 더 높이 발전된 삶을 사는 경향이 있는 것은 아니다. 그들은 금욕이 거의 언제나 어떤 어두운 그림자를 드리운다는 사실을 쉽게 지나친다. 그런데 이 그림자의 이름은 '욕망'이다.

5. 감각 기관

눈, 코, 입, 귀, 피부 같은 감각 기관들은 지각知覺의, 즉 뭔가를 알아차리는 역할의 관문이다. 이러한 감각 기관들을 통해 우리는 외부 세계와 연결되어 있다. 이 기관들은 우리가 밖을 내다보는 데 사용하는 영혼의 창이다. 이것의 존재 목적은 결국 우리 자신을 살펴보기 위한 것이다. 왜냐하면 우리가 감각을 통해 경험하고, 그것이 명백한 현실이라고 그토록 굳게 믿고 있는 이 외부 세계는 실제로는 존재하지 않기 때문이다.

이 엄청난 주장에 대해 단계적으로 추론해보기로 하자. 우리의 지각은 어떻게 작용하는가? 감각을 통해 감지하는 모든 행위는 미립자의 파동의 변화에 의해 생겨나는 정보로 되돌아갈 수 있다. 예를 들어 쇠막대를 살펴볼 때 우리는 그것의 검은색을 보며, 금속의 차가움을 느끼고, 전형적인 냄새를 맡고, 그것의 강도를 알아본다. 이제 우리는 분젠 버너로 그 쇠막대를 달군다. 이때 우리는 그 막대가 달궈지면서 색깔이 붉게 변하는 모습을 보며, 거기서 나오는 열기를 느끼며, 그것이 휘어지는 정도가 변하는 것을 점검하고 눈으로 볼 수도 있다. 무슨 일이 일어났는가? 우리는 단지 그 막대에 에너지를 공급했을 뿐이며, 이것이 미립자의 운동 속도를 빠르게 만드는 결과를 초래했다. 더 빨라진 이 미립자의 운동 속도가 우리가 '빨갛다', '뜨겁다', '구부리기 쉽다' 등의 말로 표현하는 달라진 지각을 불러온 것이다.

우리는 이 예에서 우리의 모든 지각이 미립자의 파동과 그 파동수의 변화에 근거를 두고 있다는 사실을 분명히 알게 된다. 미립자들은 우리의 지각 기관들의 특정한 수용기에 도달하고, 거기서 어떤 자극을 일으킨다. 이것은 화학적 · 전기적 자극의 도움으로 신경계를 거쳐 우리의 뇌로 보내지며, 거기서 이제 우리가 '빨갛다', '뜨겁다', '김이 난다' 등으로 부르는 복합적인 이미지를 불러일으킨다. 미립자들이 안으로 들어온 뒤 — 복잡한 지각 모형들이 생겨난다. 그 사이에는 처리하는 과정이 있다. 우리는 우리의 의식이 미립자 정보로부터 얻어낸 복잡한 이미지들이 외부에 실제로 존재한다(!)고 믿는다. 여기에 우리의 오류가 들어 있다. 외부에는 미립자들뿐이며 — 우리는 바로 그것들을 아직 한 번도 지각해본 적이 없다. 비록 우리가 지각한 것이 미립자들에 의거한 것이기는 하지만 — 우리는 그 미립자들을 지각할 수 없는 것이다. 우리는 실제로 우리의 개인적인 이미지들에 둘러싸여 있을 뿐이다. 다른 사람들(헌데 이들이 존재하기나 하는가?)이 자신이 지각한 것에 대해 우리와 똑같은 말을 사용한다면, 그들도 동일한 것을 지각하는 것이라고 우리는 주장한다. 하지만 두 사람은 '푸르다'고 말할 때, 자신들이 똑같은 것을 보고 있는지는 결코 확인할 수 없다. 우리는 항상 우리 자신이 떠올리는 이미지들에 완전히 홀로 둘러싸여 있다. 그런데도 우리는 이 진실을 접하지 않으려고 무척이나 애를 쓴다.

이미지들 역시 진짜 같아 보인다. 꿈속에서도 이와 똑같이 진짜 같아 보인다. 다만 우리가 꿈을 꾸고 있는 동안만 그렇다. 어느 날 갑자기 우리는 온종일 꾸고 있던 꿈에서 깨어나 실제로 존재한다고 여겼던 우리의 세계가 흔적도 없이 사라지는 것을 보고 깜짝 놀란다. 그것은 우리가 원래의 현실을 똑바로 보는 것을 가로막고 있는 미망, 환상, 베일일 뿐이다. 우리의 논증을 주의 깊게 살폈던 사람이라면 비록 주위 세계가 우리가 지각하는 것과 같은 외적인 형태로 존재하지는 않더라도, 바로 미립자로 이루어진 외부 세계 그 자체는 존재한다고 이의를 제기할지도 모른다. 하지만 그것 역시 착각이다. 왜냐하면 미립자의 영역에서는 자아와 비-자아, 외면과 내면 사이의 경계는 발견될 수 없기 때문이다. 우리는 이제 어떤 미립자에서 그것이 아직 내 것인지, 아니면 이미 주위 세계의 것인지 알아보지 못한다. 여기에는 아무런 경계가 없다. 여기서는 모든 것이 하나다.

사실 오래된 밀교에서 나온 '소우주 = 대우주'라는 가르침은 바로 이것을 뜻한다. 이 '같다'는 말은 여기서는 수학의 정확성처럼 한 치의 오차도 없이 적용된다. 자아(에고^{ego})는 인위적인 경계로서 오직 의식 속에서만 존재하는 환상이다. 인간이 두려워 마지않는 '혼자 있는 존재'가 실제로는 놀랍게도 '모두가 하나인 존재'임을 깨닫기 위해 이 자아를 포기하는 법을 익힐 때까지 말이다. 하지만 이 통일성으로 이르는 — 깨달음을 얻는 — 길은 멀고 험난하다. 무엇보다 우리는 우리의 오관五官(눈, 코, 입, 귀, 피부)을 통해 진짜인 듯한 이 물질의 세계에 얽매여 있기 때문이다. 예수가 몸에 다섯 곳의 상처를 입고 물질세계의 십자가에 못 박혀 있었듯이 말이다. 이 십자가는 우리가 스스로 짊어지고, 그것을 '정신 속에서 재탄생하는' 도구로 만드는 것을 통해서만 극복될 수 있다.

우리는 이 장의 도입부에서 감각 기관들은 우리 자신을 살펴보는 데 사용되는 영혼의 창이라고 밝혔다. 우리가 '주위 세계' 혹은 '외부 세계'라고 부르는 것은 우리의 영혼이 비춰진 모습이다. 거울은 우리 자신을 살펴보고 더 잘 인식하도록 해준다. 왜냐하면 거울은 우리가 비춰진 모습이라는 우회적 수단을 사용하지 않고서는 전혀 볼 수 없는 신체 부분들도 보여주기 때문이다. 그러므로 우리의 '주위 세계'는 자기 인식에 도달하는 가장 훌륭한 보조 수단이다. 거울 속을 들여다보는 것은 우리의 의식의 그림자도 그 속에서 눈에 보이게끔 드러나기 때문에 항상 매우 즐거운 일은 아니다. 그래서 우리가 그 외면을 자신과 분리하고, "이번의 모습은 확실히 나와는 아무런 관련이 없다"고 강조하는 것이 우리에게는 매우 중요해진다. 하지만 여기에 우리의 위험이 놓여 있다. 우리는 우리 본연의 모습을 밖으로 투사하며, 그럴 때 우리가 투사한 모습이 별개의 것이라고 믿는다. 그래서 우리는 투사한 것을 다시 거둬들이는 일을 하지 않는다. 이렇게 해서 '모두가 남들을 도우지만 자기 자신을 도우는 사람은 없는' 사회봉사의 시대가 시작된다. 우리는 분명히 깨닫는 과정을 위해 외면에 비춰진 모습이 필요하다. 하지만 우리는 **완전해지려**

면 투사한 모습을 다시 우리의 내면으로 거둬들이는 일을 게을리해서는 안 된다. 유대교 신화는 이러한 관계를 여성을 창조하는 비유로 우리에게 들려준다. 완전하고 남녀 구분이 없던 인간 아담에게서 한쪽 옆구리(종교개혁가였던 마르틴 루터는 '갈비뼈'로 번역했다)를 떼어내 이것을 형태상 별개의 것으로 만든다. 이로써 아담에게는 한쪽 옆구리가 떨어져 나간 셈이다. 이것을 아담은 투사 작용을 통해 상대로 인식한다. 아담은 불완전해졌으며, 오직 자신에게서 떨어져나간 부분과 결합하는 것을 통해서만 다시 완전해질 수 있다. 하지만 이것은 오직 외면이라는 우회적 수단을 거쳐서만 일어날 수 있다. 그럼에도 인간은 외면이 자신과 아무런 관련이 없다고 믿고 싶은 유혹적인 환상에 사로잡힌다. 그런데 자신이 외면에서 지각한 것을 살아가는 동안 단계적으로 다시 자기 것으로 받아들이지 않는다면, 운명의 신은 지각하는 것을 서서히 방해하기 시작한다.

지각하는 것은 말 그대로 진리를 인식하는 것이다. 이것은 오직 우리가 지각하는 모든 것에서 자기 자신을 알아보는 것을 통해서만 가능하다. 인간이 이 사실을 잊어버린다면, 우리 영혼의 창인 감각 기관들은 서서히 흐려지고 불투명해진다. 그렇게 되면 인간은 최종적으로 자신의 지각을 내면으로 향하지 않을 수 없게 된다. 감각 기관들이 더 이상 제대로 기능하지 않으면, 그 만큼 인간은 내면을 살피고, 내면에 귀 기울이고, 자신을 이해하려고 노력하는 법을 익히게 된다. 인간은 자기 스스로에 대해 다시 감각으로 느껴보지(되돌아보지) 않을 수 없게 되는 것이다.

이 느껴보기가 저절로 일어나도록 하는 데 사용되는 명상 기술이 있다. 명상을 하는 사람은 양손의 손가락을 이용해 감각의 관문인 자신의 두 귀, 두 눈 그리고 입을 막는다. 그리고 내면의 해당 지각들에 대해 성찰한다. 이것은 약간의 연습만 하면 맛, 색깔, 소리로 분명히 드러난다.

눈

눈은 인상을 받아들이는 것은 물론, 어떤 것을 밖으로 내보내기도 한다. 눈을 보고 우리는 그 사람의 감정과 기분을 알아낼 수 있다. 이 때문에 우리는 남들의 시선을 면밀히 관찰하고, 그들의 눈을 깊이 들여다보거나 눈에서 어떤 것을 알아내려고 노력한다. 눈은 영혼의 거울이다. 눈물을 쏟아내서 내면의 정신적 상황을 밖으로 드러내는 것도 눈이다. 홍채진단법은 오늘날까지도 눈을 단지 우리 몸의 거울로만 이용한다. 하지만 눈에서 한 인간의 성격과 인격 구조를 알아내는 것도 마찬가지로 가능하다. 재앙의 눈길 혹은 마법의 눈길이라는 말도 눈이 받아들이는 기관일 뿐 아니라, 내면의 것을 밖으로 내보낼 수도 있다는 것을 우리에게 보여준다. 우리가 누구에게 한쪽 시선을 던질(관심을 가지기 시작할) 때도 두 눈은 활기를 띤다. 세상 사람들은 흔히 사랑에 빠지는 과정을 '눈이 삐었다'라는 말로도 표현한다. 이것은 이미 사랑에 빠진 사람들은 현실을 더 이상 분명히 파악할 수 없다는 사실을 드러내주는 표현이다. 그들은 이러한 상태에서 아주 쉽게 사랑에 빠진다. 왜냐하면 사랑은 눈멀게 만들기(맹목적이기) 때문이다.

눈 부위에서 가장 자주 나타나는 장애는 근시近視와 원시遠視다. 그런데 근시는 무엇보다 청소년기에 나타나고, 원시는 노년기에 나타나는 장애다. 이렇게 구분하는 것은 당연하다. 왜냐하면 청소년들은 대부분 자기 주위만 한정해서 살피고, 따라서 그들에게는 전체를 한눈에 살피고 멀리 내다보는 능력이 부족하기 때문이다. 나이가 들면 상황으로부터 더 많은 간격과 거리를 두게 된다. 노인들의 기억력도 이와 비슷해서, 얼마 전에 일어났던 일을 잘 잊어버리는 데 비해 아주 오래된 일을 놀라울 만큼 정확히 기억해내는 탁월한 능력도 보여준다.

근시는 주관성이 너무 강하다는 것을 보여준다. 근시안을 가진 사람은 모든 것을 자신의 안경을 통해(주관적으로) 보며, 모든 문제가 자신에게 해당된다고 느낀다. 그들은 자신의 코끝까지만 본다(소견이 매우 좁다). 그런데도 이 좁은 시야는 자기 인식을 불러오지 못한다. 여기에 바로 문제점이 있다. 왜냐하면 인간은 자신이 보는 것을 자신과 연관시켜서 자기 자신을 살피는 법을 배워야 하기 때문이다. 그러나 이 과정은 인간이 주관성에 사로잡히게 되면 정 반대로 왜곡된다. 구체적으로 말해 이것은 인간이 모든 것을 자기 자신과 연관시키기는 하지만, 그 속에서 자신을 발견하고 깨닫는 것을 거부한다는 뜻이기도 하다. 그럴 때 주관성은 단지 기분 나쁜 모욕감이나 그 외의 거부 반응을 느끼게 만들 뿐, 투사 작용이 사라지는 것은 아니다.

근시는 이 잘못된 인식을 드러내준다. 근시는 인간에게 자기 본래의 영역을 더욱 자세히 살피지 않을 수 없도록 한다. 근시는 가장 똑똑히 보이는 초점을 자신의 눈에 더 가까이, 자신의 코끝에 더 가까이 끌어당긴다. 따라서 근시는 신체의 영역에서 고도의 주관성을 보여준다. 근시는 바로 자기 인식을 원하는 것이다. 진정한 자기 인식은 필연적으로 자신의 주관성에서 밖으로 향하고 있다. 어떤 사람이 볼 수 없거나 시력이 나쁘다면, 그 해명이 되는 질문은 이것이다. "그는 무엇을 보지 않으려 하는가?" 그리고 대답은 항상 "자기 자신이다."

자신을 있는 그대로의 모습으로 받아들이는 데 대한 거부감이 얼마나 강한지는 누구나 자신의 안경 굴절도로 쉽게 알아볼 수 있다. 안경은 인공 보장구이며, 따라서 기만 행위다. 사람들은 안경을 사용함으로써 자연의 섭리가 이치에 맞게 교정해주는 것을 인위적으로 제거하며, 그런 다음 마치 모든 것이 정상인 척한다. 이 기만 행위는 콘택트렌즈를 사용한다면 한층 더 심해진다. 왜냐하면 "시력이 나쁘다"는 사실을 감추기까지 하기 때문이다. 우리가 하룻밤 사이에 갑자기 모든 인간에게서 안경과 콘택트렌즈를 뺏을 수 있다고 한번 상상해보자. 그러면 어떤 일이 벌어질지! 이제는 생활이 별안간 훨씬 더 정직해진다. 그러면 우리는 누군가가 세상과 자기 자신을 어떻게 보는지 즉각 알아차릴 수 있다. 그리고 더욱 중요한 것은 당사자들이 상황을 있는 그대로 보지 못한다는 사실에서 스스로에 대해 깨닫게 되리라는 점이다. 오직 자신이 경험을 통해 깨닫기도 하는 그런 장애만이 인간에게 어느 정도 도움이 된다. 그럴 때는 순식간에 너무나 많은 사람이 자신의 세계상이 얼마나 '불분명'하며, 자신이 모든 것을 얼마나 '모호하게' 보는지, 자신의 시야가 얼마나 좁은지 분명히 인식하게 될 것이다. 어쩌면 몇몇 사람들에게는 마치 눈에서 비늘이 떨어져나가는 것처럼(홀연히 깨닫게) 될 것이다. 그리고 그들은 상황을 더욱 올바로 보게 될 것이다. 왜냐하면 올바로 볼 수 없는 사람은 언젠가 깨달음도 얻지 못할 것이기 때문이다.

나이 든 사람은 자신의 인생 경험을 바탕으로 지혜와 넓은 안목을 키워놓았을 것이다. 그러나 많은 사람이 이 넓은 안목을 아쉽게도 오직 자신의 신체 영역에서만 '(시력이) 원시'라는 형태로 실현한다. 색맹은 우리에게 인생의 다양함과 다채로움을 보지 못한다는 사실을 알려준다. 모든 것을 비관적으로 판단하고 차이를 제거해버리고 싶어 하는 사람들이 여기에 해당된다. 한마디로, 그들은 색체가 없는(무미건조한) 사람이다.

결막염(Conjunctivitis)은 염증을 일으키는 모든 병이 그러하듯이 우리에게 어떤 갈등을 보여준다. 결막염은 눈을 따갑게 만들며, 이것은 오직 눈을 감음으로써만 덜 아프게 된다. 그러므로 사람들이 어떤 갈등을 외면하는 이유는 그것을 똑똑히 살펴보지 않으려 하기 때문이다.

사팔뜨기 – 우리가 사물을 볼 때 완전히 입체적으로 살필 수 있으려면 두 개의 상이 필요하다. 이 설명에서 누구나 앞서 나왔던 그 모든 양극성의 법칙을 다시 알아볼 것이다. 우리가 통일성을 완전히 파악할 수 있으려면 항상 두 가지 관점이 필요하다. 하지만 시축視軸(시선)이 서로 잘 맞지 않으면 사시로 보게 된다. 즉, 두 눈의 망막에 서로 들어맞지 않는 두 개의 상이 맺힌다(이중상). 그러나 이제 우리가 불일치하는 두 개의 상을 보기도 전에 뇌는 차라리 이 둘 중 하나를 완전히 걸러낼 작정을 한다(말하자면 사시가 되는 눈에 맺힌 상이다). 이렇게 해서 우리는 실제로는 **외눈으로** 보게 된다. 다른 눈에 맺힌 상이 전달되지 않기 때문이다.

우리는 모든 것을 평면으로 보며, 따라서 입체감을 느끼지 못한다.

양극성도 이와 사정이 똑같다. 여기서도 인간은 양쪽 극을 하나의 상으로 볼 수 있어야 한다(예를 들자면 파동과 미립자 — 자유론과 결정론 — 선과 악). 인간이 그것을 해내지 못해서 두 개의 상이 서로 맞지 않으면 한쪽 관점을 배제(억압)하고, 하나로 분명히 깨닫는 대신 외눈으로 불분명하게 본다. 사팔뜨기는 실제로는 외눈의 인간이다. 다른 쪽 눈에 맺힌 상이 뇌에 의해 통제되기 때문이다. 이렇게 해서 입체감이 사라지고, 따라서 일면적인 세계관이 형성된다.

내장안 – '백내장'에 걸리면 수정체가 흐려지고, 따라서 시선도 역시 흐려진다. 우리는 사물을 더 이상 선명하게 보지 못한다. 우리가 사물을 예리하게 보는 동안에는 사물들도 물론 날카로움을 가지고 있다 — 즉, 그것은 상처를 입히기도 한다. 하지만 상처를 입히는 이 **날카로움**을 불분명하게 보는 것으로 없애버리면, 세상 만물은 상처를 입히는 위험성을 잃게 된다. 불분명하게 보는 것은 주위 세계로부터 안심이 되는 거리를 두는 것에 해당된다. 또한 자기 자신으로부터도 거리를 두게 된다. '백내장'은 자신이 보고 싶지 않은 것을 보지 않기 위해 내려치는 블라인드와 같다. 백내장은 비늘처럼 눈앞에 붙어 있다. 이것은 심하면 실명으로 이어질 수도 있다.

'녹내장'에 걸리면 눈의 내압이 높아져 시계視界가 점점 좁아지고, 급기야 관管을 통해 보는 것처럼 된다. 세상을 마치 말의 눈가리개를 통해 보는 것과 같다. 전체적인 모습은 볼 수 없고, 오직 임의의 한 단면만 알아볼 수 있을 뿐이다. 그 이면에는 눈물을 흘리지 않아서 생기는 정신적 압박(눈의 내압)이 작용하고 있다.

보지 않으려는 욕구의 가장 극단적 형태는 시력 상실이다. 시력 상실은 아마 많은 이가 가장 심각한 신체 일부의 손상으로 분류할 것이다. 우리는 누군가가 눈이 멀었다(선견지명이 없다)는 표현을 비유적으로 사용한다. 장님에게는 외부의 투사면이 완전히 제거되며, 그 때문에 내면을 살필 수밖에 없다. 몸에서 시력을 상실한 것은 우리가 관심사로 다루고 있는 원래의 눈먼 상태, 즉 의식의 몽매함이 최종적으로 겉에 드러난 것에 지나지 않는다.

몇 해 전에 미국 사람들은 새로운 수술법으로 수많은 시력 장애 청소년들의 시력을 회복시켜주었다. 그 결과는 결코 행복하고 즐거운 것이 아니었다. 오히려 수술을 받은 상당수의 청소년이 이 변화를 극복하지 못해 세상살이에 더 이상 적응하지 못했다. 사람들은 이러한 경험을 분명 아주 다양한 관점에서 분석하고, 또한 해명하려고 노력할 수 있을 것이다. 우리의 고찰 방식으로는, 오직 사람들이 기능과 관련된 조처를 통해 그 기능을 변화시킬 수는 있을 것이다. 하지만 증상들 속에 단순히 드러날 뿐인 문제점들을 제거할 수는 없다는 인식만이 중요하다. 우리가 "모든 종류의 신체적 불편은 가능한 한 빨리 그리고 드러나지 않게 제거하거나 보완해야만 하는 바람직하지 못한 장애다"라는 생각을 버릴 때, 비로소 그 신체적 불편에서 얻어낼 것이 있다. 우리는 언젠가 한번 장애로 인해 우리의 습관화된 천편일률적 생활에 지장을 받아봐야 한다. 우리는 한 번쯤 신체적 장애 때문에 지금까지 늘 해왔던 것과 똑같이 계속 살아가는 것을 중단당해봐야 한다. 그래야 병이 길이 되며, 치유를 불러온다. 그래야 예컨대 눈이 멀었을 때, 그것이 올바로 보는 법을 가르쳐줄 수 있고, 우리를 더 높은 성찰로 이끌어줄 수 있는 것이다.

귀

먼저 우리가 귀의 이미지나 듣는 행위 자체를 비유로 드는 몇 가지 관용구와 표현법을 살펴보자. "열린 귀를 가지고 있다(누구의 청을 들어주다)." "누구에게 자신의 귀를 빌려주다(누구의 말을 호의적으로 듣다)." "누구에게 청각을 선사하다(누구의 말에 귀 기울이다)." "누구에게서 듣다(누구의 말에 따르다)." "귀 기울이다(순종하다)." 이 모든 표현은 우리에게 귀가 안으로 받아들이는 것, 즉 '수동적(따르다)'이며 순종이라는 테마와 분명히 관련되어 있음을 보여준다. 듣는 것에 비하면 보는 것은 훨씬 더 능동적인 지각 방식이다. 따라서 자발적으로 외면하거나 눈을 감는 것이 귀를 막는 것보다 더 쉽기도 하다. 듣는 능력은 순종과 겸손을 신체적으로 보여주는 것이다. 그래서 우리는 순종하지 않는 아이에게 "너는 귀가 먹었니?" 하고 묻는다. 잘 들을 수 없는 사람은 순종하려 들지 않는다. 이러한 사람들은 자신이 듣고 싶지 않은 말을 그냥 흘려-듣는다. 사람들이 남의 말을 호의적으로 들어주지 않고, 어떤 것도 받아들이지 않는 것은 어느 정도 자기중심적인 태도를 보여준다. 그러니까 공손하게 대하려는 겸손함과 자발성이 없는 것이다. 소위 '소음으로 인한 난청'도 이와 사정이 똑같다. 소리의 강도 그 자체가 아니라 소음에 대한 정신적 거부감이 해를 끼친다. 즉 '받아들이지 않으려는 욕구'가 '받아들일 능력이 없는 것'으로 바뀌는 것이다. 어린아이들에게서 자주 나타나는 귀의 염증과 통증은 대개 그들이 순종하는 법을 배워야 하는 나이에 가까워질수록 많이 나타난다. 대부분의 노인들은 귀가 어느 정도 잘 들리지 않는다. 고령으로 인한 난청은 시력 저하라든가 몸의 경직이나 불편과 마찬가지로 신체상의 노후 증상에 속한다. 이 모든 것은 인간이 나이가 들면서 점점 더 완고해지고 옹졸해지는 경향이 있다는 것을 보여준다. 노인들은 대부분 적응력과 유연성을 잃고 남의 말을 따르려는 각오가 줄어든다. 이렇게 간략하게 설명한 변화들은 노인들에게 전형적이기는 하지만, 반드시 모두에게서 나타나는 것은 아니다. 나이가 든다는 것은 단순히 아직 해결되지 못한 문제점을 과장되게 보여줄 뿐, 병이 그러는 것과 마찬가지로 정직해지도록 해준다.

급성 청력 저하란 갑작스럽게 나타나면서, 대부분 한쪽 귀가 먹을 정도로 심한 내이난청을 가리킨다(나중에는 반대쪽 귀도 들리지 않을 수 있다). 급성 청력 저하를 해석할 수 있으려면 그것이 나타난 당시의 생활 상황을 면밀하게 살펴봐야만 한다. 이 장애는 자신의 내면에 귀 기울이고, 내면의 목소리를 따르라는 요구이기도 하다. 오로지 자신의 내면의 목소리를 오래전부터 이미 듣지 못하는 그런 사람만이 귀머거리가 된다.

눈병

눈이나 시력에 문제가 있는 사람은 먼저 자신의 안경(내지 콘택트렌즈)을 하루 동안 벗어두고, 그렇게 해서 일어나는 정직해진 생활 상황을 주의 깊게 경험해야 할 것이다. 이 하루가 지나면 일지를 작성하고, 거기에 당신이 세상을 어떤 식으로 판단하고 경험했는지, 당신이 무엇을 할 수 있었고 무엇을 할 수 없었는지, 어떤 것 때문에 좌절했는지, 주변 사람들과 어떻게 지냈는지 등에 대해 스스로 해명해보도록 하라. 이런 식의 일지는 세상과 자기 자신을 살피는 당신의 태도를 더 효과적으로 알아보는 데 충분한 자료를 제공할 것이다. 또한 다음과 같은 질문들로 철저히 따져봐야만 한다.

1. 나는 무엇을 보지 않으려 하는가?
2. 내 주관성이 자기 인식을 방해하는가?
3. 나는 내게 일어나는 일을 통해서 나 자신을 알아보는 것을 게을리하는가?
4. 나는 보는 것을 더 큰 깨달음을 얻기 위해 이용하는가?
5. 나는 사물을 선명한 상태로 보는 것이 두려운가?
6. 나는 사물을 있는 그대로 보는 것을 견딜 수 있는가?
7. 내 본연의 모습의 어떤 영역을 나는 외면하고 싶어 하는가?

귓병

귀나 청력에 문제가 있는 사람은 다음과 같은 질문들을 자기 자신에게 해보라.

1. 나는 왜 누군가의 말을 호의적으로 들어주려 하지 않는가?
2. 나는 누구의 말 혹은 무엇을 따르지 않으려 하는가?
3. 자기중심적 태도와 겸손이라는 이 양극이 내게서는 균형을 유지하는가?

6. 두통

두통은 몇 백 년 전에야 겨우 밝혀진 병으로, 그 이전 시대의 사람들은 아직 알지 못했다. 특히 문명국가들에서 두통이 늘어났는데, 그곳에서는 '건강한 사람들' 중 20퍼센트가 두통에 시달린다고 호소하고 있다. 통계는 여성들이 두통에 걸리는 경우가 약간 더 잦으며, '상류층 사람들'에게는 이 증상이 평균 이상으로 나타난다는 것을 보여준다. 이 모든 현상은 일단 우리가 머리의 상징적 의미에 관해 약간 골머리를 썩여본다면 (골똘하게 생각해본다면) 그리 놀라운 일로 다가오지는 않는다. 우리의 머리는 몸에 대해 아주 분명한 양극성을 띠고 있다. 머리는 우리 신체 조직들 중 가장 높은 곳에 있는 기관이다. 우리는 이 머리를 이용해 우리 몸의 우두머리가 된다(자신의 소신을 주장한다). 머리는 위를 대표하고, 몸은 아래를 나타낸다.

우리는 머리를 이해력, 이성, 생각이 자리하고 있는 곳으로 간주한다. 머리 없이(무분별하게) 행동하는 사람은 비이성적으로 행동하는 것이다. 우리는 누군가의 머리를 비틀(누군가를 반하게 만들) 수도 있겠지만, 그러면 이 사람은 더 이상 냉정한 머리를 가지고 있을 것이라(침착하다)고 예상해서는 안 된다. 가령 '사랑' 같은 비이성적인 감정들은 당연히 머리를 위태롭게 만든다. 대부분의 인간들은 그 일로 심지어 머리를 잃기도(넋이 나가기도) 한다(… 만약 그렇지 않으면, 대단히 골치가 아파진다!). 하지만 특별히 머리가 두꺼운(완고한) 사람들도 우리 주변에 몇몇 있다. 이들은 결코 자신의 머리를 잃을(당황할) 위험 속을 헤매지 않으며, 심지어 자신의 머리로 벽을 뚫으려(억지로 어떤 일을 이루려) 할 때도 마찬가지다. 이것을 지켜보는 사람들 중 일부는 이 못 말리는 옹고집이 머리에 판자를 댔기(미련하기) 때문이라고 설명할 수 있으리라 추측하기도 한다. 그러나 여기에는 결코 어떤 과학적인 근거가 있는 것은 아니다.

긴장으로 인한 두통은 급성에 가깝게 시작되는 일정하지 않은 두통이다. 이것은 대부분 뻐근한 증상으로 몇 시간, 며칠 혹은 몇 주 동안 끌 수도 있다. 이때 통증이 오는 것은 아마도 혈관이 지나치게 팽팽해졌기 때문일 것이다. 긴장으로 인한 두통이 오면 사람들은 대부분 동시에 머리 근육 조직이 심하게 당기는 것을 느끼게 된다. 아울러 어깨, 목덜미, 목뼈의 근육도 경직된다. 흔히 이 두통은 인간이 살아가면서 심한 심리적 압박을 받고 있는 상황이나, 자신에게 지나친 부담이 될 승진을 위한 심사가 코앞에 다가온 상황일 때 자주 나타난다.

이것은 '위로 향하는 길'이며, 이 길은 자칫하면 위의 극, 즉 머리를 지나치게 강조하는 결과를 초래한다. 우리는 두통의 원인을 파헤치다 보면 자주 자신의 의지를 관철시키려고 노력하는(억지로 일을 성사시키려 하는) 대단한 공명심과 완벽성을 내세우는 사람이 있음을 발견한다. 이런 경우에 명예욕과 권력욕은 너무나 쉽게 머리로 올라간다(거만해진다). 왜냐하면 일방적으로 머리 영역에만 주의를 기울이는 사람, 그리고 오직 합리적이고 이성적이고 합당한 것만 인정하고 실현하는 사람은, 곧 자신의 '아래쪽 극과의 관계'뿐 아니라 유일하게 그의 생활 속에서 의지처가 될 수 있는 자신의 기반마저 상실하기 때문이다. 그러니까 그의 머리 쪽이 더 무거워지는 것이다(생각이 더 중요해지는 것이다). 그렇지만 몸이 요구하는 것과, 그것의 대부분을 차지하는 무의식적인 기능들은 발전사적으로 보자면 합리적 사고 능력보다 더 오래된 것이다. 합리적 사고는 대뇌피질의 발전과 더불어 아주 늦게 성취된 인간의 업적이다.

인간은 두 개의 중심을 가지고 있다. 바로 심장과 뇌 — 느끼고 생각하는 것이다. 이 시대의 문화 속에서 살아가는 사람들은 두뇌의 능력을 엄청나게 발전시켜놓았기 때문에 항상 자신의 두 번째 중심, 즉 심장을 가볍게 여길 위험을 가지게 된다. 그렇다고 해서 곧장 생각과 이성과 정신을 해악이라고 낙인찍는 것도 마찬가지로 해결책이 아니다. 이 둘 중 어느 쪽도 더 좋거나 더 나쁘지 않다. 인간은 한쪽을 받아들이고 다른 한쪽을 배제하는 결정을 내려서는 안 된다. 인간은 균형을 이루려고 노력해야 한다.

'배가 더 무거운 사람들(감정에 더 비중을 두는 사람들)'도 머리가 더 무거운 사람들과 마찬가지로 불완전하다. 하지만 우리의 문화는 머리쪽 극을 너무나 강하게 촉진시키고 발전시켜왔기 때문에, 우리는 거의 언제나 아래쪽 극에 결함을 가지고 있는 편이다.

아울러 또 다른 문제점으로 우리의 지적 활동을 무엇을 하는 데 투입하느냐 같은 질문도 추가된다. 우리는 대부분의 경우 이성적 사고 기능을 우리의 자아의 안전을 확보하는 데 투입한다. 인과적 사고 모델을 통해 우리는 우리 자아의 우위를 확대하려고 운명에 맞서 자신을 더욱 안전하게 지켜내기 위해 노력한다. 결국 이러한 시도는 항상 좌절될 것이 뻔하다. 이것은 바벨탑을 쌓음으로써 신의 노여움을 샀을 때처럼 기껏해야 혼란만 야기할 뿐이다. 머리는 독자적이 되어서는 안 되며, 육신과 감정이 빠진 길을 혼자 가려고 시도해서도 안 된다. 생각이 아래아 분리되면, 그것은 그 근원에서 떨어져나가는 것이나. 예늘 늘어 과학의 기능적인 사고는 근본이 없는 사고다. 거기에는 근원과 역결합하는 religio(역결합)5)가 빠져 있다. 오직 자신의 생각만 따르는 사람은 아래가 고정되어 있지 않은 채 까마득히 높은 곳으로 힘들게 오르고 있는 셈이다. 거기서 그 사람의 머릿속이 윙윙거리는(혼란스러운) 것은 당연하다. 머리가 경고음을 울리는 것이다.

머리는 인체의 모든 기관 중 통증에 가장 빠른 반응을 보인다. 나머지 모든 기관에서는 통증이 일어나기까지 일단 훨씬 더 근본적인 변화를 겪어야만 한다. 머리는 우리에게 가장 민감하게 경고를 보내는 기관이다. 머리에 통증이 오는 것은 우리의 생각이 잘못되었으며, 우리가 생각

---

5) 이 단어에서 파생된 것이 종교(religion)라고 제2부 4장에서 언급했다. _ 옮긴이 주

을 엉뚱하게 이용하며, 우리가 미심쩍은 목표를 추구한다는 사실을 보여준다. 머리는 우리가 실제로는 없는데도 '생각해낼 수 있는' 온갖 확실성에 대해 부질없이 너무 깊이 생각하느라 골머리를 앓을 때 경고음을 울린다. 인간은 물질을 기반으로 생존하는 방식을 가지고 있는 한 어떤 것도 확실하게 지킬 수 없다. 인간이 어떤 노력을 기울이더라도, 그것은 실제로는 매번 웃음거리로 전락할 뿐이다.

인간은 항상 전혀 중요하지 않은 일 때문에 골머리를 앓는다. 자신의 머리가 지끈거릴 때까지 말이다. 우리는 휴식을 통해 긴장을 해소한다. 그러나 이것은 '놓아준다'는 말의 다른 표현에 지나지 않는다. 머리가 통증으로 위험을 알릴 때는 '자아의 욕구'가 가진 편협함에서, 위로 올라가게 해주는 모든 공명심에서, 모든 고집과 모든 집착에서 벗어나야 할 바로 그 시점인 것이다. 그때는 자신의 눈을 아래로 돌리고서 자신의 기반에 관해 곰곰이 생각해봐야 할 시점이다. 이 경고의 신호를 진통제를 복용하면서 몇 년이나 견뎌내는 사람들에게는 아무런 가망이 없다. 이들은 머리와 목을(목숨을) 거는 것이다.

편두통

"편두통(Hemikranie)은 발작적으로 나타나며, 대부분 뇌의 한쪽에만 통증이 온다. 이 뒤에 시력 장애(빛에 대한 과민 반응, 섬광암점), 구토와 설사처럼 위 그리고 장과 관련된 증상들이 따라서 나타날 수 있다. 보통 몇 시간 동안 지속되는 이 발작은 우울하고 자극에 민감한 성향의 감정 상태 속에 깊이 숨겨져 있다. 편두통 발작이 절정에 이르면 혼자 있고 싶고, 어두운 방이나 침대 속으로 물러나 조용히 지내고 싶다는 간절한 욕구가 생긴다."(발터 브로이티감의 주장) 긴장으로 인한 두통과는 반대로 편두통의 경우에는 처음의 경련이 지나가면 뇌혈관이 너무 심하게 확장되는 결과가 나타난다. 편두통을 나타내는 그리스어 Hemikranie(두개골)는 말 그대로는 머리가 반쪽이라는 뜻이며, 우리에게 편두통 환자들의 생각의 일면성을 매우 직접적으로 보여준다. 우리는 긴장으로 인한 두통의 경우에도 이와 아주 유사한 형태의 일면성을 발견한다.

이와 관련하여 앞에서 설명한 모든 내용이 편두통에도 적용되지만, 한 가지 논점은 아주 근본적으로 수정되어야 한다. 긴장으로 인한 두통에 시달리는 환자가 자신의 머리를 몸에서 분리하려고 한다면, 편두통 환자는 몸의 어떤 테마를 머릿속으로 옮겨놓고, 그것을 여기서 실현하려고 노력한다. 그 테마는 성욕이다. 편두통은 언제나 머릿속으로 밀려들어간 성욕이다. 머리의 기능이 성기의 기능으로 바뀌는 것이다. 이렇게 장소가 옮겨진 것은 전혀 엉뚱한 일이 아니다. 왜냐하면 생식기 부위와 머리는 서로 유사한 연관 관계에 놓여 있기 때문이다. 인간의 몸에서 외부로 통하는 통로들이 모두 자리를 잡고 있는 곳이 이 두 신체 부위인 것이다.

성생활을 할 때는 이 통로들이 보다 더 우선적인 역할을 담당한다(사랑 = 받아들이는 것 ─ 이것을 우리는 신체 영역에서 몸이 벌어질 수 있는 부위에서만 실현할 수 있다!). 속설에서는 이전부터 여성의 입을 그들의 질(예를 들어 건조한 입술!)과, 남성의 코를 그들의 남근과 연관시키고 있다. 그리고 이 연관성으로부터 한쪽을 다른 한쪽에서 유추하곤 한다. 오랄 섹스에서도 하복부와 머리의 관계와 그것들의 '대체 가능성'이 너무나 분명히 드러난다. 하복부와 머리는 양극성이며, 이것들의 대립성 이면에는 그 공통성이 놓여 있다 — 위와 아래는 같은 것이다. 머리가 얼마나 자주 성기 대신 사용되는지는 얼굴이 빨개지는 것에서 분명히 확인할 수 있다. 거의 언제나 어느 정도 의미심장한 성적인 성격을 가진 곤혹스러운 상황에 처하면, 피가 우리 머리 쪽으로 몰려들어 얼굴이 붉어진다. 이 경우에 원래는 아래에서 일어나야 할 일이 위에서 일어난다. 왜냐하면 성적 흥분을 할 때는 보통 피가 생식기 부위로 흘러들며, 성기가 부풀어 오르고 붉어지기 때문이다. 생식기 부분이 이와 똑같이 머리 쪽으로 옮겨지는 것을 우리는 발기부전에서 발견한다. 어떤 남자가 섹스를 할 때 머릿속에 생각이 많이 몰려 있을수록 성기의 발기 능력은 더욱 확실히 줄어들며, 그 결과 참담한 일을 당하게 된다. 성적으로 만족하지 못하는 사람들이 그것을 대신 충족시키기 위해 음식을 많이 먹을 때도 이와 똑같이 부위를 바꾸는 방법을 이용한다. 많은 사람이 **사랑에 굶주려 있는 마음**을 입으로 만족시키려 한다 — 그리고 결코 질리는 법이 없다. 이 모든 지적은 성기와 머리의 유추 관계를 분명히 인식시키기에 충분할 것이다. 편두통 환자들(여성인 경우가 더 많다)은 항상 성생활에 문제가 있다.

다른 연관 관계에서 이미 여러 번 강조했듯이, 근본적으로 어떤 문제 영역을 다루는 데는 두 가지 가능성이 있다. 우리가 이 영역을 밀어내고

서 잊으려고 애쓸(잘라내기) 수도 있고, 그렇지 않으면 노골적으로 과잉
보상을 할 수도 있다. 이 두 가지는 얼핏 매우 차이가 나 보이지만, 동일
한 어려움을 정반대로 표현한 것일 뿐이다. 우리가 불안해하면, 몸을 떨
거나 닥치는 대로 마구 주먹을 휘두를 수도 있다. 이 두 가지 모두가 나
약함의 표시다. 그러므로 편두통 환자들 중에는 자신의 생활 영역에서
성욕을 완전히 몰아낸 사람들("… 난 그런 것에 관심 없어")도 있고, 또
자신의 '너무나 방종한 성관계'를 노골적으로 드러내려 하는 사람들도
있는 것이다. 이 두 유형의 공통점은 그들이 성욕과 관련된 문제가 있다
는 것이다. 그들이 이 문제점을 스스로 인정하지 않는다면, 그 이유는
어차피 성관계를 전혀 가지지 않거나 혹은 분명 모든 사람이 알 수 있듯
이 섹스에 전혀 문제가 없기 때문이다. 그럴 때 이 문제점은 머릿속으로
옮겨가서 편두통으로 다시 나타난다. 여기서 이제 그들은 이 문제점을
더 높은 영역(차원)에서 처리할 수 있다.

편두통 발작은 머릿속에서 일어나는 오르가즘이다. 그 진행 과정은
동일하며, 다만 그 장소가 더 윗부분에 있을 뿐이다. 성적 흥분을 느낄
때는 피가 생식기 부위로 흘러들어가고, 그래서 긴장이 최고조에 이르
면 갑자기 이완, 즉 '느슨해짐'으로 바뀐다. 이와 마찬가지로 편두통 때
도 피가 머리로 몰려와 압박감이 생기고, 긴장이 고조되다가 갑자기 이
완 단계로 급변한다(혈관의 팽창이 그것이다). 어떠한 자극이라도 편두통
발작을 일으킬 수 있다. 빛, 소음, 바깥바람, 날씨, 흥분 같은 것이 그렇
다. 편두통의 전형적인 특성에는 또한 환자가 발작을 일으킨 후에 한동
안 뚜렷한 평온함을 느낀다는 점도 포함된다. 발작이 절정에 이르면 환

자는 어두운 방으로 들어가 침대에 누워 있는 것을 가장 좋아한다 — 하지만 혼자서 그렇게 한다는 말이다.

이 모든 것은 일련의 성적 문제점들뿐만 아니라, 이 테마를 다른 사람과 적당한 차원에서 의논하는 데 대한 두려움도 보여준다. 1934년에 이미 E. 굿하일은 한 심리분석 잡지에서 성적 오르가즘이 온 후에 편두통 발작이 갑자기 중단된 한 남자 환자에 관해 설명했다. 그 환자는 가끔 긴장이 이완되기 시작하면서 발작이 끝나기 전에 오르가즘을 여러 번 느끼기도 했다. 편두통 환자들에게 따르는 증상들 중에는 소화장애와 변비가 많다는 관찰 결과도 우리가 살펴보기에 적절한 주제다. 그들은 아래가 닫혀 있다. 그들은 의식하지 못하는 내용(똥)에 관해 아무 것도 알려고 하지 않으며, 그 때문에 위쪽의 의식적인 생각 쪽으로 물러나는 것이다 — 머리가 지끈거릴 때까지 말이다. 배우자들은 편두통[6]을 성관계를 피하기 위한 구실로 삼기도 한다.

요약하자면 우리는 편두통 환자들에게서 충동과 사색, 아래와 위, 성기와 머리 사이의 갈등을 발견한다. 이것은 머리를 도피처와 훈련장으로 이용해 오직 전혀 다른 영역(몸, 섹스, 공격 성향)에서만 나타나고 해결될 수 있는 문제점들을 해결하려는 시도로 이어진다. 이미 프로이트는 생각을 '시험 행동'이라고 불렀다. 생각은 인간에게 행동보다 덜 위험하고 덜 강제적인 것으로 여겨진다. 그렇다고 생각이 행동을 대신해서는 안 되며, 오히려 한쪽이 다른 쪽에 의해 뒷받침되어야 한다. 인간이

---

6) 독일어로 이 말은 종종 '평상시의 두통'만 가리키기도 한다. _ 옮긴이 주

몸을 받은 이유는 이 수단을 이용해 자신의 완전함을 찾기 위해서(진정한 자신이 되기 위해서)이다. 오직 자신을 실현하는 것을 통해서만 에너지가 계속 흐르게 된다. 그러므로 '파악하다(움켜쥐다)' 같은 용어들이 전적으로 신체적인 모습들을 서술하는 것도 우연한 일이 아니다. 인간의 이해력과 사고력은 손과 발, 즉 몸을 사용하는 데 기반을 두고 있다. 이 공조가 깨지면 에너지가 점점 더 심하게 막히게 되고, 이것은 다양한 증후군을 통해 병으로 모습을 드러낸다. 다음의 개관적인 설명이 이 사실을 생생하게 보여줄 것이다.

막힌 에너지의 점진적 상승 단계

1. 활동(섹스, 공격 성향)이 생각 속에서 저지되면, 이것은 두통을 불러온다.
2. 활동이 **자율신경계**의 영역, 즉 신체의 기능 영역에서 저지되면 이것은 고혈압과 자율신경의 근육 긴장 이상이라는 증세를 불러온다.
3. 활동이 신경계 영역에서 저지당하면, 이것은 예를 들어 복합경화증 같은 증후군을 초래한다.
4. 활동이 근육 부위에서 방해받으면, 예를 들어 류머티즘 내지 통풍 같은 운동 조직의 증후군이 발견된다.

이러한 단계 구분은 실현된 행동의 다양한 단계들과 일치한다. 주먹을 휘두르든 섹스를 하든 상관없이, 모든 활동은 그 활동을 머릿속에서 예비하는 생각 단계(1)에서 시작된다. 이것은 필요한 특정 기관들에 혈액 공급을 더 늘리고, 맥박을 더 빨라지게 하는 것과 같은 몸의 자율신경계의 준비(2)로 이어진다. 마침내 이 생각은 신경을 자극하는 신경계의 활동(3)이 관여하면서 근육(4)을 통해 행동으로 옮겨진다. 그렇지만 어떤 생각이 행동으로까지 이어지지 않을 때면 언제나 에너지는 어쩔 수 없이 이 네 가지 영역들(생각 — 자율신경계 — 신경계 — 근육) 중 하나에서 막히게 된다. 그리고 여기서 시간이 지남에 따라 해당 증상이 나타난다.

편두통 환자는 이 단계들의 첫 부분에 놓여 있다. 그는 자신의 성욕을 생각의 영역에서 저지하는 것이다. 그는 자신의 문제점을 그것이 자리 잡고 있는 곳에서 찾아내는 법을 배워야 한다. 그래야 자신의 머릿속으로 올라와 있는 것을 원래 속하는 곳, 즉 아래로 되돌아가게 할 수 있다. 문제는 항상 아래에서 시작되며, 위에 도달하는 길은 멀고도 험난하다 — 우리가 그 길을 성실하게 간다면 말이다.

두통

두통과 편두통이 나타나면 자기 자신에게 다음과 같은 질문을 해봐야 한다.

1. 나는 무엇 때문에 골머리를 앓고 있는가?
2. 내게서는 위와 아래가 아직도 활발한 상호 작용을 하고 있는가?
3. 나는 너무나 힘들게 위로 올라가려고(공명심) 노력하는가?
4. 나는 완고하며 또 억지로 어떤 일을 성사시키려고 하는가?
5. 나는 생각으로 행동을 대신하려고 시도하는가?
6. 나는 내 성적인 여러 문제점에 대해 정직한가?
7. 나는 왜 오르가즘을 머릿속에 옮겨놓는가?

---

7. 피부

피부는 우리 인간의 몸에서 부피가 가장 큰 기관이다. 피부는 여러 기능을 수행하지만, 그중 가장 중요한 것은 다음과 같다.

1. 신체의 경계를 구분하고 보호하기
2. 만지고 접촉하는 기관
3. 표출하고 표현하는 기관
4. 성과 관련된 기관
5. 호흡
6. 배출(땀)
7. 체온 조절

피부의 이 모든 다양한 기능은 그럼에도 차단과 접촉이라는 양쪽 극 사이를 오가는 공통된 테마 하나를 보여준다. 우리는 피부를 우리의 겉모습을 이루는 경계로 인식하는 동시에, 이를 통해 외부와 연결되어 있기도 하다. 또한 피부를 주변 사람들과 접촉하는 데도 사용한다. 우리는 피부로 감싸인 자신의 모습을 세상에 내보인다. 그래서 우리는 우리의 피부를 벗어던질 수 없다(제 버릇을 버리지 못한다). 피부는 우리의 본연의 상태를 외부로, 더구나 이중적 방식으로 내보인다. 먼저, 피부는 모든 신체 내부 기관의 반사면이다. 우리 내부의 어떤 기관이 장애를 일으키면, 그것은 매번 피부에 나타난다. 또한 해당 피부의 어느 한 부분에 와 닿는 모든 자극은 내부 기관들에 전달된다. 모든 급소 치료법은 이 연관 관계를 기반으로 하고 있다. 이 치료법들은 자연치유법에 의해 오래전부터 활용되고 있지만, 정통 의학에는 단 몇 가지만 알려져 있다[예를 들어 헤드대(Headsche Zonen)[7]가 그러하다]. 이 치료법들 중 언급할 만한 것은 발급소마사지, 흡각시술법(부항)을 통한 급소 치료, 코급소요법, 귀침술 그리고 그 외 많은 것이 있다.

유능한 치료사는 피부를 살펴보고 만져봄으로써 내부에 있는 기관들의 상태를 알아내며, 마찬가지로 이 기관들이 피부에 그 상태를 드러내는 부분에 맞춰 해당 기관들을 치료한다.

피부에 붉은 곳, 부기, 염증, 부스럼, 농양 등 어떤 현상이 일어나든 — 이러한 변화가 일어나는 부위는, 우연히 그렇게 된 것이 아니라,

---

7) 내장질환에서 해당 내장 안쪽과 연결된 피부 영역에 통증 등으로 나타나는 증상이다. _옮긴이 주

그에 해당하는 부분의 안쪽에서 벌어지는 사태를 알려주는 것이다. 예전에는 예를 들어 검은 점들이 난 곳을 보고서 인간의 성격을 해석하려는 정교한 방법들이 있었다. 계몽주의 시대는 이 '허무맹랑한 짓'을 미신으로 치부해 무시해버렸다. 하지만 우리는 다시 서서히 이런 것들을 이해하려고 다가가고 있다. 생겨난 모든 것의 이면에는 물질적인 영역에서 단순히 밀려나오기만(드러나기만) 할 뿐인 보이지 않는 원형이 숨겨져 있다는 사실을 이해하는 것이 정말 그토록 힘들다는 말인가? 눈에 보이는 모든 것은 보이지 않는 것에 대한 일종의 비유에 지나지 않는다. 마치 그림이 '보이지 않는' 예술가의 생각을 모두가 볼 수 있게끔 표현하고 있는 것과도 같다. 우리는 눈에 보이는 것에서 보이지 않는 것을 유추할 수 있다. 우리는 일상에서 늘 그렇게 한다. 우리는 어떤 집의 거실에 들어서면 눈에 보이는 것들에서 집 주인의 취향을 알아낸다. 그러나 그 주인의 옷장에서도 우리는 이와 동일한 취향을 찾아낼 수 있을 것이다. 무엇을 살펴보든 상관없다. 만약 누군가가 가령 어떤 나쁜 취향을 가지고 있다면, 그것은 어디에서나 드러날 것이다.

이처럼 정보 전체가 항상 어디서나 드러난다. 작은 부분 하나하나에서 우리는 전체를 발견한다(로마인들은 "부분으로 전체를 대표한다"는 말을 이런 맥락에서 사용했다). 따라서 우리가 어떤 인간이든 그의 몸의 어느 부분을 살펴보더라도 무방한 것이다. 어디서나 우리는 이 특정한 인간이 대표적으로 보여주는 동일한 원형을 알아볼 수 있다. 우리가 이 원형을 알아보는 부위는 눈(홍채진단법), 귀(프랑스의 귀 침술), 등, 발, 경락(신경말단진단법), 핏방울[결정화 테스트, 모세관(Dynamolysis), 전체적인 혈액 진단], 세포(인체유전학), 손(수상학), 얼굴과 신체 구조(인상학), 피부(우리가 지금 다루고 있는 테마!) 등이다.

이 책은 병의 증상을 통해 인간을 인식하는 법을 알려준다. 우리가 어디를 살펴보든 상관없다. 살펴볼 수만 있으면 되는 것이다. 진리는 어디에나 들어 있다. 만약 전문가들이 자신이 발견한 연관 관계의 인과성을 증명해보이려는(전혀 성과가 없는) 노력을 그만둘 수만 있다면, 그들은 모든 것이 모든 것과 유추적 연관 관계에 있다는 사실을 불현듯 깨닫게 될 것이다. 위와 아래가 같고, 안과 밖이 같은 것이다.

하지만 피부는 우리 내부의 기관들의 상태를 밖으로 보여줄 뿐 아니라, 피부 자체에서 우리의 모든 정신적 진행 상황과 반응들도 드러나게 한다. 그것들 중 몇 가지는 너무나 분명히 드러나서 누구나 알아차릴 수 있다. 우리는 부끄러움을 타면 얼굴이 붉어지고, 놀라면 창백해진다. 불안하거나 흥분하면 진땀을 흘리며, 공포에 떨면 머리카락이 곤두서거나 소름이 돋는다. 겉으로 보이지는 않지만, 관련 전자기기를 이용하면 피부의 전기전도율도 측정할 수 있다. 이러한 종류의 최초의 실험과 측정은 카를 구스타프 융으로까지 거슬러 올라간다. 그는 자신의 '연상 실험'을 이용해 이 연관 관계를 추적했다. 오늘날에는 첨단 전자기술 덕분에 피부의 전기전도율에서 일어나는 지속적인 미세한 변화들을 "한 인간의 피부만으로도 '관련 대화'를 나눌 수 있을 정도로" 증폭시켜 보여주는 것이 가능해졌다. 왜냐하면 모든 말, 모든 주제, 모든 질문에 대해 피부는 전기 발생과 관련하여 즉각적으로 미세한 변화(PGR 내지 ESR라 불린다)를 보임으로써 반응하기 때문이다.

이 모든 것은 우리에게 피부가 엄청나게 큰 투사면이라는 사실을 확인시켜준다. 이 투사면에서 신체적 경과와 과정뿐 아니라 정신적인 것도 지속적으로 눈에 보이게 된다. 그러나 피부가 이미 우리의 내부 상태에 관해 이토록 많은 것을 밖으로 보여준다면, 피부를 특별히 관리할 뿐만 아니라 심지어 그 외관을 교묘하게 꾸미려는 생각도 못할 바는 아니다. 이렇게 속이려는 시도를 우리는 '화장술'이라 부른다. 그리고 사람들은 이 기만 술책에 상당한 돈을 투자하는 것도 마다하지 않는다. 이말의 의도는 화장으로 아름답게 꾸미는 술책에 대해 마구 비난을 퍼부으려는 것이 아니다. 다만 우리는 문신을 하는 아주 오래된 전통 이면에인간의 어떤 노력이 숨겨져 있는지 한번 살펴보려는 것이다. 피부가 내부 상태를 밖으로 표출하는 것이라면, 이것을 인위적으로 바꾸려는 모든 시도는 당연히 정직하지 못한 행동이다. 그런 사람들은 어떤 것을 숨기거나, 다른 어떤 모습으로 보이도록 속이려는 것이다. 그들은 내면에전혀 들어 있지 않은 것이 겉에 있기라도 한 것처럼 꾸민다. 이로써 엉터리 겉모습이 꾸며지고, 형식과 내용의 일치는 무너지고 만다. 이것이'아름다운 것'과 '아름답게 보이는 것' 내지 실재와 가상의 차이점이다. 세상 사람들에게 가짜 얼굴을 보여주려는 이 노력은, 화장에서 시작되어 기묘하게도 미용성형수술에서 끝난다. 그들은 수술로 얼굴의 주름살을 편다. 사람들이 자신의 얼굴 모습을 잃어버리는 것에 대해 이토록 두려워하지 않다니, 참으로 기묘한 일이다!

실제의 자기 자신과는 전혀 다르게 보이려는 이 모든 노력의 이면에는 인간이 "어느 누구일지라도 자기 자신만큼 싫어하지는 않는다"는 문제점이 놓여 있다! 자기 자신을 사랑하는 것은 가장 힘든 과제들 중 하나다. 자신을 좋아하고 사랑한다고 믿는 사람은 저마다 '자기 자신'을 자신의 보잘것없는 자아와 혼동하고 있는 것이 확실하다. 보통 자기 자신에 대해 전혀 알지도 못하는 사람만이 자신을 좋아한다고 믿는다. 우리는 의식의 그림자를 포함한 전체로서의 우리 자신을 좋아하지 않기 때문에, 끊임없이 겉모습을 바꾸고 꾸미려고 노력하는 것이다. 하지만 그것은 내면의 인간, 즉 의식이 스스로 변하지 않는 한 여전히 '화장술'일 뿐이다(그렇다고 우리는 이 말로 "사람들이 형식의 변화를 통해서도 내면으로 향하는 작용을 일으킬 수 있다"는 가능성을 기본적으로 부정하려는 것은 아니다. 이 방법은 가령 하타 요가, 생체에너지학 그리고 이와 유사한 영역들에서 시행되고 있다. 그래도 이 방법들은 목표를 분명히 의식하고 있다는 점에서 화장과는 다르다!). 어떤 사람과 가볍게 접촉하는 것만으로도 이미 상대의 피부는 우리에게 그의 정신에 관해 약간은 알려준다. 매우 민감한 피부에는 또한 매우 민감한 정신이 숨겨져 있다(얇은 피부를 가지고 있다 — 민감하다). 반면에 저항력 있는 질긴 피부는 오히려 두꺼운 가죽(배짱이 두둑하다)을 유추할 수 있게 해준다. 땀이 밴 피부는 상대가 자신이 없고 우유부단하다는 점을 우리에게 알려준다. 붉어지는 피부는 흥분을 보여준다. 우리는 피부를 이용해 서로 접촉하고 관계를 맺는다. 주먹을 휘두르는 것이든, 아니면 부드럽게 쓰다듬는 것이든 상관없이, 접촉을 이루어내는 것은 언제나 피부다. 피부는 병이 발생하면 안으로부터 (염증, 발진, 농양 등으로) 혹은 밖으로부터 (부상, 수술 등으로) 뚫릴 수 있다. 이 두 가지 경우 모두에서 우리의 경계는 위태로워진다. 어차피 우리는 항상 온전한 피부를 가지고 빠져나올(무사히 모면할) 수 있는 것은 아니다.

피부 발진

피부 발진의 경우에는 어떤 것이 경계에 구멍을 뚫게 되며, 어떤 것은 밖으로 나오려 한다. 이 견해는 소위 '사춘기 여드름'을 예로 들면 우리가 가장 쉽게 공감할 수 있을 것이다. 사춘기에는 인간의 내면에서 성적 욕구가 뚫고 나오지만, 또한 그것이 요구하는 사항들은 대부분 겁에 질려 억제된다. 사춘기는 특히 갈등 상황을 보여주는 좋은 사례다. 겉으로는 평온해 보이는 단계에서 갑자기 무의식의 심연으로부터 어떤 새로운 요구가 불쑥 튀어나와 한 인간의 의식과 생활 속에서 맹렬하게 활동할 여지를 얻어내려 하는 것이다. 그러나 그때 몰려드는 새로운 것은 우리에게 알려지지 않고 친숙하지도 않기 때문에 불안감을 불어넣는다. 우리는 그것을 어떻게 해서든 다시 없애버리고, 그 이전의 친숙한 상태로 돌아가고 싶어 한다. 그러나 그것은 더 이상 불가능하다. 우리는 일어난 일을 원래대로 되돌릴 수는 없는 것이다.

그래서 우리는 갈등의 한가운데에 놓인다. 이 새로운 것의 매력과 거기에 대한 불안은 거의 대등한 힘으로 작용한다. 갈등은 어떤 것이든 전부 이 모형에 따라 진행되며, 다만 테마만 달라질 뿐이다. 사춘기 때의 테마는 성적 욕구, 사랑, 배우자 관계다. 반대쪽 극을 가진 상대를 향한 동경심도 꿈틀댄다. 청소년들은 자신에게 없는 것과 관계를 맺고 싶어한다. 그런데도 감히 용기를 내지는 못한다. 성과 관련된 공상들이 불쑥 떠오르지만, 그들은 그것을 부끄러워한다. 이러한 갈등이 염증으로 변해 피부에서 눈에 보이게끔 된다는 사실은 분명 납득할 것이다. 하지만 피부는 다른 이를 만나기 위해서라면 우리가 극복해야 할 자아의 경계인 것이다. 또한 피부는 사람들이 관계를 맺는 데 사용할 수 있는 기관이며, 남들이 건드리고 쓰다듬을 수 있는 기관이기도 하다. 사람들은 사랑을 받기 위해서라면 그들 자신의 피부 속에서도(입장에서도) 상대의 마음에 들어야만 한다.

이 뜨거운(강렬한) 테마 때문에 사춘기 소년들의 피부는 염증을 일으킨다. 이것을 통해 어떤 것이 지금까지의 경계를 무너뜨리고 싶어 하며, 새로운 에너지가 분출하려 한다는 사실도 보여준다. 뿐만 아니라 새로운 것이 뚫고 나오지 못하게 하려는 노력, 새롭게 일깨워진 충동에 대한 불안도 보여준다. 여드름을 통해 그들은 자기 자신을 보호한다. 왜냐하면 여드름은 모든 만남을 어렵게 만들며, 성적 욕구를 일으키지 못하도록 해주기 때문이다. 여기서 악순환이 생겨난다. 실현되지 못한 성적 욕구는 피부에서 여드름의 모습으로 드러난다. 그리고 여드름은 섹스를 방해한다. 유혹하고 싶은 소망이 억압되어 자극받은 피부로 변한다. 섹스와 여드름이 얼마나 밀접하게 관련되어 있는지는 여드름이 나타나는 부위에서 분명히 드러난다. 여드름은 오직 얼굴에만 나타나며, 소녀들에게서는 어깨와 가슴의 노출 부위에도 나타난다(때로는 등에도 난다). 나머지 피부 부분에서는 여드름이 생기지 않는다. 왜냐하면 거기서는 여드름이 자신의 목적을 전혀 달성하지 못하기 때문이다. 자신의 성적 욕구에 대한 부끄러움이 여드름에 대한 부끄러움으로 변화되는 것이다.

많은 의사가 여드름 치료를 위해 피임약을 처방함으로써 좋은 성과를 보고 있다. 이 효과의 상징적인 배경은 분명하다. 피임약은 몸속에서 임신을 한 것으로 믿게 만들며, 동시에 '그 일'이 이미 벌어졌다고도 믿게 만든다. 여드름은 이제 더 이상 어떤 것도 방해할 필요가 없기 때문에 사라진다. 일광욕을 하거나 바닷가에서 머물다보면 여드름은 거의 언제나 눈에 띄게 줄어든다. 반면에 몸을 심하게 감출수록 여드름은 더욱 기승을 부린다. 옷을 입는 것은 제2의 피부로서 사실상 '경계 구분'과 '접근 불가'를 강조하는 것이다. 반면에 옷을 벗는 것만으로도 이미 자신의 몸을 열어놓는 첫 단계에 들어선 셈이다. 그리고 햇빛은 간절히 바라면서도 두려움의 대상이 되는 다른 이의 몸의 체온을 위험하지 않은 방식으로 대체해준다. 결국 성적 욕구를 실현하는 것이 여드름 치료를 위한 최상의 수단이라는 사실은 누구나 잘 알고 있다.

사춘기의 여드름에 관해 설명한 모든 내용은 대체적으로 거의 모든 피부 발진에도 적용된다. 발진은 항상 지금까지 제지당하던 것(억압된 것)이 눈에 보이는 영역(의식)에 도달하도록 억제의 경계를 뚫고 나오고 싶어 한다는 사실을 보여준다. 발진을 통해 그때까지 전혀 볼 수 없었던 어떤 것이 모습을 드러낸다. 이것은 분명 홍역, 성홍열, 홍진 같은 거의 모든 소아병이 피부를 통해 밖으로 드러나는 이유도 알 수 있게 해줄 것이다. 소아병이 나타날 때마다 아이들의 생활에서 어떤 새로운 것이 뚫고 나오며, 이 때문에 소아병이 찾아올 때마다 매번 상당히 엄청난 발전이 이루어지는 것이다. 피부 발진이 심할수록 소아병의 진행 과정은 더욱 빨라진다 — '돌파'를 해낸 것이다. 아기들에게 나타나는 영아 습진은 자녀와 너무 적게 접촉하거나 정서적으로 이를 가볍게 여기는 엄마들에게 아기들이 보이는 반응이다. 영아 습진은 이 보이지 않는 장벽에 대한 눈에 띄는 표현이며, 단절을 돌파하려는 시도다. 습진은 엄마들이 자녀를 마음속으로 혐오하는 이유를 인과적으로 정당화하는 데 자주 이용된다. 대부분 스스로 깨끗한 피부를 매우 소중하게 여기는 특별히 '우아한' 엄마들이 여기에 해당된다.

가장 자주 발생하는 피부병 중 하나는 '건선'이라고도 불리는 마른버짐이다. 이것은 경계가 뚜렷하고, 원반 모양이나 납작한 모양의 염증을 보이는 병소의 형태로 나타나며, 은백색의 박편으로 덮여 있다. 피부에 자연적으로 각질이 생기는 것이, 마른버짐의 경우에는 도를 너무 지나쳐버린 것이다. 마른버짐은 갑각류甲殼類의 피부 조직을 떠올리지 않을 수 없게 만든다(동물들에게서 발견되는 각질 조직을 참조하라). 마른버짐의 경우에는 피부의 자연적인 보호 기능이 갑각류의 피부로 단단히 둘러싸는 기능으로 바뀐 것이다. 마른버짐이 있는 사람들은 사방팔방으로 거리를 둔다. 그들은 어떤 것도 받아들이거나 내보내려 하지 않는다. 이 정신적인 거부와 고립의 결과를 빌헬름 라이히[8]는 아주 적절하게 '성격

---

8) 1897~1957, 오스트리아의 정신분석학자로, 미국으로 망명한 뒤 그곳에서 생애를 마쳤다. 프로이트에게서 정신분석학을 배웠고, 성욕에 고유한 에너지가 담겼다는 '오르곤 이론'을 정립했으며, 마르크스의 사상과 프로이트의 정신분석학을 통합하려 했던 급진적 학자로 평가받는다. _ 옮긴이 주

갑각(charakterpanzer)'이라고 불렀다. 모든 종류의 방어 이면에는 '상처를 입는 것'에 대한 불안이 숨겨져 있다. 한 인간의 방어 체계가 더 심하고 갑각이 더 두꺼울수록 그의 내면의 민감성과 상처에 대한 불안감은 더욱 크다.

이 문제에 있어서는 동물의 세계에서와 사정이 비슷하다. 우리가 어떤 갑각류의 껍질을 벗겨내면, 무방비 상태의 연약하고 상하기 쉬운 몸체를 보게 된다. 방어적인 태도를 취함에 있어 어떤 것도, 어떤 사람도 자신에게 접근하지 못하게 하는 사람들은, 실제로는 대부분 가장 예민한 사람들이다. "거친 껍질 속에는 대부분 말랑말랑한 알맹이가 들어 있다"는 격언도 이러한 경험적 지식을 의미한다. 하지만 상처받기 쉬운 영혼을 갑각을 이용해 보호하려는 시도는 일종의 비극성을 띠고 있다. 비록 갑각이 상하고 다치지 않도록 보호해주기는 하지만, 그것은 동시에 모든 것, 사랑과 온정까지도 들어오지 못하도록 '막아낸다'. 사랑은 자신을 열어놓는 것이 되어야 한다. 그러나 그것은 방어 체계를 위태롭게 만들기도 한다. 그러므로 갑각은 영혼을 생기生氣의 흐름으로부터 차단하며, 갑갑하도록 조여온다. 그래서 불안은 더욱 늘어나기 시작한다. 이 악순환을 끊는 일은 갈수록 힘들어진다. 한 번쯤 인간은 끊임없이 두려워하고 방어하기만 할 것이 아니라, 영혼이 상처를 입도록 그냥 버려두어야 한다. 그래야 영혼이 그 때문에 아직 파멸하는 것은 아니라는 사실을 경험을 통해 깨닫게 되는 것이다. 우리가 경이로운 것을 경험을 통해 깨달을 수 있으려면 다시 상처받기 쉬워져야 한다. 이 과정은 오로지 운명이나 심리치료법이 생겨나게 해주는 외부의 압박이 있어야만 가능하다.

우리는 상처받기 쉬운 고도의 민감성과 갑각 두르기의 연관성을 여기서 약간 상세히 설명했다. 그 이유는 바로 마른버짐이 신체의 영역에서 이 연관성을 우리에게 그처럼 인상적으로 보여주기 때문이다. 마른버짐은 피부를 무방비로 노출시키고, 갈라지고 상처가 나게 만든다. 이렇게 해서 피부는 감염될 위험이 높아진다. 우리는 여기서 극과 극이 어떻게 서로 맞닿아 있는지 알게 된다. 그리고 갈라 터진 부위와 갑각이 친밀함에 대한 동경심과, 친밀함에 대한 불안감 사이의 갈등을 얼마나 구체적으로 보여주는지도 알게 된다. 마른버짐은 팔꿈치에서 나기 시작하는 경우가 자주 있다. 팔꿈치(헤집고 나가는 과감한 능력)를 이용해 우리는 자신의 의지를 관철시킨다. 팔꿈치로 우리는 몸을 받친다. 바로 이 부위에서 굳은살과 상처받기 쉬운 부분이 나타난다. 마른버짐은 그 자체에서 이미 구분하고 격리하는 것이 극한에 달했기 때문에, 해당 환자에게 적어도 신체적으로는 다시 '개방적이고 상처 입기 쉽게' 되지 않을 수 없도록 해준다.

가려움증(소양증)

가려움증은 여러 가지 피부병(예컨대 두드러기나 심마진)에 따르는 현상이다. 하지만 또한 어떤 '원인'이 없이 단독으로 나타나기도 한다. 가려움증은 인간을 거의 좌절하게 만들 수도 있다. 가려움증 환자는 끊임없이 신체의 어떤 부위를 긁어야 하기 때문이다. 가려움과 긁는 것은 독일어에서 순전히 정신적인 의미도 가지고 있다. '나는 가렵다(좀이 쑤신다)', 혹은 '그것은 나를 긁지 못한다(나는 그것에 개의치 않는다)' 같은 표현이 그것이다. 이 표현에서 우리는 '가렵다'와 '긁다'는 말을 '자극하다'는 말로 가장 쉽게 바꿀 수 있을 것이다. 가려움은 '자극'으로 받아들여진다. 그래서 우리는 '가려운 자극(가려움증)'이라고도 말한다. '가렵다'와 '자극하다'는 말 모두에서 성적인 것이 아주 쉽게 떠오르기는 한다. 하지만 우리는 여기서 순전히 성적 욕구에만 관심을 둠으로써 마찬가지로 이 개념들 속에 함께 표현되어 있는 다른 영역들을 가볍게 여겨서는 안 될 것이다. 우리는 누군가(예를 들어 동물)를 공격적인 의미에서 자극할 수도 있지만, 저녁의 평온한 분위기 역시 **자극이 가득할(매력적일)** 수도 있다. 무언가가 우리에게 어떤 자극을 일으킨다면, 그것은 우리 내면의 어떤 것을 흥분시킨다. 그것이 성적 욕구든, 공격 성향이든, 애착이든, 아니면 사랑이든 상관없이 말이다. 자극은 인간들 사이에서 단일한 가치 판단을 받고 있지는 않다. 자극은 양면 가치로 인식된다. 우리가 어떤 자극을 매력적이라고 생각할지, 아니면 그것에 **짜증내는** 반응을 보일지는 정해져 있지 않다. 어떤 경우든, 자극은 흥분을 불러온다. 라틴어 prurigo도 '가려움'뿐만 아니라 '색정'과 '정욕'을 뜻하기도 하며, 거기에 해당하는 동사 prurire(가렵다)도 마찬가지다.

우리 몸에 나타나는 가려움증은 육체적인 면에서 어떤 것이 나를 흥분시키고 자극한다는 것을 보여준다. 하지만 사람들은 그것을 정신적인 면에서는 가볍게 여기거나 인정하지 않으려 했던 것이 분명하다. 그렇지 않다면 그것이 가려움증으로 몸을 통해 나타날 필요가 없었을 것이기 때문이다. 가려움증의 이면에는 밖으로 나오려 하고 알려지기를 원하는 어떤 열정, 내면의 불길, 격정이 놓여 있다. 그 때문에 그것은 가려움증을 통해 억지로 긁게 만드는 것이다. 긁는 것은 할퀴고 파헤치는 행동의 온건한 형태다. 사람들이 어떤 것을 찾아내서 세상에 알리기 위해 땅을 파고 헤집는 것과 마찬가지로, 가려움증 환자는 자신을 안달나게 하고, 괴롭히고, 자극하고, 흥분시키는 것을 알아내기 위해 상징적으로 피부의 표면을 긁는 것이다. 그 환자가 자신을 그토록 안달하게 만드는 것을 찾아낸다면, 그때 그는 매우 많이 긁어 상처가 났다고 (아주 기분 좋게) 여긴다. 따라서 가려움증은 항상 나를 가렵게 만드는 것(내가 안달하는 것)에 관해 알려주며, 나를 무관심하게 버려두지 않는 것, 내 영혼에서 불타고 있는 것(긴박한 것)에 관해서도 알려준다. 그것은 화끈한 열정, 불 같은 열망, 뜨거운 사랑 혹은 분노의 불길일 수도 있다. 가려움이 흔히 피부의 뾰루지, 붉은 반점, 고온의 발진성 열병과 함께 나타나는 것도 놀라운 일은 아니다. 그것의 요구 사항은 의식 속에서 안달하게 만드는 것을 찾아낼 때까지 긁으라는(신경을 쓰라는) 것이다 ─ 그것은 대단히 자극이 가득할(매력적일) 테니까!

피부 질환

피부병과 습진에 시달린다면 다음과 같은 질문을 자기 자신에게 해야 할 것이다.

1. 나는 남들과 너무나 심하게 거리를 두고 있는가?
2. 내 인간관계 관련 능력은 어떤 상태에 있는가?
3. 내가 남들을 거부하는 태도의 이면에는 남들과 친숙해지고 싶은 억압된 소망이 도사리고 있는가?
4. 내 눈에 보일 정도로 드러나기 위해 경계를 뚫고 나오려는 것은 무엇인가? (성적 욕구인가? 아니면 충동, 열정, 공격 성향, 열광인가?)
5. 실제로 내가 안달하게 만드는 것은 무엇인가?
6. 나는 나 자신을 고립 속에 묶어두었는가?

8. 신장(콩팥)

신장은 인간의 몸에서 배우자와 관련된 영역을 대표한다. 그러니까 신장에서의 통증과 발병은 언제나 배우자와 갈등에 빠져 지낼 때 나타난다. 배우자와의 관계는 여기서 성적 관계를 말하는 것이 아니라, 주변의 동료들을 대하는 아주 근본적인 것이다. 누군가가 다른 인간을 대하는 특유의 방식은 배우자와의 관계에서 가장 분명히 드러나지만, 배우자 외의 접촉 인물 누구에게나 사용될 수 있다. 신장과 배우자 관계 영역의 연관성을 더 쉽게 이해할 수 있으려면, 먼저 배우자 관계의 심리적 배경을 자세히 살펴보는 것이 좋을 것이다.

의식의 양극성 때문에 우리는 우리의 완전성을 의식하지 못하고, 자신을 항상 전체 존재자에서 떨어져나온 단편과만 동일시하게 되었다. 이 단편을 우리는 '자아'라고 부른다. 우리에게서 빠진 것은 우리가 알지 못하는 의식의 — 말 그대로의 의미에서 — '그림자'인 것이다. 인간이 추구하는 길은 더 큰 의식성을 얻는 길이다. 인간은 끊임없이 지금까지 인식하지 못했던 그림자의 단편들을 분명히 깨닫고, 그것을 자신의 정체성에 합치지 않을 수 없게 되어 있다. 이 경험을 통한 깨달음의 과정은 우리가 완전한 의식을 얻기 전에는, 즉 우리가 '온전'해지기 전까지는 끝날 수 없다. 이 통일성은 분화되지 않은 상태인 양극성 전체, 말하자면 양극과 음극도 포괄한다.

완전한 인간은 양성陽性을 공유하고 있다. 다시 말해 그는 남성적인 특성과 여성적인 특성을 자신의 영혼 속에서 하나의 통일성으로 융합시켜 놓았다('연금술에서의 혼례'라 불리는 것이다). 양성 공유라는 말을 우리는 자웅동체와 혼동해서는 안 된다. 양성 공유는 당연히 정신적인 면과 관련되어 있다. 우리 몸은 자기 고유의 성을 유지한다. 그러나 의식은 자신을 더 이상 자기만의 성과 동일시하지 않는다(이것은 신체적으로 한쪽 성을 가지고 있지만, 그것과 동일시하지 않는 어린 꼬마의 경우와 사정이 비슷하다). 양성 공유가 추구하는 바는 독신 체제에서도, 가톨릭 사제와 수도사의 복장에서도 겉으로 드러나 있다. 남성이라는 인식은 자신을 정신의 양극陽極과 동일시한다는 의미다. 그렇게 되면 음극陰極에 속하는 요인들은 자동적으로 의식의 그림자 영역으로 밀려난다. 여성이라는 인식도 마찬가지로 자신을 정신의 음극과 동일시하는 것이다. 이렇게 되면 양극에 속하는 요인들이 그림자 존재 속으로 들어간다. 우리의 과제는 스스로 우리의 그림자를 스스로 깨닫는 것이다. 그러나 우리는 이것을 투사 작용이라는 우회적 수단을 통해서만 할 수 있다. 우리는 자신에게 빠진 것을 외면이라는 우회적 수단을 통해 추적하고 찾아내야만 한다. 비록 그것이 실제로는 늘 우리의 내면에 들어 있지만 말이다.

이 말은 처음에는 모순적으로 들린다. 그리고 어쩌면 이 때문에 이해하기가 그토록 쉽지 않은지도 모른다. 하지만 인식은 원래 주체와 객체로 나뉠 필요가 있다. 예를 들어 우리의 눈은 사물을 볼 수 있기는 하지만, 아직 자기 자신을 볼 수 있는 것은 아니다. 이 때문에 눈은 거울 면에 투사하는 것과 같은 우회적 수단이 필요한 것이다. 오직 그래야만 자기 자신을 알아볼 수 있다. 우리 인간들도 이와 똑같은 상황에 처해 있다. 남성은 자기 정신의 음극에 속하는 요인들(카를 구스타프 융은 이것을 Anima, 즉 '남성의 억압된 여성적 특성'이라 불렀다)을 구체적인 한 여성에게 투사하는 것을 통해서만 나타낼 수 있다. 거꾸로 여성에게도 사정은 이와 동일하다. 우리는 이 의식의 그림자가 층으로 쌓여 있다고 생각해볼 수도 있을 것이다. 여기에는 아주 깊이 놓여 있는 층들도 있는데, 이것은 공포를 유발하기 때문에 우리는 엄청나게 불안스러워 한다. 여기에는 또 표면 가까이에 놓여서 관심 있게 처리되고 의식되기를 기다리는 층들도 있다. 이런 상황에서 내가 나 자신의 그림자의 상층부에 들어 있는 어떤 영역을 나타내주는 사람을 만나게 되면, 나는 그 사람에게서 사랑을 느낀다. 이 마지막 단어인 '그 사람'을 우리는 다른 사람과 관련시킬 수도 있고, 자신의 그림자의 단편과도 관련시킬 수 있다. 왜냐하면 이 둘은 결국 동일한 것이기 때문이다.

우리가 다른 사람에게서 좋아하거나 미워하는 부분은 결국 늘 우리 자신 속에 들어 있다. 다른 사람이 우리가 내면에서 간절히 깨닫고 싶어 하는 그림자 영역을 비춰줄 때, 우리는 그것을 '사랑'이라 말한다. 하지만 우리가 내면에서 아직 전혀 마주하고 싶지 않은 그림자의 깊숙한 곳을 누군가가 비춰줄 때, 그것을 '미움'이라 부른다. 우리가 이성을 매력적이라고 여기는 이유는, 그것이 우리에게 빠져 있기 때문이다. 우리는 이성을 모르고 있기 때문에 종종 그것을 두려워하기도 한다. 배우자를 대하는 것은 우리 내면의 알지 못하는 정신의 측면과 마주하는 것이다. 자신의 그림자 영역이 상대에게서 반사되어 나타나는 이 체계를 아주 분명히 알고 있다면, 우리는 배우자에 대한 문제점들을 새로운 시각에서 살피게 될 것이다. 우리가 배우자에게서 겪는 모든 어려움은 우리 스스로에게서 겪는 어려움이다.

무의식에 대한 우리의 관계는 항상 모순적이다. 우리는 그것에 매료되기도 하지만, 또한 두려워하기도 한다. 배우자에 대한 우리의 관계도 대부분 이와 똑같이 양면 가치를 가진다. 우리는 배우자를 좋아하면서도 동시에 미워하며, 그를 독차지하려 하면서도 그에게서 제발 벗어나고 싶어 하며, 그를 최고라고 여기면서도 동시에 최악이라고 생각한다. 배우자와의 관계에서 일어나는 온갖 활동과 온갖 불화 속에서 우리는 항상 우리의 의식의 그림자를 다룬다. 이 때문에 비교적 대립되는 사람들이 늘 서로 가까워진다. 대립되는 것들은 서로 끌어당긴다 — 이 사실은 누구나 알고 있다. 그럼에도 우리는 끊임없이 감탄사를 연발한다. "어떻게 하필이면 전혀 어울리지도 않은 이 두 사람이 서로 가까워졌지?" 대립이 심할수록 그들은 더욱 잘 어울린다. 왜냐하면 각자가 상대의 그림자를 드러내주기 때문이다. 혹은 — 핵심을 강조해서 표현하자면 — 누구나 자신의 그림자를 배우자에 의해 실현시키기 때문이다. 아주 비슷한 두 사람 사이의 배우자 관계는 비록 덜 위험해 보이고, 또한 더 편한 것이 사실이다. 하지만 당사자들의 발전에는 대체로 별 도움이 되지 않는다. 상대에게 자기 자신의, 의식하고 있는 영역만 반영되기 때문이다 — 이것은 복잡하지 않아서 재미가 없다. 그들은 서로가 멋지다고 생각하며, 그들 공동의 그림자를 나머지 주위 세계에 투사하고, 그 후에 그들은 그 세계를 함께 멀리한다. 배우자와의 관계에서는 오직 충돌만이 유익하다. 왜냐하면 그들은 상대에게서 발견되는 자신의 그림자를 관심 있게 다루는 것을 통해서만 서로를 더 잘 알게 되기 때문이다. 이로써 이 노고의 목적이 자기 자신의 완전함에 있다는 사실이 분명히 밝혀졌을 것이다.

이상적인 경우라면 어떤 배우자 관계의 마지막에는 서로 뒤섞여 완전해졌거나, 적어도 — 이상적인 경우를 무시한다면 — 더 온전해진 두 사람이 있을 것이다. 왜냐하면 그들은 자기 내면의 의식하지 못한 정신적 요인들을 밝혀내고, 그렇게 해서 의식에 통합시킬 수 있었을 것이기 때문이다. 따라서 양쪽에는 한쪽이 다른 한쪽 없이는 살아갈 수 없는 비둘기처럼 다정하게 사랑하는 한 쌍이 있는 것이 아니다. 우리가 다른 한쪽 없이는 살아갈 수 없다고 언급한 것은, 단지 그 누군가가 순전히 편하기 때문에(비겁하다고도 말할 수 있을 것이다), 그래서 투사한 것에 관심을 기울이고 다시 거둬들이려고 노력도 하지 않고서 상대를 자신의 그림자를 실현시키는 데 이용할 뿐이라는 의미다. 또한 이 경우에(그리고 이것이 대다수의 경우에!) 한쪽 배우자는 상대가 더 낫게 발전하도록 허용해주지도 않는다. 왜냐하면 그렇게 되면 이미 습관으로 굳어진 역할이 위태로워질 것이기 때문이다. 한쪽 배우자가 심리 치료를 받을 때, 드물지 않게 상대가 완전히 딴 사람이 되었다고 불평을 털어놓는 것도 그 때문이다("우리는 제발 그 증상이 없어지기만 바랐을 뿐이에요!").

배우자 관계의 목적은 한쪽이 다른 한쪽을 더 이상 필요로 하지 않을 때 달성된다. 오직 이 경우에만 '영원한 사랑'이라는 약속에 본격적으로 매달린 셈이 된다. 사랑은 의식의 행위이며, 자신이 사랑하는 것과 하나가 되기 위해 의식의 경계를 열어준다는 의미다. 이것은 상대가 보여준 모든 것을 자신의 정신 속으로 받아들였을 때, 혹은 다르게 표현하자면 투사한 모든 것을 다시 거둬들이고 그것과 하나가 되었을 때 비로소 달성된다. 이로써 투사면이 되는 인물은 무의미하게 — 매력도 반감도 없게 — 변했다. 사랑은 자신의 정신 속에서 구체화되었기 때문에 영원하게, 즉 초시간적으로 변했다. 이러한 생각은 항상 자신이 투사한 것 때문에 물질적인 것에 강하게 매달리는 인간들을 불안하게 하는 작용을 한다. 그들은 사랑을 의식 내용이 아니라 현상형에 묶어둔다. 이런 태도를 취하면 우리가 사는 세상의 것들이 무상하다는 사실이 위협으로 변한다. 그래서 그들은 자신의 '사랑하는 가족들'을 저세상에서 다시 만나기를 간절히 바라는 것이다. 이때 그들은 '저세상'이 항상 존재한다는 사실을 가볍게 여긴다. 저세상은 물질로 된 형상계를 벗어난 영역이다. 우리가 눈에 보이는 모든 것을 의식 속에서 변질시키기만 하면, 우리는 이미 형상계를 벗어난 셈이 된다. 눈에 보이는 모든 것은 일종의 비유에 지나지 않는다. 이것이 인간에게서는 달라져야 할 이유가 어디 있단 말인가?

눈에 보이는 세계는 우리의 삶을 통해 불필요한 것이 되어야 한다. 이것은 우리의 배우자에게도 적용된다. 문제점은 두 사람이 배우자 관계를 서로 다르게 '이용'할 때만 생겨난다. 즉 한쪽은 자신이 투사한 것을 관심 있게 다루고 다시 거둬들이는 반면, 다른 한쪽은 완전히 자신이 투사한 것 속에 갇혀 지내는 것이다. 그렇게 되면 한쪽은 상대에게서 자유로워지는 반면, 상대는 애타게 매달리게 될 것이다. 하지만 양측이 투사한 것에 계속 사로잡혀 있다면, 우리는 죽을 때까지 계속되는 사랑을 누리게 된다. 그리고 그 후에는 엄청난 슬픔을 겪는다. 다른 한쪽이 없어져버렸기 때문이다! "인간은 자신의 내면에서 구체적으로 나타나게 한 것만 뺏기지 않을 수 있다"는 사실을 받아들이는 사람에게 복이 있으라. 사랑은 하나로 합쳐지기를 원할 뿐, 다른 것은 없다. 사랑이 아직 외부의 대상을 향하고 있는 한, 그 사랑은 그 목적을 이루지 못한 것이다. 콩팥에서 일어나는 일에 대한 유추적 연관 관계에 공감할 수 있으려면, 배우자 관계의 내면적 구조를 정확하게 이해하는 것이 중요하다. 우리는 우리 몸속에서 단독으로 이루어진 기관들(예를 들어 위, 쓸개, 췌장, 비장)뿐 아니라 허파, 고환, 난소, 콩팥과 같은 쌍으로 이루어진 기관들도 발견한다. 한 쌍을 이루고 있는 기관들을 자세히 살펴보면, 그것들 모두가 '접촉'이라든가 '배우자 관계'라는 테마와 어떤 연관이 있다는 점이 눈에 띈다. 그런데 허파는 구속력이 없는 접촉 영역과 의사소통 영역을 대표하는 반면, 고환과 난소는 생식을 담당하는 기관으로서 성욕을 대표적으로 나타낸다. 이와 반대로 콩팥은 인간들 사이의 밀접한 만남이라는 의미에서의 배우자 관계에 해당된다. 그 외에도 이 세 영역은 사랑을 나타내는 고대 그리스의 세 개념과도 일치한다. Philia(우정), Eros(성적인 사랑) 그리고 점차적으로 모든 것과 하나로 합일된다는 의미에서의 Agape(헌신적 사랑) 등이 그것이다.

우리 몸이 흡수하는 모든 성분은 결국 피로 흘러들어온다. 콩팥은 핵심적인 여과 기능의 임무를 맡고 있다. 이것을 위해 콩팥은 어떤 성분이 우리 몸에 좋고 이용될 수 있으며, 어떤 대사산물과 독성분이 배출되어야 하는지 판단할 수 있어야 한다. 이 까다로운 임무를 위해 콩팥은 다양한 체계를 이용하고 있다. 이것은 생리학적으로 복잡한 문제이기 때문에 우리는 여기서 두 가지 기본 기능으로 간략히 설명하려 한다. 여과의 첫 단계는 일정한 크기 이상의 입자들은 빠져나가지 않고 남게 되는 기계적인 여과기와 비슷한 원리로 돌아간다. 이 여과기 구멍의 크기는 정확히 따지자면 가장 작은 단백질 분자(알부민)가 빠져나가는 것을 간신히 막을 수 있을 정도다. 두 번째의 훨씬 더 복잡한 단계는 삼투와 역류 원칙이 결합된 것을 기반으로 하고 있다. 본질적으로 삼투는 반투과성 막에 의해 서로 분리되어 있는 두 액체의 압력과 농도 기울기가 균형을 이루려는 원리에 근거해서 일어난다. 이때 역류 원칙은 농도가 서로 다른 두 액체가 계속 서로 섞이지 않고 흐르도록 해주는데, 이것을 통해 콩팥은 필요한 경우에 농도가 높아진 소변(예를 들어 밤새 모인 소변)을 배출할 수 있는 것이다. 이 삼투압의 균형과 관련하여, 결국 우리 몸에서 무엇보다 산-알칼리의 균형을 좌우하는 필수적인 염분을 보존하는 것이 가장 중요하다.

의학적 지식이 없는 사람은 보통 수치상 pH-값으로 표시되는 이

산-알칼리 균형이 생명에 얼마나 중요한지 전혀 깨닫지 못한다. 사실 모든 생화학 반응들(이를테면 에너지 생성이나 단백질 합성 등)은 한계치가 얼마 안 되는 안정적인 pH-값에 좌우된다. 피는 이렇게 해서 산성과 알칼리성, 음과 양 사이에서 정확히 중간을 지킨다. 이와 마찬가지로 모든 배우자 관계도 그 본질은 양극단, 즉 남성(양, 산성)과 여성(음, 알칼리성)이 적절히 균형을 이루게 하려고 노력하는 데 있다. 콩팥이 산과 알칼리의 균형이 안정적으로 유지되도록 해주듯이, 배우자 관계도 이와 마찬가지로 우리가 자신의 의식의 그림자를 구체적으로 나타내주는 다른 사람의 결합을 통해 완전함을 갖추도록 해준다. 이때 나머지 다른 반쪽(혹은 '더 나은 반쪽 = 배우자')은 자신의 본연의 모습을 통해 우리 자신에게 부족한 점을 채워준다.

배우자 관계에서 가장 큰 위험은 무엇보다 항상 문제가 되고 방해가 되는 행동 방식들이 오직 그 사람의 문제일 뿐이며, 나 자신과는 아무런 상관이 없다는 믿음이다. 이렇게 되면 우리는 투사한 것에 사로잡혀 배우자에 의해 비춰지는 자기 자신의 그림자 영역을 관심 있게 다루고 이해해야 할 필요성과 이점을 알아차리지 못한다. 이것을 알아차려야 우리는 성장하고 성숙할 수 있는데 말이다. 이러한 착오가 신체상의 증상으로 전환되면, 콩팥 역시 생명에 중요한 성분들(단백질과 염분)을 여과 계통을 통해 빠져나가게 해주고, 그 결과 외부 세계로 인해 자신이 발전하는 데 필수 불가결한 성분들을 잃게 된다(예를 들어 사구체신염에 걸렸을 때가 그렇다). 이로써 정신이 중요한 문제점들을 자신의 것으로 알아차리지 못해서 상대에게 떠넘기듯이, 콩팥도 마찬가지로 중요한 성분들을 자신의 것으로 인식하지 못하는 동일한 무능력을 보여준다. 인간이 배우자를 통해 자신을 깨달아야 하듯이, 콩팥도 외부에서 오는 '이물질들'이 자기 자신이 몰입하고 발전하는 데 중요한 성분임을 알아볼 수 있는 능력을 가져야 한다. 콩팥이 '배우자 관계' 그리고 '관계를 맺는 능력'이라는 테마와 얼마나 밀접한 관련이 있는지는 우리의 일상 활동의 특정한 습관들에서도 충분히 생각해보고서 논의해볼 수 있다. 사람들은 친분을 맺으려고 모임을 가질 때마다 대개 술을 마신다. 이것은 술이 '접촉 기관인 콩팥'을 자극하고, 그렇게 해서 정신적으로 관계를 맺는 능력도 활성화시키기 때문에 전혀 이상한 일이 아니다. 우리가 가득 찬 술잔이나 맥주컵을 들고 함께 건배를 하면 금세 훨씬 더 가까워진다. 이렇게 우리는 술잔을 부딪침으로써 서로 충돌을 일으키지 않고서도 다정한 관계를 맺을 수 있다. 거리감이 있는 존칭인 '당신'을 친밀한 근칭인 '자네'로 바꾸는 일도 거의 언제나 술을 마시는 의례와 연관되어 있다. 우리는 친목을 축하하며 술을 들이켠다. 인간관계를 이룬다는 것은 함께 술자리를 벌이는 것 없이는 상상도 할 수 없을 정도다. 파티에서나 사교 모임에서나, 아니면 민속 축제에서나 할 것 없이, 어디서나 사람들은 술로 상대와 더 친밀해지기 위한 용기를 얻는다. 그런 까닭에 이런 술자리에 모인 사람들은 술을 함께 마시지 않는 사람을 수상쩍게 평가하기도 한다. 왜냐하면 술을 마시지 않는 (혹은 적게 마시는) 사람은 그것으로 자신의 접촉 기관을 자극하지 않으려 하며, 따라서 계속 거리를 두고 지내려 한다는 사실을 보여주기 때문이다. 이 모든 기회가 올 때마다 사람들은 커피, 차, 술처럼 콩팥을 특히 강하게 자극하고 강한 이뇨 작용을 일으키는 음료를 분명히 선호한다(사교 행사에서는 술을 마시고 나면 곧장 담배를 피우라는 권고가 잇따른다. 흡연은 우리의 또 다른 접촉 기관인 허파를 자극한다. 사람들이 함께 어울리고 있을 때에는 대부분 혼자 지낼 때보다 담배를 더 많이 피운다는 사실은 널리 알려져 있다). 술을 많이 마시는 사람은 그것으로 접촉을 바란다는 소망을 드러낸다. 하지만 그런 사람은 대리 만족의 영역에서 계속 벗어나지 못할 위험이 있다.

신장결석은 소변에 너무 많이 섞여 있는 특정한 성분들(예를 들어 요산, 인산칼슘, 수산화칼슘 등)이 침전되고 결정화되는 것을 통해 생겨난다. 결석이 생길 위험은 그것을 유발하는 환경 여건뿐만 아니라 우리가 마시는 음료의 양과도 밀접한 상관관계가 있다. 마시는 음료의 양이 많아지면 어떤 물질의 농도는 낮아지고, 그것이 녹아들 가능성은 높아진다. 하지만 결석이 생기면, 그것은 흐름을 중단시키면서 배가 쑤시고 아픈 증상을 일으킬 수도 있다. 이 복통은 흐름을 막고 있는 결석을 수뇨관輸尿管의 연동 운동을 통해 밖으로 내보내려는 우리 몸의 깊은 뜻을 가진 시도다. 이렇게 지독한 통증을 일으키는 과정은 출산에 비유될 수 있다. 배가 쑤시고 아픈 증상은 극단적인 불안과 몸을 움직이려는 강한 충동이 일어나게 한다. 이 신체 자체의 복통이 결석을 더 이동시키는 데 불충분하다면, 의사는 환자들에게, 심지어 결석을 계속 밀어내기 위해, 추가로 뜀뛰기를 시키기도 한다. 결석치료법은 그 외에도 특히 긴장을 완화시키고, 열을 공급하고, 물을 많이 마시는 것을 통해 결석의 배출을 촉진시키려는 노력도 한다.

정신적 영역에서 이것과 일치하는 사항들은 쉽게 확인할 수 있다. 흐름을 방해하는 결석은 우리 몸의 발전에 아무런 도움이 되지 못하기 때문에 원래는 배출되어야 할 그런 성분들로 이루어져 있다. 그러니까 이 결석은 우리의 발전에 전혀 소용이 없기 때문에 우리가 오래전에 이미 벗어났어야 했던 그런 테마들이 쌓인 것에 해당된다. 그런데도 우리가 중요하지 않고 때마저 놓쳐버린 테마들에 매달리게 되면, 그것들은 발전의 흐름을 가로막고 정체를 일으킨다. 그럴 때 배가 쑤시고 아픈 증상은 우리가 결석을 간직하고 있는 것을 통해 원래는 하지 않고 싶어 했던 그 운동을 하도록 만든다. 그리고 의사는 환자에게 바로 그 올바른 운동, 즉 뜀뛰기를 시키는 것이다. 우리는 이전의 행로에서 일단 한 발짝 벗어나야 발전을 다시 진행시킬 수 있고, 지나치게 오래된 것(결석)에서 해방될 수 있다.

통계는 남성들이 여성들보다 신장결석에 더 자주 걸린다는 사실을 보여준다. '조화'와 '배우자 관계'라는 테마는 천성적으로 이러한 원리에 더 친숙한 여성들보다 남성들이 해결하기가 더 힘들다. 거꾸로 적극적인 의지를 관철시키는 것은 여성들에게 더 심각한 문제점이 된다. 왜냐하면 이 원리는 남성들에게 더 친숙하기 때문이다. 통계적으로 이 사실은 이미 언급했듯이 여성들에게 담석이 생기는 빈도에서 드러난다. 신장에서 통증이 올 때 사용되는 치료법만으로도 이미 조화와 배우자 관계의 문제점을 해결하는 데 도움이 되는 원리들을 충분히 보여주고 있다. 열을 공급하는 것은 온정과 사랑의 표시이며, 경련을 일으키는 혈관의 긴장을 완화시키는 것은 자신을 개방하고 경계를 넓히는 표시이고, 마지막으로 수분의 공급은 모든 것을 다시 움직이게 하고 진행시켜준다.

위축 신장 — 인공 신장

신장의 모든 기능이 완전히 위축되면서 기계, 즉 인공 신장이 생명에 중대한 혈액 투석(혈액 세정)이라는 임무를 떠맡아야 한다면, 그것은 병의 상태가 이미 '끝판'에 도달했음을 의미한다. 우리가 스스로의 문제점들을 살아 있는 배우자와 함께 적극적으로 해결할 각오가 되어 있지 않았기 때문에, 이제는 완벽한 기계가 배우자가 되는 것이다. 만약 어떤 배우자도 완벽하거나 충분히 신뢰할 수 없었다면, 혹은 자유와 자립에 대한 욕구가 너무 지나쳤다면, 우리는 이제 인공 신장을 이상적이고 완벽한 배우자로 여기게 된다. 왜냐하면 인공 신장은 자기주장과 자기 욕구를 내세우지 않으면서도 우리가 바라는 모든 것을 충실하고 믿을 만하게 수행해주기 때문이다. 하지만 우리는 그 대신 그것에 전적으로 의존하고 있다. 적어도 일주일에 세 번은 병원에서 그 기계와 만나야만 하고, — 개인적으로 그 기계를 구입할 여유가 있다면 — 우리는 매일 밤마다 충실하게 그 기계와 함께 잠을 잔다. 우리는 결코 인공 신장에서 멀리 벗어날 수 없으며, 어쩌면 이러한 우회적인 수단을 거쳐 완벽한 배우자란 결코 없다는 사실을 깨우치게 되는지도 모른다 — 자기 자신이 아직 완벽하지 않다면 말이다.

신장병

만약 신장에 어떤 이상이 있다면(신경이 거슬린다면) 다음과 같은 질문들을 자기 자신에게 해봐야 한다.

1. 나는 배우자 관계의 영역에서 어떤 문제점이 있는가?
2. 나는 투사한 것에 파묻혀 있고, 배우자의 잘못을 오로지 그 자신의 문제
   점일 뿐이라고 여기는 경향이 있는가?
3. 나는 배우자의 모든 행동 방식에서 나 자신을 찾아내는 것을 소홀히 하
   는가?
4. 나는 오래된 문제에 매달려 있어서 발전의 흐름을 방해하고 있는가?
5. 내 신장결석은 실제로는 내게서 어떤 뜀뛰기(도약)를 이끌어내려 하는가?

방광

방광은 신장에서 배출된 모든 성분이 소변이 되어 우리 몸 밖으로 배
출되기를 기다리는 저장 컨테이너다. 많은 소변이 모이면서 생기는 압
력은 일정한 시간이 지나면 압박감을 줄이기 위해 억지로 내보내진다.
그렇지만 우리 모두는 경험을 통해 소변을 보고 싶어 하는 충동이 너무
나 자주 특정한 상황들과 뚜렷이 연관되어 있음을 알고 있다. 사람들이
정신적 압박을 받고 있는 그런 상황들 말이다. 그것은 시험을 치를 때일
수도 있고, 치료를 받을 때일 수도 있다. 아니면 미리 예상되는 불안이
나 스트레스와 관련된 상황일 수도 있다. 정신적 압박은 처음에 아래쪽
방광으로 밀려 내려와 이제 여기서 신체적 압박이 된다.

압박은 항상 우리들에게 놓아주고 긴장도 풀도록 요구한다. 만약 이
것이 정신적으로 이루어지지 않으면, 우리는 그것을 방광을 통해 신체

적으로 가능하게 해주어야 한다. 이러한 우회적 수단을 거쳐 어떤 상황의 압박이 실제로 얼마나 심한지, 우리가 내보내지 않으면 그것이 얼마나 고통스러울 수 있는지, 다른 한편으로 내보내는 것이 얼마나 만족스러운지 분명히 느껴서 알 수 있다. 그 외에도 우리가 몸으로 전해지는 반응을 이용해 수동적으로 느끼는 이 압박을 '스스로 행사하는 능동적인 압박'으로 바꾸는 것도 가능하다. 말하자면 화장실에 가야 한다는 이유를 내세워 거의 모든 상황을 중단시키고 조종할 수 있는 것이다. 화장실에 가야 하는 사람은 압박을 느끼는 동시에 압박을 행사한다. 이 사실은 학생('작은 물집')도 환자만큼이나 잘 알고 있으며, 이 때문에 이 증상을 비록 무의식적이긴 하지만 늘 목적을 이룰 수 있도록 활용하기도 한다.

여기서 특별히 분명하게 나타나는 증상과 권력 행사 사이의 이 연관성은 다른 모든 증상에서도 과소평가할 수 없을 정도로 중요하다. 환자들은 누구나 자신의 증상을 권력 수단으로도 사용하는 경향이 있다. 이로써 우리는 이 시대의 가장 강력한 금기 사항들 중 하나를 접하게 된다. 권력 행사는 인간의 본질적 문제다. 인간이 자아를 가지고 있는 한 우위를 누리고 세력을 확장하려 노력한다. "하지만 난 ○○을 원해"라고 말하는 것은 매번 이 자아의 우위를 추구하려는 시도의 표현이다. 다른 한편으로 권력은 매우 부정적인 뉘앙스의 개념으로 변해버렸기 때문에, 인간들은 자신의 권력 게임을 더욱더 효과적으로 위장하지 않을 수 없다고 여긴다. 자신의 권력욕을 솔직하게 공개적으로 털어놓고 실현할 용기를 가진 사람은 비교적 적다. 대다수의 사람들은 자신의 억압된 권력욕을 우회적 수단으로 관철하려고 시도한다. 이것을 위해 사람들은 오늘날 무엇보다 '병약하다는 것'과 '사회적 약자'라는 영역을 이용한다. 이 영역은 정체가 폭로될 위험이 비교적 적다. 왜냐하면 책임을 기능상의 절차와 주변 세계 탓으로 돌리는 것이 해명 모델로서 보편적으로 인정되어 받아들여지고 합법화되어 있기 때문이다.

거의 모든 사람이 자신의 파워 전략을 위해 이 영역을 다소간 공동으로 이용한다. 이 때문에 어느 누구도 그들의 속셈을 폭로하는 데 관심을 두지 않으며, 폭로하려는 모든 시도는 격한 분노를 불러일으키며 반박당하기 일쑤다. 병과 죽음을 이용해 우리는 세상 사람들을 협박할 수 있다. 병을 통해 우리는 거의 언제나 그런 증상들이 없었다면 결코 얻을 수 없었을 것을 이루게 된다. 그것은 온정, 관심, 돈, 여가, 도움 그리고 남들에 대한 통제권이다. 증상을 권력의 도구로 사용함으로써 얻어지는 병의 부차적인 소득은 치유에 방해가 되는 경우가 적지 않다.

'권력을 드러내기 위한 수단으로서의 증상'이라는 테마는 야뇨증에서도 아주 생생하게 실감할 수 있다. 어린아이가 온종일 (부모와 학교로부터) 워낙 심하게 압박을 당한 나머지, 거기서 벗어나지도 못하고 자신의 요구를 내세우지도 못하게 된다고 가정해보자. 그러면 밤에 일어나는 야뇨증(이불에 지도 그리기)이 여러 문제점을 한꺼번에 해결해준다. 야뇨증은 경험을 통해 깨달은 압박에 대한 반응으로서 놓아주는 것을 실현하며, 동시에 평소에는 그토록 강력한 부모들을 속수무책으로 내몰 수 있는 기회가 되기도 한다. 이 증상을 통해 어린아이는 안전하게 위장한 채 자신이 하루 종일 받은 그 모든 압박을 주변 어른들에게 되돌려줄 수 있는 것이다. 또한 우리는 야뇨증과 '눈물 흘리기'의 관계도 가볍게 여겨서는 안 될 것이다. 이 두 가지는 모두 놓아주는 것을 통해 내면의 압박의 부담을 덜고 떨쳐버리는 데 이용된다. 따라서 우리는 야뇨증을 '아래서 눈물을 흘리는 것'이라 불러도 좋을 것이다.

다른 모든 방광 증상도 지금까지 다루어진 테마 영역들과 관련이 있다. 방광염에 걸리면 소변을 볼 때 따가움을 느끼는데, 이것은 환자가 '놓아주는 것'을 얼마나 고통스럽게 받아들이는지를 아주 분명히 보여준다. 자주 소변을 보고 싶은 욕구를 느끼지만 전혀 나오지 않거나 소량만 배출되는 증상인 오줌소태는, 압박을 받는데도 불구하고 놓아주는 것이 전혀 불가능하다는 사실을 보여준다. 이 모든 증상에서 우리가 놓아주어야 할 물질들 내지 테마들은 전부 오래되어 맞지 않는 것이며, 거추장스러운 짐에 지나지 않는다는 사실이 무시되어서는 안 될 것이다.

방광의 병

방광에 병이 생기면, 다음과 같은 질문들을 자기 자신에게 해봐야 한다.

1. 나는 어떤 영역에 집착하는가? 비록 그것이 오래되어 불필요한 것이고, 제거되기를 고대하고 있지만 말이다.
 2. 나는 어떤 면에서 스스로를 압박하는가? 그리고 그것을 다른 것(시험이나 상사) 탓으로 돌리는가?
3. 나는 어떤 지나간 테마에서 벗어나야 하는가?
4. 나는 무엇 때문에 눈물을 흘리나?

---

9. 성생활과 임신

성적 욕구는 사람들이 '양극성'이라는 테마를 몸으로 수행하면서 전념하는 가장 널리 알려진 영역이다. 이 영역에서는 누구나 자신의 불완전함을 느끼고, 자신에게서 빠진 것을 찾으려고 노력한다. 그런 사람은 육체적으로 자신의 반대쪽 극과 결합하며, 이 결합에서 '오르가즘'이라 불리는 새로운 의식 상태를 경험으로 깨닫는다. 이 의식 상태를 인간은 '행복의 진수'로 받아들인다. 여기에는 시간적으로 오래 지속될 수 없다는 단 한 가지 단점이 있다. 인간은 성행위를 자주 함으로써 이 단점을 제거하려고 노력한다. 매번 이 행복을 느끼는 순간이 아무리 짧더라도, 그 순간은 인간에게 우리의 의식에는 질적으로 우리의 '일반적인' 의식을 훨씬 능가하는 여러 상태도 있음을 알려준다. 이 행복감은 또한 인간을 결국 안절부절못하도록 하고, 무언가를 추구하는 사람이 되도록 하는 것이기도 하다. 성적 욕구가 이미 이 비밀의 한쪽 절반을 밝혀준다. 우리가 양쪽 극이 하나가 되도록 결합시키면 행복감은 확산된다. 그러므로 행복은 '통일성(합일合一)'이다. 우리는 이제 이 비밀의 나머지 절반만 밝혀내면 된다. 그것은 우리가 이 행복이라는 의식 상태에서 어떻게 하면 도로 밀려나오지 않고 영원히 머물 수 있는지를 보여줄 것이다. 그 대답은 간단하다. 대립되는 것들의 결합이 오직 육체적인 면(성생활)에서만 이루어지는 한, 거기서 생기는 의식 상태(오르가즘)도 시간적으로 한정된다. 왜냐하면 신체의 영역은 시간의 법칙에 종속되어 있기 때문이다. 우리는 오로지 대립되는 것들의 결합을 의식에서도 이루어내야만 시간에서 자유로워질 수 있다. 내가 이 영역에서 합일을 이루어낸다면, 나는 영원한, 즉 초시간적인 **행복**이 넘치는 **상태**에 도달한 셈이다.

이 인식과 더불어 여기에 걸맞게 동양에서도 또한 '요가의 길'이라 불리는 밀교의 길이 시작된다. 요가는 산스크리트어이며, 멍에(Joch) 내지 '멍에에 매인 한 쌍의 동물'과 같은 뜻이다(라틴어 jugum도 멍에를 의미한다). 멍에는 항상 두 개로 나누어진 것을 하나로 합쳐준다. 한 쌍의 황소, 한 쌍의 물통 같은 것들 말이다. 요가는 두 가지로 분리된 것을 하나로 합치는 기예다. 성생활은 도의 기본형을 안에 담고 있고, 동시에 그 기본형은 모든 사람이 이해할 수 있는 영역이기도 하다. 이 때문에 성생활은 모든 시대에 항상 도를 유추적으로 설명하는 데 즐겨 사용되었다. 오늘날까지도 어리둥절해진 서양 관광객은 동양의 사원들에 그려진 — 그의 생각대로라면 — 외설스러운 모습들[9]을 눈을 크게 뜨고서 쳐다본다. 하지만 여기서 두 신상의 성적인 결합이 사용된 것은 라틴어인 conjunctio oppositorum, 즉 '대립되는 것들의 결합'이라는 위대한 비밀을 상징적으로 설명하기 위함이다.

기독교 신학은 발전을 거듭하는 과정에서 시기에 따라 육체적인 면, 그리고 성적 욕구까지 '너무나 악한 것'이라며 매도해왔다. 그 때문에 기독교 색채가 강한 문화권에서 성장한 우리가 섹스와 정신적인 길이 화합이 불가능할 정도로 엄청나게 대립적인 것인 양 짜 맞추고 싶어 하는 것도 기독교 신학의 특수성에 속한다(물론 기독교인들에게 성적인 상징적 표현이 늘 생소한 것은 아니었다. 예를 들어 '수녀는 예수의 신부라는 설'이 이것을 보여준다). 스스로 '신비를 추구한다(밀교적이다)'고 여기는 수많은 집단에서 육신과 정신이라는 이 대립적 사상은 더욱 정교하게 다듬어진다. 이러한 무리에 속한 사람들은 기본적으로 **변질시키는 것을 억압하는 것**과 혼동하고 있다. 여기서도 밀교의 기본 원리인 "위와 아래는 같다"는 말을 이해하는 것으로 충분할 것이다. 여기서 인간이 아래에서 해낼 수 없는 것은 결코 위에서도 이루지 못한다는 결론도 이끌려 나온다. 그러므로 성적 문제점을 가진 사람은 '도피'라는 방식으로 치유하기보다, 신체적 영역에서도 그것을 해결해야 할 것이다. 대립 관계를 통합하는 것은 '더 높은' 영역에서는 훨씬 더 힘들다!

이러한 입장에서 볼 때, 지크문트 프로이트가 인간의 거의 모든 문제

---

9) 신라 시대의 토우土偶들 중에도 남녀의 성생활을 묘사한 것들이 여럿 있다. _ 옮긴이 주

점을 성적 욕구의 문제로 단순화시킨 것도 어쩌면 이해될 수 있을 것이다. 이런 조처는 전적으로 정당한 것이며, 다만 사소한 **형식상의 오류가** 있을 뿐이다. 프로이트는 (그리고 그처럼 생각하는 모든 사람은) 구체적으로 드러나는 것의 영역에서 그 이면에 놓인 원리로 옮겨가는 마지막 단계에 대해 단념했다. 성적 욕구는 단지 '양극성' 내지 '대립 관계의 통합'이라는 원리를 보여주는 가능한 표현형 중 하나에 지나지 않는다. 다음과 같은 일반화된 형식이라면 아마 프로이트의 비판자들도 동의할 것이다. 인간의 모든 문제점은 양극성 그리고 대립되는 것들을 통합하려는 노력으로 단순화될 수 있다(결국 카를 구스타프 융이 이 조처를 취했다). 하지만 많은 이가 양극성의 문제점을 맨 먼저 성적 욕구의 영역에서 배우고 경험하고 다룬다는 사실은 여전히 옳은 것이 분명하다. 여기에 성생활과 배우자 관계가 인간들에게 주요 갈등을 일으키는 소재를 제공하는 이유도 들어 있다. 인간이 하나로 통합되는 지점을 찾아낼 때까지 인간을 계속 둘로 나눠놓는(절망으로까지 몰아가는) 것은, 그토록 힘들다는 '양극성'이라는 테마인 것이다.

생리장애

월경은 여성성, 다산성 그리고 수용력의 표시다. 여성은 이것을 주기적으로 반복하지 않을 수 없다. 여성은 온갖 제약을 불러오는 이 주기적인 리듬에 순응順應해야 한다. 이 순응이라는 말과 더불어 우리는 여성성의 핵심 영역인 '헌신할 수 있는 능력'을 접하게 된다. 우리가 여기서 '여성성'이라고 말하는 것은 '이 세상의 여성의 극에 대한 포괄적인 원리'를 의미하는 것이다. 그것을 예를 들어 중국인들은 '음陰'이라고 부르고, 연금술사들은 '달(月)'을 통해 상징적으로 나타내며, 심층심리학은 '물(水)'이라는 상징으로 표현하는 것이다. 이러한 관점에서 보자면 여성은 누구나 전형적으로 여성다운 면이 구체적으로 드러난 현상형現象型에 지나지 않는다. 여성의 원리는 '받아들이는 능력'을 통해 규정될 수 있을 것이다. 가령《역경易經》에는 이런 내용이 들어 있다. "조물주의 도는 남성적인 (양의) 작용을 일으키고, 받아들이는 것의 도는 여성적인 (음의) 작용을 일으킨다." 그리고 또 다른 곳에는 이런 말도 나온다. "받아들이는 것은 이 세상에서 가장 헌신적인 것이다."

헌신할 수 있는 능력은 여성다움의 핵심적 특성이다. 이것은 자신의 몸을 열어주고, 받아들이고, 새로운 생명을 잉태하고 품는 것과 같은 그 외의 모든 능력의 토대를 이룬다. 헌신할 수 있는 능력은 또한 적극적인 행위를 포기하는 것도 포함한다. 여성성의 전형적인 상징인 달과 물을 살펴보자. 이 둘은 그 반대쪽 극인 태양과 불이 그렇듯이 스스로 적극적으로 빛을 발산하고 내보내는 것을 포기한다. 이렇게 함으로써 이 둘은 빛과 열을 받아들이고, 흡수하고, 반사하는 능력을 얻게 된다. 물은 자기만의 형태를 가지겠다는 주장도 그만둔다. 물은 어떤 형태든 받아들인다. 물은 순응하고 자신을 내준다.

태양과 달 — 불과 물 — 남성적과 여성적이라는 양극성의 이면에는 아무런 가치 판단도 숨겨져 있지 않다. 또한 어떤 가치 판단을 내리는 것도 완전히 무의미할 것이다. 왜냐하면 모든 극은 그 혼자만으로는 반쪽이고 불완전할 뿐이기 때문이다. 한쪽 극에는 완전해지기 위해 필요한 다른 극이 빠져 있는 것이다. 그러나 이 완전함은 양쪽 극이 그 고유한 특성을 완전하게 나타낼 때에만 이루어진다. 어떤 여성해방론자들의 논증에서는 이 전형적인 법칙들이 쉽사리 가볍게 다루어진다. 만약 물이 불태우거나 빛을 발할 수 없다는 사실에 대해 불평하면서, 거기서 자신이 열등하다는 결론을 내린다고 해보자. 그것이야말로 완전히 어리석은 짓이다. 물은 바로 불태울 수 없기 때문에 받아들일 수 있는 것이다. 다른 한편으로 불은 이것을 포기해야만 한다. 한쪽이 다른 한쪽보다 더 낫거나 더 나쁘지는 않지만, 그것은 다른 성질의 것이다. 극들이 이렇게 서로 다른 성질을 가지고 있기 때문에 여기서 '생기'라 불리는 긴장이 생겨나는 것이다. 극들의 차이를 상쇄시키는 것만으로는 우리는 결코 대립관계의 통합을 이루지 못한다. 자신의 고유한 여성성을 완전히 인정한 다음 그것을 구체화하는 여성은, 자신을 결코 '열등하다'고 여기지 않을 것이다.

자신의 여성성에 '순응하지 못하는 것'은 그래도 대부분의 생리장애 내지 성적인 영역에서 생기는 다른 많은 증상의 배경이 된다. 헌신할 수 있는 능력, 하나로 일치되는 것은 인간들에게 늘 힘든 과제지만, 그럼에도 그것은 자아의 욕구를 포기하도록, 우리 자아의 우위를 포기하도록 요구한다. 우리는 자아를 약간은 희생해야 하며, 자신의 일부를 포기하고, 또한 자신의 일부를 내주어야 한다. 월경이 여성에게 요구하는 것도 이와 똑같다. 왜냐하면 피를 내보냄으로써 여성은 자신의 생명력을 약간 희생시키기 때문이다. 월경은 임신의 축소판이며, 출산의 축소판이다. 어떤 여성이 이렇게 '규정하는 것'에 동의하지 않는 정도에 비례해서 생리장애나 생리불순이 생겨난다. 이 증상들은 그 여성의 어떤 (그리고 흔히 의식하지 못하는) 권위가 월경, 섹스, 남편에게 결코 헌신하지 않으려 한다는 점을 암시한다. 생리대와 탐폰 광고는 바로 "나는 절대 원하지 않아"라는 이 반항적인 생각에 철두철미하게 호소하고 있다. 이 광고는 자사 제품을 사용하는 사람은 예속되지 않게 되며, 그날이 오더라도 자신이 원하는 모든 것을 할 수 있다는 희망을 불어넣는다. 이렇게 광고는 여성의 고유한 갈등 쟁점을 교묘하게 겨냥하는 것이다. 비록 자신이 여성이지만, 여성이라는 사실이 초래하는 결과에는 동의하지 않는다는 것이다.

생리를 고통스럽게 경험하는 사람은 자신이 여성이라는 사실을 고통스럽게 받아들인다. 그래서 우리는 월경의 문제점에서 항상 성적인 문제점도 추론할 수 있다. 왜냐하면 생리장애 때 나타나는 헌신하지 않으려는 반발은 성생활에서도 놓아주는 것을 방해하기 때문이다. 오르가즘 때 감정을 발산할 수 있는 사람은, 생리 때도 내보낼 수 있다. 오르가즘도 잠드는 것과 마찬가지로 죽음의 축소판이다. 생리 때의 하혈도 죽어가는 과정의 축소판이다. 왜냐하면 신체 조직은 사멸하고 나면 떨어져 나가기 때문이다. 그러나 죽는다는 것은 자아에 대한 집착과 그것의 권력 게임에서 벗어나 그냥 버려두라는 요구와 다름없는 것이다. 죽음은 항상 자아에게만 위협이 될 뿐 인간 자신에게는 위협이 되지 않는다. 자아에 매달리는 사람은 죽음을 싸움으로 받아들인다. 오르가즘이 죽음의 축소판인 이유는, 그것도 마찬가지로 자아에서 벗어나기를 요구하기 때문이다. 왜냐하면 오르가즘은 사실 자아와 타자가 하나로 합쳐지는 것이며, 이것은 자아의 경계를 허무는 것을 전제로 하기 때문이다. 자아에 집착하는 사람은 오르가즘을 느끼지 못한다(이것은 잠드는 것에 대해서도 마찬가지다. 제2부 13장을 참조하라). 죽음, 오르가즘, 월경의 공통점이 이제 분명히 정리되었을 것이다. 그것은 헌신할 수 있는 능력이며, 자아의 일부를 희생하겠다는 자발성이다.

우리가 이미 살펴봤듯이, 위축증 환자들이 대부분 전혀 월경이 없거나 상당한 생리장애를 일으키는 이유를 납득할 수 있을 것이다. 그들의 억압된 우선권 요구가 너무나 커서 동의해줄 수가 없는 것이다. 그들은 자신의 여성성을 불안해하며, 성생활, 임신 가능성, 어머니 역할에 대해서도 불안해한다. 엄청나게 불안하고 불확실한 상황일 때, 재앙을 당할 때, 감옥에 있을 때, 강제노동수용소라든가 나치스의 죽음의 수용소에 있을 때 특별히 자주 생리를 건너뛰었다는 사실(제2의 폐경)은 잘 알려져 있다. 이 모든 상황은 본질상 '헌신'이라는 테마에는 적합하지 않다. 오히려 이 상황들은 여성에게도 이제 남편을 도우고, 적극적으로 행동에 나서고, 끝까지 견뎌낼 것을 요구하는 것이다.

우리는 생리의 또 하나의 관련성을 가볍게 여기면 안 될 것이다. 월경은 아기를 가질 수 있다는 능력의 표시다. 달마다 시작되는 월경은 한 여성이 아이를 원하는지 원치 않는지에 따라 정서적으로 매우 다르게 받아들여진다. 한 여성이 아이를 가지기를 원하면 시작되는 월경은, 그녀에게 "이번에도 성사되지 못했다!"는 사실을 알려준다. 이 경우에 우리는 월경 전과 월경 기간 동안 무엇보다 건강과 기분이 좋지 않은 것을 경험한다. 하혈은 '고통스러운 것'으로 인식된다. 이러한 여성들은 또한 불확실한 피임법을 선호한다. 이것은 아기를 가지려는 무의식적인 소망과 피임을 했다는 구실 사이의 타협의 산물이다. 여성이 아이를 가지는 것을 불안해하면 월경이 빨리 오기를 고대하는데, 이것은 즉각 월경 지체를 초래할 수도 있다. 그 후에는 너무 오랫동안 하혈이 이어지는 경우도 잦은데, 이것은 경우에 따라 섹스를 거부하는 구실로 이용될 수도 있다. 기본적으로 월경도 — 모든 증상이 그렇듯이 — 권력 수단으로 이용될 수도 있다. 그것은 섹스를 거부하기 위한 것일 수도 있고, 온정과 배려를 받기 위한 것일 수도 있다.

월경은 신체상으로 여성 호르몬인 에스트로겐과 남성 호르몬인 게스타겐의 공조에 의해 조절된다. 이 공조는 '호르몬 차원에서의 성관계'에 해당된다. 이 '호르몬 성관계'가 지장을 받으면 생리장애도 일어난다. 이런 장애들은 약물로 된 호르몬 투여로는 치료하기가 매우 힘들다. 왜냐하면 호르몬이란 정신의 남성적인 요인과 여성적인 요인을 물질적으로 대신하는 것에 지나지 않기 때문이다. 우리는 오직 자신의 성별에 따른 역할에 순응해야만 치유될 수 있다. 이 조건이 갖춰져야 그 후 언젠가 상대의 극을 자기 내면에서 구체적으로 나타나게 할 수 있기 때문이다.

상상임신

우리는 상상을 통한 임신에서 정신의 작용이 신체를 통해 드러나는 것을 아주 명료하게 관찰할 수 있다. 해당 여성들에게는 강렬한 식욕, 포만감, 메스꺼움, 구토와 같은 주관적인 임신 증상들 뿐 아니라, 전형적으로 유방이 커지고, 젖꼭지가 검어지며, 심지어 젖이 분비되는 일도 생긴다. 이런 여성은 뱃속에서 아이가 움직이는 것을 느끼며, 실제로 배가 만삭이 된 여성의 배처럼 부풀어 오른다. 고대로부터 잘 알려져 있지만 그래도 비교적 드문 이 상상임신의 배경은, 아기를 갖고 싶어 하는 지극히 강렬한 소망과 그에 따른 책임에 대한 무의식적인 불안 사이의 갈등이다. 홀몸으로 따로 사는 여성에게 상상임신이 나타난다면, 그 여성에게는 성적 욕구와 어머니로서의 역할 사이의 갈등도 있을 수 있다. 그들은 고상하지 못한 섹스가 개입하지 않고서도 고상한 어머니로서의 역할을 하고 싶어 하는 것이다. 그러나 어떤 경우든 상상임신이 되면 우리 몸은 다시금 진실을 보여준다. 우리 몸은 속에 든 것도 없이 배가 불러오는 것이다(실없이 거드름을 피운다).

임신의 문제점들

임신의 문제점들은 항상 "아이를 거부한다"는 것을 보여준다. 이 주장이 자기에게 확실히 가장 잘 들어맞는다고 생각하는 사람이라면 가장 심하게 반발할 것이다. 하지만 우리에게 진실이 중요하다면, 우리가 정말로 깨닫기를 원한다면, 우리는 일단 우리의 일반적인 가치 척도에서 벗어나야 한다. 일반적인 가치 척도란 것은 말하자면 우리의 정직성에 가장 큰 걸림돌이 되기 때문이다. 우리가 '사람들이' 선량한 인간이 되려면 오직 아주 특정한 태도나 행동 방식을 가지기만 하면 된다고 확신하고 있는 한, 사람들은 이 규범에 맞지 않는 모든 충동을 필연적으로 억압할 것이다. 이 억압된 충동은 신체상의 증상으로 변해 진실성에 다시 균형을 잡아주는 바로 그것이다.

우리는 이 연관 관계를 끊임없이 강조하고자 한다. 그래야 사람들이 너무 성급하게 "하지만 내 경우에 그것은 전혀 맞지 않아!"라는 말로 자신을 기만하지 않을 것이기 때문이다. 아기를 낳는 일은 그야말로 매우 중요하게 평가받는 테마에 속하기 때문에, 이 문제와 관련해서 너무나 많은 부정직함이 증상으로 변하는 것이다. 가령 유산을 하는 것은 그들이 아기로부터 다시 벗어나고 싶어 한다는 사실을 보여준다. 유산은 무의식적인 낙태다. 이보다 덜 심한 형태이기는 하지만 아기에 대한 거부감은 (거의 일반적으로 겪는) 메스꺼움과, 무엇보다 입덧에서 나타난다. 이 증상은 매우 연약하고 깡마른 여성들에게서 특별히 자주 나타난다. 왜냐하면 임신을 하면 그들에게는 여성 호르몬(에스트로겐)이 부정기적으로 강력하게 밀려들기 때문이다. 하지만 특히 여성으로서의 정체성이 적은 여성들에게는 여성성이 이렇게 (호르몬으로) 내습해오면 불안과 거부감을 불러일으키면서, 이것이 메스꺼움과 구토로 겉으로 드러나는 것이다. 임신 기간 동안 일반적으로 자주 몸이 좋지 않고 메스꺼움이 나타나는 것은, 임신을 한 것이 대부분의 여성들에게 기쁨뿐 아니라 거부감도 얼마나 폭넓게 불러오는지 보여주는 것에 지나지 않는다. 대체로 납득이 가는 일이지만, 아기는 지금까지의 생활을 완전히 뒤바꾸고, 어머니로서의 책임도 떠맡는 것을 의미한다. 이것은 처음에는 불안을 불러일으킬 것이 아주 확실하다. 그래도 그들이 이 갈등의 소지에 의도적으로 관심을 두지 않을수록, 그만큼 몸속에서의 거부감도 점차 낮아진다.

임신중독

사람들은 임신중독을 초기 중독(6~14주)과, '임신중독증'이라고도 부르는 후기 중독으로 구분한다. 중독은 고혈압, 콩팥을 통한 단백질 결손, 경련(임신 급간), 메스꺼움 그리고 아침에 자고 일어나서 느끼는 구토로 모습을 드러낸다. 증상의 종합 상태는 아기에 대한 거부감, 그리고 아기에게서 벗어나려는 더러 구체적이기도 하고 상징적이기도 한 시도를 보여준다. 임신부들이 콩팥을 통해 배출하는 단백질은, 원래는 아기에게 엄청나게 소중할 터이다. 그러나 그들이 단백질을 잃어버림으로써 아기에게는 공급되지 않는다. 그들은 필수 영양소를 배출함으로써 아기의 성장을 방해하려고 시도한다. 경련은 아기를 내쫓으려는 시도에 해당한다(산고産苦를 떠올려보라). 비교적 자주 나타나는 이 모든 증상은 위에서 설명한 '갈등'을 나타낸다. 이 증상들이 얼마나 심하고 위험한지로부터 우리는 아기에 대한 거부감이 얼마나 높은 등급에 올라가 있는지,

혹은 임신부가 아기를 인정하려고 얼마나 힘들게 노력하는지 충분히 알아낼 수 있다.

후기 중독에서 우리는 이미 아기뿐 아니라 임신부까지도 심각하게 위협하는 훨씬 더 극단적인 용태를 발견한다. 이 후기 중독 상태가 나타나면, 태반의 혈액 공급이 가차 없이 차단된다. 태반의 교환막의 면적은 12~14제곱미터다. 중독이 되면 이 면적은 약 7제곱미터로 줄어들고, 4.5제곱미터까지 줄어들면 태아는 죽는다. 태반은 엄마와 아기가 접촉하는 막이다. 태반에 의한 혈액 공급이 차단되는 것은, 엄마의 몸이 이 접촉에 생명력을 공급하지 않는 것을 의미한다. 그래서 태반의 기능 부전은 전체 사례의 3분의 1에서 태아의 사망을 불러온다. 아기가 후기 중독에서 살아남더라도, 그 아기는 대부분 매우 작고, 영양 결핍 증세를 보이며, 늙어 보인다. 후기 중독은 아기를 교살하려는 신체적 시도이며, 이때 임신부도 자신의 목숨을 건다.

의학계에서 임신중독에 걸릴 위험이 있다고 일반적으로 생각되는 사람은 당뇨병 환자, 신장질환자, 그리고 특히 뚱뚱한 환자들이다. 이 세 부류를 우리의 관점에서 살펴보자면, 이들은 '사랑'이라는 공통적인 문제점을 가시고 있음이 드러난다. 당뇨병 환자들은 사랑을 받아들일 수 없고, 따라서 줄 수도 없다. 신장질환자들은 배우자와의 관계에 문제가 있다. 그리고 비만이 있는 환자들은 자신의 사랑 결핍을 음식물을 통해 보충하려는 탐식증이 있음을 보여준다. 그러므로 '사랑'이라는 테마에 문제점이 있는 여성들이 아이를 가지기 위해 자신의 몸을 열어주는 데도 어려움이 있다는 것은 전혀 놀라운 일이 아니다.

출산 그리고 모유 먹이기

출산 자체를 지연시키거나 어렵게 만드는 모든 문제점은, 결국 아기를 계속 간직하려는 노력과 내어주지 않으려는 거부감을 나타낸다. 엄마와 자녀 사이의 이 근원적인 문제점은, 나중에 자녀가 부모 곁을 떠나려 할 때 다시 한 번 되풀이된다. 서로 다른 영역에 걸쳐 두 번이나 동일한 상황이 벌어진다. 출산 때 아기는 '자궁'이라는 안식처에서 떠나며, 나중에는 '부모의 집'이라는 안식처를 떠난다. 이 두 가지 모두 드물지 않게 '난산'을 초래하며, 결국 탯줄을 자름으로써 성공하게 된다. 문제가 되는 테마는 여기서도 다시금 '놓아주는 것'이다.

우리가 병의 전체 증상과 인간의 문제점을 깊이 파고들수록 인간의 생활이 '받아들이기'와 '놓아주기'라는 양극 사이를 오간다는 사실이 더욱더 분명해진다. 받아들이기를 우리는 흔히 '사랑'이라고도 부르며, 놓아주기를 그 최종 형태에 따라 '죽음'이라 부른다. 인생이란 받아들이고 놓아주기를 주기적으로 반복하는 것이다. 그런데 우리는 자주 한쪽만 할 수 있고 다른 쪽은 할 수 없거나, 때로는 둘 다 할 수 없다. 성관계를 할 때 여성에게는 타자를 받아들이기 위해 몸을 열고 경계를 넓히라는 요구가 주어져 있었다. 이제 출산 때 또 다시 몸을 열고 경계를 넓히라는 요구를 받는다. 그런데 이번 요구는 자신의 존재의 일부가 타자가 될 수 있도록 놓아주기 위한 것이다. 이것이 제대로 되지 않으면 출산 때 복잡한 문제가 생기거나 제왕절개를 하게 된다. 예정일을 넘긴 아기들은 흔히 제왕절개를 통해 강제로 태어나게 되는데, 여기서 출산 지연은 이번에는 '서로 떨어지지 않으려는 욕구'를 보여준다. 통례적으로 제왕절개를 하게 되는 또 다른 이유들도 이와 동일한 문제점을 보여준다. 산모들은 아기가 나올 때 너무 꽉 조일까봐 불안해한다. 이는 회음부가 파열되거나 혹은 출산 후 남편에게 매력이 없어진 것처럼 보일까봐 두렵기 때문이다.

이와 정반대되는 문제점을 우리는 흔히 양수가 너무 일찍 터져서 일어나는 조산早産에서 발견한다. 양수가 예정보다 너무 일찍 터지는 것은 대부분 너무 일찍 찾아온 진통이나 혹은 눌려진 것이 원인이 된다. 이것은 아기를 밖으로 내쫓으려는 시도다.

산모가 아기에게 젖을 물릴 때는 단순한 영양 공급이라는 개념을 훨씬 넘어서는 일들이 일어난다. 가령 모유에는 첫 6개월 동안 아기가 병에 걸리지 않도록 해주는 항체가 들어 있다. 아기가 모유를 먹지 못하면 이러한 보호도 받지 못하며, 더구나 항체가 수행하는 일 중 한 가지 이상의 '더 포괄적인 의미의 보호'를 받지 못하는 것이다. 아기는 젖을 빨지 못하면 어머니와의 피부 접촉도 하지 못한다. 뿐만 아니라 '꼭 껴안는 것'을 통해 전달될 안정감도 얻지 못한다. 아기에게 젖을 먹이지 않는다면, 이것은 어머니가 아기를 먹여 키우고, 보호하고, 몸과 영혼을 바쳐 아기를 책임질 생각마저 없음을 보여준다. 물론 자기 아기에게 노골적으로 젖을 먹이지 않으려는 어머니들과 달리, 젖이 나오지 않아서 자기 아기에게 젖을 먹이지 못하는 어머니들은 이런 문제가 적다.

불임증(수태불능)

여성이 아기를 원하는데도 가지지 못하면, 이것은 아기에 대해 무의식적인 거부감이 있거나, 그녀가 아니면 아기를 가지려는 소망이 정직하지 못한 동기 때문임을 짐작할 수 있다. 정직하지 못한 동기란 이를테면 아기를 통해 상대를 붙들어둘 수 있다거나, 기존 배우자와의 문제가 아기 때문에 뒷전으로 밀려나게 할 수 있으리라는 기대를 말한다. 이런 경우에 우리 몸은 자주 더 정직하고 더 현명한 반응을 보인다. 이와 동일한 의미에서 남성이 잠자리에서 제구실을 못하는 것도 아기 때문에 자신의 생활에 찾아오게 될 속박과 책임감에 대한 불안을 나타낸다.

폐경과 갱년기

첫 생리의 시작과 마찬가지로 폐경도 여성에게는 생활의 결정적인 변화로 받아들여진다. 폐경은 여성에게 수태 능력이 사라졌으며, 따라서 여성 특유의 표현형도 사라졌을지도 모른다고 알려준다. 여성이 이 전환점을 어떻게 받아들이고 대응하느냐는, 자신의 여성성에 대한 지금까지의 입장과 그동안 살아오면서 겪었던 성적 만족감에 달려 있다. 짜증, 신경과민, 기력저하 같은 정서적 부수 반응들은 모두 새로운 인생기로 접어든 것이 위기로 인식된다는 것을 보여준다. 이것들 외에 우리는 또 다른 일련의 신체적 증상들도 알고 있다. 그중 잘 알려진 것이 간헐열이라고도 불리는 돌발적 신열身熱이다. 이것은 원래 '섹스의 열기'를 암시한다. 이것은 월경이 중단되더라도 성적인 의미에서의 여성이 함께 없어지지는 않는다는 점을 구체적으로 입증하려는 시도다. 이런 식으로 폐경기의 여성들은 아직 열에 몸이 달아오르며, 따라서 뜨거운 여자라는 사실을 보여준다. 다시 시작되는 잦은 하혈도 자신이 아직 임신이 가능할 정도로 젊다고 스스로를 속이기 위한 시도인 셈이다.

폐경기의 문제점과 고통이 얼마나 심한지는, 대체로 당사자의 여성성이 지금까지 얼마나 충만하게 실현되고 경험되었느냐에 달려 있다. 그렇지 않으면 실현되지 못한 모든 소망이 이 시기에는 "놓친 것이 있을지도 모른다!"는 불안이 되어 쌓이게 되며, 안절부절못하면서 바로 그 놓친 것을 만회하려는 욕구를 불러온다. 즉, 오직 실현되지 못한 것만 몸을 달군다(관심의 초점이 된다). 대체로 자주 발병하는 양성良性의 자궁근육종양(근종)도 인생의 이 시기와 겹쳐져 나타난다. 자궁 속에서 일어나는 이러한 증상은 임신을 상징적으로 나타낸다. 그러니까 이 환자들은 자신의 자궁 속에 나중에 수술을 받으면서 분만 때 그렇듯이 밖으로 딸려 나올 어떤 것을 키우는 것이다. 즉, 근종은 임신에 대한 무의식적 소망을 뒤늦게 느끼는 계기로 받아들여져야 할 것이다.

불감증과 발기부전

모든 성적인 장애의 뒤에는 불안이 도사리고 있다. 우리는 이미 오르가즘과 죽음이 서로 유사하다는 점을 언급했다. 오르가즘은 우리의 자아를 위협한다. 왜냐하면 그것은 우리의 자아로는 더 이상 조종하고 통제할 수 없는 어떤 힘을 발산시키기 때문이다. 흥분되고 도취되는 모든 상태는 ― 그것이 성적인 것이든 종교적인 것이든 상관없이 ― 인간에게 항상 매혹적인 자극과 엄청난 불안을 동시에 일으킨다. 불안은 한 인간이 자제심을 발휘하는 정도에 비례해서 그 영향력이 늘어난다. 그러니까 황홀감은 통제를 상실하는 것을 의미한다.

우리 사회 공동체는 자제심을 매우 긍정적인 자질로 평가하며, 이 때문에 아이들에게 미리부터 아주 열성적으로 이것을 가르친다("… 이제 제발 정신 좀 차려!"). 대단한 자제심을 발휘할 수 있는 능력은 사회적으로 다 함께 살면서 생겨나는 부담을 상당히 덜어준다. 하지만 동시에 그것은 이 사회가 믿을 수 없을 정도로 허위적이라는 표시이기도 하다. 자제심이란 사실 어떤 공동체에서 환영받지 못하는 모든 충동을 무의식 속으로 밀어낸다는 의미일 뿐이다. 이렇게 하면 충동은 일단 눈 밖으로 사라지기는 하겠지만, 제거된 충동이 그 뒤 어떻게 될 것인가 하는 문제는 여전히 남는다. 충동은 본성상 자아를 구체적으로 드러내려 하기 때문에 앞으로도 계속 눈 안으로 밀려들 것이다. 그러면 사람들은 억제된 충동을 계속 억누르고 통제하기 위해 정력을 끊임없이 쏟아부어야 할 것이다.

여기서 인간이 통제 상실을 두려워하는 이유가 분명해진다. 황홀경이나 도취감에 빠진 상황은 '무의식에 대한 뚜껑'을 여는 것과 비슷하며, 지금까지 조심스럽게 억눌려 있던 모든 것을 눈 안으로 들어오게 만든다. 이제 인간은 어떤 의미로는 정직해지기 때문에 대체로 몹시 괴로운 처지가 된다. "In vino veritas(눈물 속에 진실이 들어 있다)"는 말은 이러한 사실을 이미 고대 로마인들도 알고 있었음을 보여준다. 도취경에 빠지면 순한 양도 돌변해서 난폭한 공격 성향을 드러낸다. 반면에 '냉혹한 인간'은 눈물을 쏟아낸다. 상황은 매우 정직해지지만, 사회적으로는 상당히 심각해진다. "그 때문에 사람들은 자제할 수 있어야 하는 거야." 이러한 경우에는 병원이 정직해지도록 만든다.

만약 우리가 통제 상실을 두려워하고, 그 때문에 날마다 자제하는 연습을 한다고 해보자. 그러면 갑자기 오직 성관계를 가질 때만 자아의 통제를 포기하고, 저절로 일어나는 자연스러운 현상도 그냥 버려두기가 참으로 힘들어진다는 것을 알게 된다. 오르가즘을 느낄 때 우리가 항상 그토록 자랑스러워하는 보잘것없는 자아는 완전히 사라져버린다. 오르가즘 속에서 자아는 사멸한다(… 그러나 아주 잠깐뿐이다. 그렇지 않다면 깨달음은 훨씬 더 쉬울 것이다!). 그러나 자아에 집착하는 사람은 오르가즘을 방해한다. 자아가 어떤 식으로든 오르가즘을 불러오려고 안간힘을 쓸수록, 그것이 성공할 가능성은 더욱 없어진다. 이 법칙은 널리 알려져 있음에도 불구하고, 그 파급 효과 면에서는 거의 언제나 전체적으로 깊이 생각되지 않는다. 자아가 어떤 것을 원하는 한, 우리는 그것을 성취하기가 불가능하다. 자아의 소망은 결국 늘 정반대로 바뀌기 때문이다.

잠들기를 원하면 깨어 있게 되고, 발기되기를 원하면 발기부전이 일어난다. 자아가 깨달음을 얻기를 바란다면, 우리는 이 목표를 결코 성취하지 못한다! 오르가즘은 자아를 포기하는 것이며, 오직 이럴 때에만 '하나가 되는 것'이 가능해진다. 왜냐하면 자아가 아직 존재한다면 비-자아 역시 존재하며, 그동안 우리는 분열된 상태에 놓여 있기 때문이다. 놓아주고 버려두는 것은, 남녀가 오르가즘을 느끼기를 원한다면, 양측 모두에게 동일하게 요구되는 사항이다. 하지만 이 공통의 테마 외에도 조화로운 성생활이 이루어지려면 남녀는 서로 다른 성별 특유의 테마들도 경험을 통해 깨달아야만 한다.

우리는 이미 여성적인 것의 원리로서 '헌신할 수 있는 능력'에 관해 상세히 언급했다. 불감증은 한 여성이 몸을 완전히 허락하지 않고, 오히려 자신이 남성이 되길 바란다는 사실을 알려준다. 그들은 종속되지 않으려 하고, '열등한 자'가 되지 않으려 하며, 지배하고 싶어 한다. 이러한 지배욕과 권력에 대한 야망은 남성적 원리의 표출이며, 따라서 여성에게는 여성다운 역할에 대해 완전한 일체감을 가지지 못하게 한다. 이러한 위상의 변화는 그 본성상 성생활과 같은 매우 민감한 극極의 작용을 방해한다. 이 연관 관계는 자신의 배우자에게서 불감증을 느끼는 여성들이 자위행위를 통해 아주 쉽게 오르가즘을 느낄 수 있다는 사실을 통해서도 옳다는 것이 확인된다. 자위행위를 할 때는 지배하거나 헌신하는 문제점은 나타나지 않는다. 그들은 혼자서 하며, 자신의 공상 외에 어느 누구도 받아들일 필요가 없는 것이다. 타자에게서 위협받는다고 여기지 않는 자아는 자발적으로 물러나기도 더 쉽다. 불감증에서는 일반적인 여성들이 자신의 충동적 행위를 불안해한다는 점도 나타난다. 특히 정숙한 여자와 창녀처럼 진부한 생각에 대한 강한 가치 판단이 내려져 있을 때 그렇다. 불감증에 걸린 여성은 아무것도 받아들이거나 내주려 하지 않으며, 계속 냉담하게 지내고 싶어 한다.

남성적인 것의 원리는 주도하고 창조하고 실현하는 것이다. 남성적인 것(양陽)은 적극적이며, 따라서 공격적이기도 하다. 발기 능력은 권력의 표시이자 상징이며, 발기부전은 무기력이다. 발기부전의 이면에는 자기 자신의 남성다움과 공격 성향에 대한 불안이 도사리고 있다. 그런 사람들은 자신의 남근을 일으켜 세워야만(힘써 일하여 자신을 입증)하는 것을 불안해한다. 발기부전은 또한 여성다움 그 자체에 대한 불안이기도 하다. 그들에게 여성적인 것은 자신을 잡아먹으려는 위협으로 인식된다. 이와 관련하여 여성적인 것은 사람을 잡아먹는 여성 족장이나 마녀에 대한 자신의 관념을 통해 나타난다. 그들은 '마녀의 동굴' 속으로 들어갈 생각조차 하지 않는다. 여기서도 자신의 남성다움, 따라서 권력과 공격 성향이라는 속성과의 일체감이 희박하다는 점이 드러난다. 발기부전에 걸린 남성은 오히려 수동적인 극極이라든가 '열등한 자의 역할'과 더 많은 일체감을 느낀다. 그런 사람은 성과를 보여줘야 한다는 것도 불안해한다. 이 문제와 관련해서도 사람들이 발기 능력을 의지와 힘든 노력으로 얻어내려고 시도하면서 악순환이 시작된다. 성과에 대한 심리적 압박이 높을수록 조금이라도 발기될 가망은 더욱 없어진다. 발기부전은 오히려 자신이 권력, 성과, 공격 성향이라는 테마, 그리고 그것과 연관된 불안과 어떤 관계에 있는지 해명하기 위한 출발점이 되어야 할 것이다.

모든 성적 문제점을 살펴보면서 인간이라면 누구에게나 남성적인 정신적 특성뿐 아니라 여성적인 정신적 특성도 들어 있으며, 결국 남성이든 여성이든 누구나 이 양쪽 특성들을 자기 내면에서 완전하게 드러내야 한다는 사실을 결코 잊어서는 안 될 것임을 깨닫게 된다. 하지만 이 힘든 과정은 우리가 먼저 자신의 신체상의 성적 특질을 통해 대표적으로 보여주는 그 모든 요인과 완전한 일체감을 얻어내면서 시작된다. 우리가 한쪽 극을 완전히 구체적으로 드러낼 수 있을 때에야 비로소 다른 성과의 만남을 통해 반대쪽 극을 이루는 정신적 요인들도 자기 내면에서 일깨우고 의식적으로 하나가 되게끔 합치는 길이 열리는 것이다.

10. 심장과 혈액 순환

저혈압 — 고혈압

피는 생명을 상징한다. 피는 물질로 생명을 전달하는 역할을 하며, 개인의 기질도 보여준다. 피는 '아주 특별한 액체'인 것이다 — 그것은 바로 생명액(체액)인 것이다. 피 한 방울마다 인간 전체가 담겨 있다. 이 때문에 모든 마술 공연 때 피가 그토록 중요한 의미를 지니는 것이다. 이 때문에 노숙자들은 피 한 방울을 만병통치약으로 사용하고, 이 때문에 피 한 방울로 전체론적 진단을 내릴 가능성도 있는 것이다.

혈압은 인간의 활력을 보여준다. 혈압은 액체인 피의 작용과 통로를 이루는 혈관벽의 작용 사이의 상호 작용에서 생겨난다. 혈압을 살펴볼 때 우리는 항상 한편으로는 액체 상태로 흐르는 피, 다른 한편으로는 통로를 정해 저항을 일으키는 혈관벽, 이 두 가지 대립적인 요인들을 주시해야 한다. 피가 자신의 기질에 해당된다면, 혈관벽은 개성이 발산되는 통로에 해당되며, 또한 그 발전을 제한하는 저항에 해당되기도 한다.

저혈압이 심한 사람은 절대 이 제한에 도전하지 못한다. 이런 사람은 자신의 의지를 전혀 관철시키려 들지 않으며, 모든 저항을 비켜간다. 결코 한계 상황까지 밀고나가지 않는 것이다. 저혈압이 심한 사람은 갈등과 마주치면 금세 뒤로 물러선다. 이와 마찬가지로 그의 피도 실신할 정도로 위축된다. 말하자면 그는 모든 권한을 포기하고(겉으로 보기에는!), 자신과 피를 위축시키며, 자신의 책임감과 자기 자신마저 포기한다. 이렇게 해서 실신하게 되면 그는 의식 상태에서 무의식 속으로 물러나며, 따라서 자신에게 제기되는 모든 문제점에 더 이상 관여하지 않는다. 그는 이제 존재하지도 않는다. 이것은 우리 모두가 잘 알고 있는 희가극喜歌劇 같은 상황이다. 어떤 부인이 곤혹스러운 상황에서 남편에게 발각된다. 어느새 그녀는 기절해 쓰러지고, 그러자 모든 관련자가 그녀에게 물을 뿌리고, 신선한 공기를 쐬게 하고, 향수 냄새를 맡게 해서 다시 정신을 차리게 애쓰느라 분주하다. 왜냐하면 아무리 멋진 갈등이더라도 책임을 져야 할 주요 인물이 다른 영역으로 물러나 돌연 모든 책임을 포기한다면 아무 소용이 없기 때문이다.

저혈압 환자는 말 그대로 서 있을 수 없다. 그는 어떤 일에 매달리지 못하고, 어떤 일에 솔직히 책임지지 않으며, 확고함과 성실함도 없다. 그는 힘든 도전이 닥칠 때마다 드러눕고, 주변 사람들은 그의 다리를 들어 올려 다시 더 많은 피가 그의 원동력인 머리로 통하도록 해준다. 그럼으로써 그가 다시 자신을 통제하고 책임을 떠안을 수 있게 해준다. 성생활도 대체로 저혈압을 가진 사람이 피하는 영역에 속한다. 왜냐하면 성생활은 혈압에 강하게 좌우되기 때문이다.

흔히 우리는 저혈압 환자에게서 빈혈 증세도 발견하는데, 이것이 가장 자주 나타나는 몸 상태에서는 혈액 속에 철분이 부족하다. 이로 인해 우리가 호흡을 통해 받아들이는 우주의 기운, 그러니까 기氣를 우리 몸 고유의 에너지(피)로 전환하는 작업에 차질이 생기는 것이다. 빈혈은 자신에게 주어진 생명 에너지의 몫을 받아들여 활동력으로 전환시키기를 거부한다는 것을 보여준다. 여기서도 병은 자신의 소극적인 태도에 대한 구실로 이용된다. 반드시 필요한 압박이 부족한 것이다.

혈압을 높이는 데 효험이 있는 모든 치료법은 특이하게도 예외 없이 에너지 주입과 밀접하게 연관되어 있다. 즉, 이것은 정확히 우리가 주어진 지시 사항들을 따르는 동안에만 효과를 보인다. 가령 냉온수욕, 솔질하기, 선헤엄치기, 운동, 신체 단련 연습, 크나이프식 수욕요법[10] 같은 것을 할 때 그러하다. 이 지시 사항들이 혈압을 올려주는 이유는 우리가 어떤 활동을 하고, 그것을 통해 에너지를 활동력으로 바꾸기 때문이다. 이 요법들의 효과는 우리가 이런 수련을 중단하는 순간 다시 사라져버린다. 우리는 마음가짐을 바꿈으로써만 지속적인 성과를 기대할 수 있다. 여기에 반대되는 극極은 고혈압이다. 실험을 통한 연구 조사들에서 우리는 맥박의 박동수와 혈압의 상승은 신체적 활동이 늘어날 때

---

10) 독일의 가톨릭교회 신부였던 세바스찬 크나이프(1821~1897)가 고안한 자연요법이다. 크나이프 신부는 젊었을 때 결핵을 앓았으나 찬물 목욕 등으로 완치되었다. 그는 자신의 경험을 살려 냉수와 온수를 번갈아 사용하는 목욕법을 중심으로 한 크나이프 요법(Kneipp Cure)을 만들었다. _ 옮긴이 주

만 나타나는 것이 아니라, 그것을 단지 상상만 해도 이미 나타난다는 사실을 알고 있다. 혈압은 우리가 대화를 나누면서 어떤 사람의 갈등 상황에 가까이 접근할 때도 마찬가지로 올라가지만, 당사자가 직접 그 갈등에 관해 설명하고 그렇게 해서 자신의 문제점을 말로 표현하면 벌써 다시 내려간다. 실험에서 얻어진 이 지식은 고혈압의 배경을 이해하는 데 유익한 토대가 된다. 누군가가 어떤 일을 해야 할 것인가에 관해 끊임없이 생각함으로써 혈액 순환이 빨라지는데, 그 일이 언젠가 근육을 이용한 활동을 통해 실행되고 해소되지 않는다면, 그것은 말 그대로 '지속적 압박'이 된다. 이 경우에 그 사람은 생각을 통해 내면에 지속적인 흥분을 초래하고, 혈액 순환계는 그 생각이 행동으로 옮겨질 것으로 예상해서 이 지속적인 흥분을 꿋꿋하게 유지한다. 그것이 행동으로 옮겨지지 않으면 그 사람은 압박감에 시달리게 된다. 우리에게 더욱 중요한 사실은 이와 동일한 연관성이 갈등의 영역에서도 통한다는 점이다. 우리는 갈등이라는 테마 자체가 이미 혈압을 높여주지만, 그래도 그 말을 꺼내는 것만으로도 혈압은 금세 다시 내려간다는 사실도 알고 있다. 이 때문에 우리는 고혈압 환자가 지속적으로 갈등을 일으킬 소지를 안고 있지만, 해결책을 얻어내지는 못한다는 점을 분명히 깨닫게 된다. 그런 사람은 갈등에 가까이 있지만, 그것을 해소하려고 나서지는 않는다. 혈압이 높아지는 것의 생리학적 의의는 바로 단기간에 더 많은 에너지를 공급함으로써 당면한 임무와 갈등을 더 효과적이고 더 강력하게 해결할 수 있도록 해주는 데 있다. 이것이 일어나면 늘어난 에너지가 갈등을 해결하는 데 소비되고, 그 결과 혈압은 다시 정상치로 내려간다. 그러나 고혈압 환자는 자신의 갈등을 해결하지 않기 때문에 높아진 혈압이 소모되지 않는 것이다. 오히려 그는 겉으로는 바쁜 척하며 빠져나와 외부 세계에서 분주한 활동을 함으로써, 자신과 남들의 관심을 갈등 해소에 착수하라는 요구에서 딴 곳으로 돌리려 한다.

우리는 고혈압을 가진 사람이나 저혈압을 가진 사람 모두 현안이 되는 갈등을 피해가지만, 다만 서로 다른 전략을 구사한다는 사실을 알게 된다. 저혈압 환자는 무의식 속으로 물러남으로써 갈등을 피한다. 고혈압 환자는 심한 활동과 과장된 활력을 통해 자신과 주변 사람들의 관심을 딴 곳으로 돌린다. 그는 행동 속으로 도피하는 것이다. 이런 양극성에 걸맞게 저혈압은 여성들에게서, 고혈압은 남성들에게서 더 자주 발견된다. 그 외에도 고혈압은 공격 성향이 억제되어 있다는 징후다. 다른 한편으로 적대감은 생각 속에 그대로 머물러 있다. 그래서 모아진 에너지가 행동을 통해 방출되지 못한다. 인간은 이러한 태도를 '자기-억제(자제력)'라고 부른다. 공격적인 충동은 고혈압을 불러오고, 자제력은 혈관의 수축을 불러일으킨다. 이렇게 해서 우리는 압력을 통제할 수 있는 것이다. 피의 압력과 혈관벽이 일으키는 역압逆壓의 작용은 고혈압을 불러온다. 우리는 앞으로 이 공격 성향을 억제하는 태도가 어떻게 해서 곧바로 심근경색에 이르게 되는지 살펴볼 것이다.

우리는 나이가 들어가면서 혈관벽의 노화와 관련되어 나타나는 고혈압도 알고 있다. 혈관계는 전달하고 소통하는 임무를 가진 조직이다. 나이가 들어 유연성과 탄력성을 잃게 되면, 의사소통 과정에서 융통성이 없어지면서 딱딱해지고, 자신에 대한 압박감은 늘어난다.

심장

심장 박동은 어떤 특정한 단련(예를 들어 바이오피드백-생체 자기 제어) 없이는 고의적인 통제를 허용하지 않는 대단히 자율적인 사안이다. 이 사인-곡선 형태의 규칙적인 반복은 우리 몸속의 엄격한 규범을 보여준다. 심장의 리듬은 호흡의 리듬과 흡사하지만, 호흡의 리듬은 마음대로 통제하기가 훨씬 더 쉽다. 심장 박동은 엄격하게 정해진 조화로운 리듬이다. 소위 심장부정맥이 일어나 심장 박동이 별안간 불규칙해지거나 몹시 빨라지면, 여기서는 규칙적인 질서의 붕괴 내지 규범적인 균형에서의 이탈이 분명해진다.

심장이라는 말이 나오는 수많은 관용구들을 살펴보면, 우리는 그것이 항상 정서적인 상황과 관련되어 있음을 알게 된다. 정서란 인간이 자신에게서 드러내보이는 것이며, 인간의 내면에서 외부로 내보내는 것이기도 하다(라틴어 emovere는 '자신에게서 내보낸다'는 뜻이다). 사람들은 흔히 이렇게 말한다. 기뻐서 내 심장이 뛴다(가슴이 벌렁거린다), 놀라서 심장이 바지 속으로 떨어지다(겁을 먹다), 기뻐서 심장이 터지다(매우 기뻐하다), 심장이 목까지 닿다(심하게 흥분하다), 어떤 것이 내 심장에 놓여 있다(내 마음에 걸린다), 어떤 것이 내 심장으로 가다(내 심금을 울리다), 어떤 것을 가슴으로 가져가다(무엇을 명심하다). 어떤 사람에게 이성과는 무관한 이 정서적 분야가 없다면, 그는 우리에게 심장이 없다(무정하다)는 느낌을 준다. 사랑하는 두 사람이 서로 만나면 사람들은 이렇게 말한다. 그들의 심장이 서로 어울린다(서로의 마음이 통하다). 이 모든 표현들에서 심장은 지성이나 의지에 의해 조종되지 않는 인간 내면의 중심을 상징한다.

그러나 심장은 중심의 일종이자, 우리 몸의 중심 그 자체이기도 하다. 심장은 우리 몸의 거의 한가운데에 놓여 있으며, 다만 약간 왼쪽의 감정 영역으로 치우쳐 있을 뿐이다(이것은 오른쪽 뇌반구에 해당된다). 그 결과 심장은 우리가 자기 자신을 지적하려 할 때 가리키는 바로 그곳에 놓여 있다. 감정과 (더 나아가) 사랑은 그토록 많은 관용구가 이미 우리에게 보여주듯이 심장과 밀접하게 연관되어 있다. 우리가 어린이들을 좋아한다면, 우리는 어린이에 대해 심장(호감)을 가지고 있는 것이다. 우리가 누군가를 우리 가슴 속에 가두어둔다(좋아하게 되다)는 것은, 마음을 열고 그를 안으로 받아들이는 것이다. 이럴 때 우리는 마음이 넓은 사람, 즉 자신과 자신의 마음을 열어줄 수 있는 사람이며, 감수성이 있는 사람이다. 여기에 대조되는 사람은 폐쇄적이고 마음이 좁은 사람이다. 이런 사람은 자신의 가슴에(내면에) 귀 기울이지 않고, 가슴다운 감정(인정)이 없으며, 심장도 없는(냉혹한) 사람이다. 그는 결코 자신의 심장(마음)을 내주지 않을 것이다. 왜냐하면 그렇게 되면 그는 자기 몸을 내맡겨야 하기 때문이다. 오히려 반대로 혹시라도 자신의 가슴을 빼앗기지(누구에게 반하지) 않도록 주의를 기울인다. 이 때문에 그는 모든 일을 단지 반쯤의 마음으로(마지못해) 할 뿐이다. 반면에 부드러운 심장을 가진(다정다감한) 사람은 어떠한 경우에든 남을 심장 전체로(진심으로), 즉 조건 없이 무한히 사랑하려는 모험을 시도한다. 이런 감정들은 모든 것에 대해 경계와 한정이 필요한 양극성에서 벗어나려는 경향이 있다.

우리는 심장이 두 가지 가능성을 상징하는 것을 발견한다. 신체 구조상 심장은, '심장 박동'도 이미 두 어절로 되어 있듯이, 심장 중격中隔[11]으로 나뉘어 있다. 왜냐하면 인간이 태어나서 첫 호흡이라는 양극성 속으로 발을 들여놓으면서 심장 중격은 반사 작용에 의해 막히게 되고, 하나의 큰 심실이자 하나의 순환계가 갑자기 두 개의 순환계로 변하기 때문이다. 이것은 태어나는 아기에 의해서도 자주 두 개로 나뉘는 것(절망)과 더불어 경험된다. 다른 한편으로 심장의 상징은 — 모든 아이가 즉흥적으로 그릴 수 있듯이 — 하트 모양으로 그릴 때 벌어지지만, 여기서 두 개의 둥근 심실은 끝부분에 가서 하나로 뾰족하게 합쳐진다. 두 개로 나뉜 것이 나중에 하나가 되는 것이다. 이 때문에 우리들에게 심장은 사랑과 통합의 상징이기도 하다. 우리가 임신부가 아기를 심장 아래에 품고 있다(임신하고 있다)고 말할 때 바로 이런 뜻이 되는 것이다. 신체 구조상으로는 이 표현은 사리에 맞지 않겠지만, 여기서 심장은 사랑의 중심을 나타내는 상징으로 사용된 것이다. 따라서 심장이 해부학적으로 우리 몸통 위쪽에 자리 잡고 있는 반면, 아기는 훨씬 아래에서 자라고 있다는 사실도 전혀 문제가 되지 않는다.

우리는 인간이 두 개의 중심을 가지고 있으며, 그중 하나는 위쪽에 다른 하나는 아래쪽에 있다고도 말할 수 있을 것이다. 그것은 머리와 심장, 즉 이성과 감정이다. 우리는 완전한 인간이 이 두 가지 기능을 모두 갖추고 있으며, 조화로운 균형도 유지하고 있다고 여길 것이다. 순전히 이성적인 인간은 일면적이고 냉정해 보인다. 오직 감정으로만 살아가는

---

11) 심장의 좌심실과 우심실 사이의 벽이다. _ 옮긴이 주

사람은 흔히 약간 불분명하고 조리가 없어 보인다. 이 두 가지 기능이 서로를 보완해주고 풍요롭게 해줄 때, 비로소 한 인간은 우리에게 완숙해 보이는 것이다.

심장이라는 말이 언급되는 수많은 표현은, 심장의 한결같이 고른 박동을 흐트러지게 만드는 것이 항상 어떤 감정이라는 사실을 우리에게 보여준다. 그것이 심장을 미친 듯이 뛰게 만들거나 멎게 만드는 공포이든, 아니면 심장을 너무나 빨리 뛰게 만들어서 그것이 목까지 닿는(흥분되는) 것을 듣고 느낄 정도의 그런 기쁨이나 사랑이든 상관없이 말이다. 심장 박동 장애의 경우에도 이와 똑같은 일이 벌어진다. 다만 위의 설명에 나오는 감정은 찾아볼 수 없다. 바로 여기에 문제의 본질이 있다. 심장 박동 장애는 '그 어떤 감정'에 의해서도 자신의 규범이 되는 평정심을 잃지 않는 그런 인간들이 잘 걸린다. 그런 사람은 감히 한 번쯤 감정에 의해 옮겨질(혼란스러워질) 용기를 내지 못하기 때문에, 이제 심장이 미친 척하는 것이다. 그는 자신의 이성과 규범을 충실히 따르며, 느낌과 감정으로 인해 자신의 판에 박힌 생활에서 벗어날 각오가 되어 있지 않다. 그는 생활의 조화로운 균형이 돌발적인 흥분이 몰려와 흐트러지지 않기를 바란다. 하지만 이런 경우에 감정은 신체상의 증상으로 드러나며, 심장이 그를 교란시키기 시작한다. 심장 박동은 정상에서 벗어나며, 그렇게 해서 그 사람이 말 그대로 다시 자신의 심장(내면)에 귀 기울이지 않을 수 없도록 만드는 것이다.

보통 우리는 자신의 심장 박동을 알아차리지 못한다. 우리는 그것을 어떤 감정이 밀려들거나 병이 발생할 때에야 비로소 듣고 느낀다. 우리의 심장 박동은 어떤 것이 우리를 흥분시키거나 어떤 변화가 생길 때 비로소 우리의 의식에 들어오는 것이다. 여기서 우리는 모든 심장 관련 증상을 이해하기 위한 핵심 수단을 발견했다. 바로 심장 부위의 증상들은 인간에게 억지로 다시 자신의 심장에 귀 기울이도록 만든다는 점이다. 심장병 환자들은 자신의 머리만 믿고 따르려 하며, 그들의 생활에서 심장(감정)을 너무 소홀히 다루는 사람들이다. 이 사안은 특히 심장공포증(혹은 심장신경증)에 걸린 사람에게서 분명히 드러난다. 심장공포증은 자신의 심장에서 일어나는 일에 대해 신체적으로는 근거가 없는데도 느끼는 불안을 말한다. 그 결과 심장에 너무 지나치게 관심을 기울이게 된다. 심장신경증 환자들은 심장마비를 너무 두려워해서 심장을 위해서라면 자신의 생활 전체를 뒤바꿀 생각도 있다.

이런 태도를 상징적 관점에서 살펴본다면, 우리는 다시 한 번 병이 얼마나 지혜롭고 역설적으로 작용되는지 깨닫게 된다. 심장공포증 환자는 끊임없이 심장을 살피고, 완전히 심장의 요구에 따라 생활하지 않을 수 없게 된다. 그런데도 불구하고 그는 자신의 심장에 대해 너무나 불안해한다. 실제로는 이것은 자신의 심장이 어느 날 갑자기 멎어서 차갑게 변하지 않을까 하는 매우 당연한 불안이다. 심장공포증은 환자에게 심장을 다시 자신의 의식의 중심으로 돌려놓도록 강요한다. 누가 여기에 대해 **심장처럼**(호탕하게) 웃지 않을 수 있겠는가?

심장신경증 환자에게서는 아직 정신 속에서 벌어지고 있는 일이, 협심증狹心症(Angina pectoris) 같은 경우, 이미 몸속 깊숙이 내려와 있다. 즉, 피를 받아들이는 혈관이 굳어지고 좁아져서 심장은 더 이상 충분한 영양분을 얻지 못하게 된다. 여기에 대해서는 해석할 것이 별로 없다. 왜 냐하면 굳어진 심장(가혹한 마음씨) 그리고 돌처럼 단단해진 심장(냉혹한 마음)을 어떻게 상상해야 하는지 누구나 잘 알고 있기 때문이다. Angina는 직역하면 '좁다'는 뜻이고 Angina pectoris는 따라서 '심장이 좁아지는 것(협심증)'을 의미한다. 심장신경증 환자가 이 좁아지는 것을 아직 직접적으로 불안에 떨며 받아들이는 반면, 협심증에서는 이것이 구체적인 징후로 드러난 상태다. 이 문제에 있어 정통 의학의 치료법이 하나의 기발한 상징성을 보여준다. 의사들은 심장병 환자가 위급할 때 니트로글리세린[12] 캡슐(예를 들어 니트로링구알)을 투여한다. 이것은 말하자면 폭약이다. 이것으로 의사들은 환자의 생활 속에서 심장에 다시 숨통을 터주기 위해 좁아진 곳을 폭파하는 것이다. 심장병 환자들은 자신의 심장에 대해 걱정한다 ─ 당연한 일이다!

그럼에도 수많은 사람이 여전히 이 요구 사항을 이해하지 못하고 있다. 오직 절대적인 규범만 신뢰할 정도로 감정에 대한 불안이 커졌을 때 사람들은 인공 심박조정기를 이식받는다. 이렇게 해서 살아 있는 규칙적인 리듬이 심박조정기로 대체되는 것이다(박동과 규칙적인 리듬과의 관계는 죽은 것과 살아 있는 것의 관계와 같다!). 지금까지 감정이 했던 일을 이제는 기계가 떠맡는 것이다. 환자는 비록 심장의 반복되는 리듬이 가진 유연성과 적응력은 상실하지만, 그 대신 살아 있는 심장의 두근거림도 더 이상 그를 위협하지 못한다. '협소한' 심장을 가진 사람이 자기

---

12) 강력한 폭발력이 있는 민감한 액체로, 다이너마이트의 원료이기도 하다. _옮긴이 주

자아의 위세와 권력욕의 희생양으로 변한 것이다.

고혈압이 있으면 심근경색에 걸리기 쉽다는 사실은 누구나 알고 있다. 우리는 이미 고혈압 환자는 공격 성향을 가지고 있지만 자제력을 통해 억제하고 있음을 알았다. 이렇게 쌓인 공격성 에너지는 심근경색을 일으킬 때 발산된다. 그것이 환자의 심장을 파열시키는 것이다. 심장마비는 일어나지 않은 모든 뇌졸중이 모여 이루어진 것이다. 심근경색을 통해 인간은 "자아의 위세를 과대평가함으로써 의욕이 윗자리를 차지하면, 그것은 우리를 생기의 흐름으로부터 차단한다"는 아주 오래된 가르침을 생생하게 체험할 수 있다. 오직 단단히 굳어진 심장만이 파열될 수 있다!

심장병

심장에 장애가 있거나 발병을 했다면 자기 자신에게 다음과 같은 질문들을 해봐야 할 것이다.

1. 내게서 머리와 심장, 이성과 감정이 조화로운 균형을 이루고 있는가?
2. 나는 내 감정이 충분히 발산될 여지를 주며, 그것을 드러낼 자신이 있는가?
3. 나는 소신 있게 살아가고 사랑하는가? 아니면 마지못해 그렇게 하는가?
4. 내 생활은 생동감 있는 리듬에 의해 유지되는가? 아니면 나는 생활을 빡빡한 일정에 끼워 맞추는가?
5. 내 생활 속에는 아직도 기폭제와 폭약이 있는가?
6. 나는 내 내면의 소리에 귀 기울이는가?

결체조직이완 ─ 정맥류 ─ 혈전증

결체조직(간충조직)은 모든 개별 세포를 묶어주고 지탱시켜주며, 각각의 기관들과 기능 부위들을 하나의 더 큰 전체로 결합시킨다. 우리는 이 것을 형체로 알아볼 수 있다. 결체조직이 약화되면 당사자는 버티는 힘이 부족해지고, 쉽게 굴복하는 경향이 있으며, 내면의 활력도 부족해진다. 이런 인간은 보통 감정이 상하기 쉽고, 약간 꽁한 성격이다. 이 특성은 이런 사람의 몸에서 조금만 부딪쳐도 금세 생기는 멍을 통해 드러난다.

정맥류에 잘 걸리는 경향도 결체조직이완과 밀접하게 연관되어 있다. 정맥류에 걸리면 피가 다리 표층부의 정맥에서 잘 돌지 않아서 심장으로 충분하게 돌아오지 못한다. 이 때문에 혈액 순환은 인간의 아래쪽 극極에 과도하게 집중된다. 이것은 그 사람이 흙의 원소와 강한 연관이 있다는 것을 보여주며, 어느 정도 게으르고 굼뜨다는 것도 표시한다. 이런 사람들에게는 활기와 융통성이 부족하다. 그 외에도 여기에는 빈혈 내지 저혈압과 관련해 이미 설명했던 모든 내용도 들어맞는다.

혈전증은 혈전에 의해 정맥이 막히는 것이다. 혈전증이 정말 위험한 이유는 본질적으로 혈전이 다시 녹은 뒤 허파로 들어가 그곳에서 색전증을 일으키기 때문이다. 이 증상의 이면에 놓인 문제점은 쉽게 알아차릴 수 있다. 즉, 액체 상태로 잘 흘러야 할 피가 뻑뻑해져서 응고되고 덩어리가 되기 때문에 혈액 순환 전체가 정체되는 것이다.

흐르는 것은 항상 변할 수 있는 능력을 전제로 한다. 인간이 변하는 것을 포기하는 데 비례해서, 자신의 몸에서도 그만큼 흐름을 느리게 하거나 저지하는 증상들이 겉으로 드러나게 된다. 겉으로 보이는 활동성은 내면의 활동성을 전제로 한다. 인간이 의식 속에서 나태해지고, 자신의 생각이 확고한 견해와 판단으로 굳어지면, 또한 머지않아 몸속에서도 원래는 흘러야 할 것이 응고된다. 병 때문에 오래 누워 지내면 혈전증 위험이 높아진다는 사실은 잘 알려져 있다. 그러나 병 때문에 오래 누워 지내는 것은 움직임의 극이 더 이상 실현되지 않는다는 것을 아주 분명히 보여준다. "만물은 흐른다"라고 헤라클레이토스는 말했다. 양극적인 존재 형식 속에서 생명은 움직임과 변화로 모습을 드러낸다. 오직 한쪽 극만 충실히 따르려는 모든 노력은 결국 정체와 죽음으로 이어진다. 불변의 것, 영원히 존재하는 것은 양극성이 사라진 곳에 놓여 있다. 그곳에 도달하려면 우리는 우리 자신을 변화에 내맡겨야 한다. 왜냐하면 변화만이 우리를 변화 불가능한 곳으로 데려다주기 때문이다.

11. 운동 기관과 신경

자세

우리가 어떤 사람의 자세에 관해 말할 때, 그 표현만으로는 그의 몸자세를 말하는지, 아니면 마음 자세를 말하는지 분명하게 알 수 없다. 그럼에도 말의 이 이중적인 의미는 오해를 불러일으키지 않는다. 왜냐하면 외적 자세는 내적 자세와 일치하기 때문이다. 외면에는 다만 내면이 반영될 뿐이다. 그래서 우리는 이를테면 **똑바로 향하는(올곧은)** 인간이라고 말하면서도, 이때 대개는 **똑바로 향함(올곧음)**이라는 말이 인류 역사에서 엄청나게 중요한 의미를 지녔던 신체적 행위를 묘사한다는 사실은 의식하지 못한다. 동물은 똑바로 서 보지 못했기 때문에 올곧을 수 없다. 하지만 인간은 까마득한 태곳적 언젠가 이 엄청난 진전을 이뤄냈기 때문에 몸을 똑바로 세웠고, 따라서 시선을 위쪽 하늘로 향했고, 신이 될 기회도 얻었다. 그러나 동시에 스스로를 신이라 여기는 불손함을 저지를 위험도 불러왔다. 똑바로 서는 것의 위험성과 가능성은 신체 영역에서도 나타난다. 네 발로 걷는 동물들에게서는 그 자세 때문에 잘 보호되어 있는 몸의 연약한 부위가, 똑바로 서는 인간에게는 무방비 상태로 드러난다. 하지만 이 무방비 상태와 더 상처를 입기 쉬운 가능성은 그와 반대로 더 많이 개방되고 수용될 수 있는 가능성을 가져다준다. 우리가 똑바로 서는 자세를 취할 수 있게 해주는 것은 무엇보다 척추다. 척추는 인간을 똑바로 서서 움직이게 해주며, 버티는 힘과 유연성을 준다. 척추는 이중 S-자 모양을 하고 있으며, 완충기의 원리에 따라 움직인다. 단단한 척추골과 부드러운 추간판이라는 양극성을 통해 척추는 유연하게 움직이고, 구부릴 수도 있게 해준다.

우리는 외적 자세와 내적 자세가 서로 일치하며, 이 유추 관계는 수많은 관용구 속에 나와 있다고 설명했다. 인간들 중에는 **똑바로 세운**(올곧은) 인간과 **직선적인**(솔직한) 인간도 있지만, **기는**(굽실거리는) 것을 좋아하는 인간도 있다. 간혹 **자세**(입장)뿐 아니라 **발판**(의지처)도 없는 사람들도 많다. 그러나 우리는 어떤 내적인 자세가 있는 것처럼 보이기 위해 외적인 자세에 일부러 영향을 미치고 변화를 주려고 시도할 수도 있다. 그래서 부모들은 자녀들에게 이렇게 고함친다. "똑바로 서!"—"좀 똑바로 앉지 못하겠니?" 이런 식으로 정직하지 못한 속임수는 계속 활개 친다.

세월이 약간 더 흘러 군대에 가면, 군대는 젊은이들에게 "차렷!" 자세를 요구한다. 여기서는 어처구니없는 상황이 벌어진다. 군인들은 내적으로 가져서는 안 되는 자세를 외적으로 내보여야 하는 것이다. 군대는 예나 지금이나 많은 노력을 들여 외적인 자세를 훈련시킨다. 그런데 이것은 전략상으로는 참 멍청한 짓이다. 다리를 곧게 뻗고 걷는 걸음도, 부동자세도 혼란스러운 전투 상황에 적합하다는 점이 입증되지도 않았다. 그들은 단지 내적 자세와 외적 자세가 저절로 일치되는 것을 깨뜨리기 위해 외적 자세를 훈련시킬 뿐이다. 그렇게 되면 군인들의 내적 불안정은 여가 시간에나 승리를 거두거나, 그와 비슷한 일을 한 후에도 급작스럽게 나타난다. 특수부대원들은 외적 자세를 취하지 않는다. 왜냐하면 그들은 자신들의 행위와 내적 일체감을 느끼기 때문이다. 내적 태도가 갖춰지면 효율성은 분명히 늘어나며, 인위적으로 외적 자세를 취할 때는 효율성이 줄어든다. 관절에 힘을 주고 서 있는 군인의 뻣뻣한 자세를 날렵하게 움직이는 카우보이의 자세와 비교해보라. 자신의 중심을 잡고 있는 이러한 열린 자세를 우리는 태극권太極拳에서 찾아볼 수 있다.

한 인간의 내면적 기질과 일치하지 않는 자세에서 우리는 곧장 부자연스러움을 알아차린다. 또한 자연스러운 자세에서 우리는 그 사람의 본성도 알아보게 된다. 인간은 병에 걸리면 자발적으로는 결코 취하지 않을 어떤 자세를 부득이하게 취한다. 이때 이 자세는 우리에게 실현되지 못한 내적 자세를 보여주며, 그 사람이 무엇을 거역하고 있는지도 알려준다.

우리가 어떤 사람을 살펴볼 때, 그가 자신의 외적 자세와 일체감을 가지고 있는지, 아니면 자신의 의사에 반하는 자세를 억지로 취하고 있는지도 구분해야 한다. 전자의 경우 그의 외적 자세는 자신의 의식된 정체성을 반영한다. 후자의 경우 지나치게 변한 그의 자세에서 그가 자발적으로 받아들이고 싶어 하지 않는 의식의 그림자 영역이 겉으로 드러난다. 가령 매우 솔직하고 올곧은 사람, 머리를 치켜들고 세상을 활보하는 사람은 일종의 쌀쌀맞은 태도, 자긍심, 고상함, 정직함을 보여준다. 그러나 이런 사람은 또한 자신을 이 모든 특성과 동일시할 수 있을 것이 아주 확실하다. 그는 이런 특성들이 있음을 부인하지 않을 것이다.

예를 들어 전형적으로 척추가 대나무처럼 뻣뻣해지는 강직성 척추염 (Ankylosing Spondylitis)[13] 같은 경우는 사정이 이와는 다르다. 이 병에서는 고의로 실현되지 못한 자아 욕구와 환자가 깨닫지 못한 완강함이 신체상의 증상으로 전환된다. 강직성 척추염에서는 시간이 지남에 따라 척추 전체가 하나로 굳어지며, 등은 뻣뻣해지고, 머리는 앞으로 숙여진다. 왜냐하면 척추가 S-자 형태로 휘어져 있던 것이 펴지거나 반대로 바뀌기 때문이다. 이런 환자는 자신이 실제로는 얼마나 무뚝뚝하고 완고하고 끈질긴지 아주 구체적으로 분명히 깨닫게 될 것이다. 구부정한 등이나 곱사등에서 나타나는 일련의 문제점들도 이와 아주 유사하다. 그러니까 곱사등 환자가 되면 그 전까지 그렇지 않던 사람도 겸손함을 겉으로 드러내게 되는 것이다.

---

13) 척추에 염증이 발생한 뒤 척추 마디가 굳어지는 만성적 척추관절병증이다. 러시아 의학박사 블라디미르 베흐테레프(1857~1927)의 관련 연구가 많이 알려져 '베흐테레프 질환'이라 불린다. _ 옮긴이 주

추간판과 좌골신경통

압력을 받으면 척추골들 사이의, 특히 요추 부분에서의 연골판들이 옆으로 짓눌려 나와 신경을 압박한다. 이것은 예를 들면 좌골신경통 내지 요통 등과 같은 여러 가지 통증의 원인이 된다. 이 증상의 문제점은 과도한 무게다. 너무나 많은 것을 떠맡고서도 그것이 지나치다는 것을 의식적으로 깨닫지 못하는 사람은, 이 압박감을 몸속에서 추간판 통증으로 느끼게 되는 것이다. 통증은 인간이 더 많은 휴식을 취하지 않을 수 없게 만든다. 왜냐하면 몸을 움직이고 활동을 할 때마다 통증이 찾아오기 때문이다. 이 의미 깊은 조절 작용을 많은 사람은 진통제로 진정시키려 한다. 습관화된 활동에 방해받지 않고 전념할 수 있기 위해서 말이다. 그러나 차라리 이 기회를 이용해 일단 조용히 쉬면서 "내가 어쩌다가 이렇게 심한 압박을 받을 정도로 많은 부담을 떠맡았을까?" 하고 곰곰이 생각해보는 편이 좋을 것이다. 너무나 많은 부담을 떠맡는 이유는 항상 "나는 내적으로 보잘것없는 놈이야!" 같은 생각을 행동으로 지워버리기 위해 대단하고 유능해 보이려고 시도하기 때문이다.

대단한 성과를 올리는 사람의 이면에는 항상 자신에 대한 불확실성과 열등감이 작용하고 있다. 자신의 분수를 아는 사람은 자신의 능력을 넘어서는 일은 하지 않는다. 그러나 세계사의 모든 위대한 (그리고 비교적 덜 위대한) 행위와 업적 이면에는 항상 자신이 내적으로 왜소하다는 생각을 가지고 있어서 외적으로 대단해 보이고 싶어 하는 사람들이 있다. 그들은 자신의 행동을 통해서 세상 사람들에게 어떤 것을 증명해보이려

한다. 실제로는 자기 자신 말고는 그런 증명을 해보라고 요구하거나 기대하는 사람은 아무도 없는데도 말이다. 그런 사람은 늘 오직 자신의 어떤 점을 증명해보이려 한다. 하지만 문제는 "무엇을 증명하느냐?"이다. 많은 일을 하는 사람은 가능한 한 일찍 "난 왜 이런 일을 할까?"라고 스스로에게 물어봐야 할 것이다. 언젠가 너무 크게 실망하지 않으려면 말이다. 자신에게 정직한 태도를 보이는 사람은 언제나 '인정받고 사랑받기 위해서'라는 대답을 찾아낼 것이다. 사랑을 찾는 것이 성과를 올리는 동기로 유일하게 밝혀져 있기는 하지만, 이 노력은 늘 만족스럽지 못하게 끝난다. 왜냐하면 그것의 목표는 이런 과정을 거쳐서는 결코 성취될 수 없기 때문이다. 사랑은 특정한 목적에 구애받지 않기 때문에, 사랑을 노력으로 얻을 수는 없다. "만약 당신이 제게 1억 원을 주신다면, 당신을 사랑해주겠어요." 혹은 "만약 당신이 최고의 축구선수가 된다면, 당신을 사랑할 거예요." 이런 말들은 터무니없는 표현이다. 사랑의 비결의 본질은 다름 아닌 무조건성이다. 이 때문에 우리는 사랑의 전형적인 모범을 어머니의 사랑에서 발견한다. 냉정하게 따지자면 아기는 어머니에게 부담과 불편만 끼칠 뿐이다. 그러나 어머니는 자기 자식을 사랑하기 때문에 그렇게 받아들이지 않는다. 그 이유는? 여기에 대한 대답은 구할 수가 없다. 만약 어떤 대답이 나온다면, 그것은 결코 '사랑'이 아닐 것이다. 인간들은 누구나 — 의식적으로든 무의식적으로든 — 이 무조건적이고 순수한 사랑을 갈망한다. 이 사랑은 오직 본인 자신에게만 돌아올 뿐, 어떤 외적인 조건들이나 어떤 성과와도 관련이 없다.

열등감이란 자기 자신이 현재의 상태로는 호감을 얻기가 불가능하다는 그런 감정이다. 이 때문에 인간은 더욱 분별력 있고, 더욱 유능하고, 더욱 부유하고, 더욱 유명해짐으로써 자신이 호감 가는 사람으로 보이게끔 노력한다. 외부 세계의 이 모든 하찮은 것을 이용해 인간은 호감을 얻을 수 있기를 바란다. 그러나 일단 그가 사랑을 받게 되면, 그에게는 늘 혹시 '단지' 자신의 성과, 명성, 부 등과 같은 것 때문에 사랑받는 것이 아닐까 하는 의구심이 남게 된다. 그는 자기 내면에서 이미 진정한 사랑을 얻는 길을 막아버렸다. 성과를 인정받는다고 해서 그것이 인간에게 성과를 올리도록 내몰았던 염원을 충족시키지는 못한다. 이 때문에 때를 놓치지 않고 자신의 열등감과 왜소하다는 느낌에 대해 주의 깊게 성찰하는 편이 유익한 것이다. 이것을 인정하려 하지 않고 계속 과중한 업무를 떠맡는 사람은 이제 신체상으로나 실제로나 더 왜소해진다. 그런 사람은 추간판이 짓눌려서 키가 약간 줄어들게 되고, 거기서 오는 통증 때문에 자세는 비뚤고 굽어지게 된다. 우리 몸은 늘 진리를 보여준다.

추간판의 임무는 활동적이고 유연하게 움직이도록 해주는 것이다. 추간판 하나가 서로 맞물려 있는 척추골에 끼이거나 짓눌리게 되면 우리는 자세가 뻣뻣해지고 움직일 수 없게 되며, 자주 기묘한 체위를 취하게 된다. 우리는 정신적 영역에서도 이와 똑같은 연관성이 나오는 것을 잘 알고 있다. 한 인간이 '꽉 끼어(경직되어)' 있으면, 그에게서는 그 어떤 개방성과 융통성도 찾아볼 수 없게 된다. 그는 무뚝뚝하며 유별난 내적 태도에 집착하게 되는 것이다. 척추지압요법에서는 짓눌린 추간판을 순간적으로 밀거나 당겨 척추골이 맞물린 상태에서 잠깐 동안 벗어나게 해주고, 이렇게 해서 다시 자연스러운 연결이 이루어질 기회를 주어 해결한다[solve et coagula(풀어라. 그리고 묶어라)].

　융통성도 부드러움도 없어진, 즉 경직된 정신도 관절과 척추골의 경우와 동일한 방법을 따르면 가장 쉽게 **바로잡히거나 원상회복될** 수 있다. 경직된 정신은 갑작스럽고 강력한 충격을 받아 지금까지의 입장에서 떨어져나가야 한다. 그래야 새로이 방향을 정립하고 다시 제정신을 차릴 기회를 얻게 되기 때문이다. 정신이 경직된 사람들은 이러한 충격에 대해 추간판 환자들이 척추지압요법 시술에 대해 느끼는 것만큼 심하게 불안해한다. 이때 요란한 소리가 난다면, 이 두 경우 모두 성공할 가망이 있음을 보여준다.

관절

　관절은 인간이 움직일 수 있게 해준다. 관절에서 나타날 수 있는 많은 증상은 염증을 거쳐 통증으로 이어진다. 그리고 이것은 다시금 거동을 불편하게 하고 심지어 관절 경화까지 몰고 온다. 관절이 굳어진 환자는 그가 **어떤 것에 대해 굳어져 있다**(어떤 것을 완강히 주장하다)는 사실을 보여준다. 굳어진 관절은 본래의 기능을 잃는다. 우리가 어떤 주제나 사고 체계를 완강히 주장하면, 이것도 마찬가지로 본래의 기능을 잃게 된다. 어떤 사람의 목이 뻣뻣하고 굳어져 있으면, 우리는 그가 완고하다는 것을 알아차린다. 어떤 증상에 대한 정보를 알아내려면 거의 언제나 해당 환자가 말하는 것을 들어보는 것으로 충분하다. 염증과 경화硬化(단단하게 굳어짐) 외에도 관절에서는 탈구, 열상, 타박상, 인대파열도 일어난다. 이런 증상들을 나타내는 어법도 우리가 다음과 같은 표현들을 머릿속에 떠올려보면 분명해진다. 사람들은 어떤 것을 초과할(과장할) 수 있다. 아주 멀리 갈(도가 지나칠) 수 있다. 누구를 후려칠(속여서 빼앗을) 수 있다. 남을 두들겨 찌그러뜨릴(호되게 꾸짖을) 수 있다. 사람들은 지나치게 당겨져 있을(극단으로 흐를) 수 있다. 혹은 약간 비틀어져 있을(엉뚱해질) 수도 있다. 우리는 단지 관절을 맞춰 넣거나(원상회복시키거나) 바로 놓을(바로잡을) 수 있을 뿐만 아니라 상황, 사태, 관계도 마찬가지로 그렇게 할 수 있다.

뼈를 맞춰 넣을 때는 흔히 관절을 홱 잡아당겨 최대한 벌어지게 하거나, 지금까지 심하게 뒤틀려 있던 자리를 더욱 돌려놓는다. 그러면 그 관절은 극단의 상태에서 벗어나 다시 새로운 중심을 찾게 된다. 심리치료법에서도 이 기술과 유사한 점이 발견된다. 누군가가 극단적인 입장에 사로잡혀 있다면, 치료사들은 그를 반환점에 도달할 때까지 그 극단으로 계속 몰아간다. 그러면 마침내 그는 그곳에서부터 중용中庸을 찾을 수 있게 된다. 우리가 어떤 입장에 있든 상관없이 그 극단 끝까지 빠져들면 가장 쉽게 다시 빠져나올 수 있다. 하지만 인간은 겁을 내기 때문에 대개는 끝까지 빠져들지 못하며, 이 때문에 많은 이는 한쪽 극의 중간에 꼼짝없이 갇혀 있는 것이다. 많은 이는 자신의 모든 일을 어중간한 입장에서 하기 때문에, 자신의 견해와 행동 방식에 갇혀 지낸다. 그러다 보니 변화는 거의 일어나지 않는다. 하지만 모든 극은 어떤 한계치에 이르면 자신과 반대되는 극으로 바뀌게 된다. 그래서 우리는 과도한 긴장 상태에서 아주 쉽게 이완상태로 전환될 수 있는 것이다(야콥슨식 스트레칭을 참조하라). 이런 이유로 정밀과학의 최고봉인 물리학이 뜻밖에 형이상학을 깨달았고, 이 때문에 평화 운동이 투쟁적으로 변하는 것이다. 인간은 힘들게 노력해서 중용을 얻어내야 한다. 허나 당장 중용의 입장을 취하려는 시도는 어중간한 입장에 갇혀 진척을 보이지 못한다.

하지만 활동성 역시 지나치게 키우면 경직으로 바뀔 수 있다. 관절에 물리적 변화가 오는 것은 흔히 이러한 한계를 알려준다. 이러한 변화는 우리가 한쪽 극이나 한쪽 방향을 스스로 위태로워질 정도로 너무 과도하게 높여놓았다는 사실을 보여준다. 이럴 때 우리는 도가 너무 지나쳤던 것이며, 어떤 일을 무리하게 한 것이다. 따라서 이제는 반대쪽 극으로 향해야 한다.

현대 의학은 갖가지 관절들을 인공 보장구로 대체할 수 있게 해준다. 이 일은 허리관절에서 특별히 자주 일어난다(《인공삽입물*Endoprothese*》을 참조하라). 이미 치아에 대해 다룰 때도 강조했듯이 보장구는 항상 속임수다. 왜냐하면 실제로는 존재하지 않는 어떤 것을 인위적으로 속여서 '있는 것처럼' 보이게 만들기 때문이다. 한 인간이 안으로는 완고하고 경직되어 있으면서도 드러내는 태도에서는 유연한 사람인 양 속인다면, 허리의 증상은 그가 정직함을 더 많이 보이도록 방향을 교정해준다. 환자는 인공 관절, 즉 새로운 속임수를 사용함으로써 이 교정은 없었던 일이 되며, 신체적으로 계속 유연성이 있는 것처럼 속인다.

의학 때문에 가능해지는 이 부정직성을 분명히 알아보려면 일단 머릿속으로 다음과 같은 상황을 떠올려보기만 하면 된다. 우리가 마법 주문을 써서 순식간에 모든 사람에게서 현재의 모든 인공 보장구와 고친 부분을 사라지게 만들 수 있다고 가정해보자. 모든 안경, 콘택트렌즈, 보청기, 인공 관절, 틀니, 성형으로 주름살을 제거한 얼굴들이 다시 원래의 모습으로 돌아온다. 모든 (못을 박아 넣은) 골절 치료 부분이 사라지고, 심박조정기는 제거되고, 인간의 몸속에 인공적으로 삽입된 쇠붙이와 플라스틱으로 된 모든 것도 없어진다. 이제 드러날 광경은 참으로 끔찍하리라!

이런 상황에서 또 한 번 마법 주문을 써서 인간이 죽지 않도록 해주는 의학의 모든 성과물들도 제거한다면, 우리는 시체들, 장애인들, 절름발이들, 거의 장님과 귀머거리에 가까운 사람들 한가운데 서게 될 것이다. 이것은 아주 충격적인 모습이리라. 하지만 이것이 바로 정직한 모습이다! 이것은 인간의 영혼이 눈에 보이게끔 드러난 모습일 것이다. 수많은 의료 기술이 우리가 이 소름끼치는 광경을 보지 않도록 해주었다. 의사들은 인간의 몸을 꼼꼼하게 복원시키고, 온갖 종류의 인공 보장구로 보완해주었다. 그 덕에 우리 몸은 '진짜'나 다름없어 보인다. 하지만 영혼은 어떻게 되었는가? 그것은 조금도 변하지 않았다. 영혼은 여전히 죽어 있거나 눈과 귀가 멀고, 경직되고 마비되고 장애도 있지만, 우리는 그것을 보지 못한다. 이 때문에 정직함에 대한 두려움이 그토록 큰 것이다. 이것은 오스카 와일드의 소설 《도리언 그레이의 초상》에 관한 이야기다. 우리는 외면적인 기교를 통해 아름다움과 젊음을 일정 기간 동안 인위적으로 유지할 수 있다. 하지만 우리가 언젠가 진정한 우리 내면의 모습을 대하게 된다면, 그 경악스러움은 엄청날 것이다. 우리의 영혼을 꾸준히 갈고 닦는 일이 일면적으로 우리의 몸을 가꾸는 것보다 훨씬 더 중요할 것이다. 왜냐하면 우리 몸은 죽어 없어질 운명이지만, 의식은 그렇지 않기 때문이다.

류머티즘의 여러 양상

류머티즘은 통증과 함께 조직이 변형되는 증상들의 그룹을 나타내는, 분명히 구분할 수 없는 집합 개념이다. 이것은 특히 관절과 근육 조직에서 겉으로 드러난다. 류머티즘은 항상 급성 혹은 만성의 염증과 관련되어 있다. 류머티즘에 걸리면 조직이나 근육이 붓고, 관절이 뒤틀리고, 조직이 경화된다. 그리고 통증 때문에 거의 움직일 수 없어서 장애인이 되는 경우도 생긴다. 관절통과 근육통은 휴식 시간이 지난 후에 가장 심하게 나타나며, 환자가 관절을 움직이면 좀 나아진다. 움직이지 못하면 시간이 지날수록 근육 조직의 퇴화를 초래하며, 아픈 관절이 불룩하게 부어오른다.

이 병은 대체로 아침에 관절이 뻣뻣해지고 통증이 찾아오면서 시작된다. 관절은 부어 있고, 종종 붉게 충혈되기도 한다. 일반적으로 관절에는 좌우 대칭으로 병이 찾아오며, 통증은 말단의 작은 관절에서부터 큰 관절로 옮겨간다. 이 병은 만성적으로 진행되며, 경화 현상이 끊어졌다 이어졌다 한다.

이 병은 경화가 심해지다가 점점 더 장애를, 그러니까 몸을 움직일 수 없는 상태를 초래하는 식으로 진행된다. 그럼에도 다발성 관절염 환자는 별로 통증을 호소하지 않고 오히려 아주 잘 참아내는 편이며, 자신의 괴로운 처지에 대해 놀라울 정도로 무관심하다.

다발성 관절염의 전체 증세는 우리에게 운동 기관에서 생기는 모든 병에 대한 핵심적인 테마를 아주 분명히 보여준다. 그것은 운동과 휴식 내지 활동성과 경직성의 관계다. 류머티즘 환자들의 전력을 살펴보면, 거의 모두가 너무 심하게 활동하고 움직였다는 사실이 발견된다. 그들은 새로운 기록을 달성하기 위한 운동 내지 격한 운동을 했으며, 집과 들에서 많은 일을 했고, 끊임없이 움직였고, 남들을 위해 대단히 희생했다. 따라서 이들은 적극적이고, 활동적이고, 민첩하고, 안절부절못하는 사람들이다. 다발성 관절염은 이들에게 마침내 장애인이 되어 완전히 쉬지 않을 수 없을 때까지 마비와 경직이라는 벌을 내린다. 여기서는 너무 심한 운동과 활동이 마비를 통해 교정되는 듯한 느낌을 준다.

이것은 얼핏 놀랍게 여겨질지도 모른다. 우리는 지금까지 늘 변화와 움직임의 필요성을 지적해왔기 때문이다. 이 연관 관계는 "우리 몸에 생긴 병은 우리가 정직해지도록 만든다"는 사실을 다시 기억할 때야 비로소 분명히 이해된다. 이 말은 다발성 관절염 환자들이 실제로는 완고하다는 의미가 될 것이다. 이 병에 걸리기 전에 거의 언제나 발견되는 과도한 활동과 바쁜 움직임은 아쉽게도 신체의 일부에만 관련될 뿐이며, 의식 속의 원래의 경직성을 상쇄시켜주는 역할을 한다. 뻣뻣하다는 말 자체도 이미 완고하다(고집), 경직된, 고집이 센 그리고 또한 멍하니 바라보다, 죽다 같은 말들과도 밀접한 친족 관계에 있다.

이러한 용어들은 모두 다발성 관절염 환자들의 전형에 아주 잘 어울린다. 심신상관의학이 이미 반세기 전부터 이러한 환자 집단을 연구해왔기 때문에 이들의 인격 구성은 훤히 밝혀져 있다. 가령 지금까지 모든 연구자는 다음 주장에 의견이 일치했다. "다발성 관절염 환자들은 지나친 성실성과 완벽주의를 내세우는 강박 경향뿐 아니라, 자신을 희생하고 남을 지나치게 도우려는 강렬한 욕구를 보이는 피학적·우울증적 경향도 보인다. 이것은 초도덕적인 태도, 그리고 쉽게 울적해지는 성향과 연관되어 있다."(발터 브로이티감의 주장). 이 성격적 특성들은 이 환자들이 실제로 완고하고 고집이 세며, 자신의 의식 속에서 얼마나 융통성과 유연성이 부족한지 보여준다. 이 내면적 경직성은 스포츠 활동과 끊임없이 몸을 움직이는 것에서 과잉 보상을 받을 뿐이다. 그리고 이렇게 해서 필연적으로 찾아오는 자기 몸의 마비로부터 관심을 딴 곳으로 돌리는 데(방어 체계)만 이용될 뿐이다.

이 환자들이 눈에 띄게 자주 격투기 등에 몰두하는 것은, 우리에게 그들의 다음 핵심 문제 영역인 공격 성향을 살펴보게 해준다. 류머티즘 환자는 근육 운동 분야에서 자신의 공격 성향을 억제한다. 다시 말해 근육 조직 계통에서 에너지를 차단한다. 류머티즘 환자에게서 실험을 통해 근육 전류를 유도하고 측정한 결과 모든 종류의 자극이 근육의 긴장, 특히 관절 근육 조직의 긴장을 높인다는 사실이 분명히 밝혀졌다. 이 측정 결과는 단지 류머티즘 환자가 신체적으로 실행하도록 압박하는 자신의 공격적 충동을 억지로 참고 있다는 당연한 의구심을 입증해줄 뿐이다. 이렇게 해서 방출되지 못한 에너지는 관절 근육 조직 속에 사용되지 않은 채 갇혀 있다가 그곳에서 염증과 통증으로 바뀌는 것이다. 병을 통해 겪는 모든 통증은 원래는 남을 향한 것이었다. 통증은 항상 어떤 공격적인 행동에서 생기는 것이다. 내가 내 공격 성향을 마음껏 발산해서 다른 사람을 마구 때린다면, 그 피해자가 통증을 느낀다. 그렇지만 내가 공격적인 충동을 억제하면, 그것은 나 자신에게로 향하게 되고, 따라서 내가 통증을 느끼는 것이다(자기 공격 성향). 통증을 느끼는 사람은 항상 그것이 원래는 누구를 염두에 둔 것이었는지 깊이 생각해봐야 할 것이다.

류머티즘의 양상들 중에는 아주 특별한 증상이 있다. 이 증상이 나타나면 팔꿈치에 달린 아래팔 근육 가닥에 염증이 생겨 손이 오그라들면서 주먹을 펼 수 없게 된다(만성 근근막통증증후군). 여기서 만들어진 '불끈 쥔 주먹'의 모습은 억제된 공격 싱향과 "언젠가 책상을 주먹으로 제대로 쾅 내리치고 싶은(단호하게 말하고 싶은)" 억눌린 욕구를 너무나 생생하게 보여준다. 이와 비슷하게 주먹을 쥐게 되는 또 다른 경향은 뒤피트랑 연축[14] 때 일어난다. 이때는 손이 전혀 펴지지 않는다. 그러나 손을 펴고 있는 것은 타협적인 자세의 상징이다. 우리가 누군가에게 인사를 하기 위해 손을 흔드는 것은, 원래는 어떤 사람을 만날 때 자신은 무기를 들고 있지 않으며 평화적인 의도로 접근한다는 것을 알리기 위해 그에게 맨손을 펴서 보여주는 것에서 유래한 것이다. 우리가 누구에게 '손을 내밀(악수를 할) 때'에도 이와 똑같은 상징성이 들어 있다. 펴진 손

---

14) 프랑스의 외과병리학자인 기욤 뒤피트랑(1777~1835)이 관련 연구 기록을 남긴, 손바닥의 근막筋膜이 두꺼워지고 근육도 수축되면서 고정되는 질환이다. _ 옮긴이 주

이 평화적이고 우호적인 의도를 나타내는 것과 마찬가지로, 불끈 쥔 주먹은 오늘날까지도 적대감과 공격 성향을 보여준다.

류머티즘 환자는 자신의 공격 성향을 따를 수 없다. 그렇지 않다면 그는 공격 성향을 억누르거나 제지하지 않을 것이다. 아무튼 공격 성향이 존재하기 때문에, 그것이 환자의 내면에서 심한 무의식적 죄책감을 유발한다. 그리고 이 죄책감은 남들을 위한 대단한 협조심과 헌신으로 이어진다. 이 때문에 '남을 위한 봉사'와 동시에 '남에 대한 지배'라는 기묘한 결합이 생겨나는데, 이 태도를 베르크 폰 알렉산더도 이미 '호의적인 폭정(wohl wollende Tyrannei)'이라는 멋진 표현으로 불렀다. 이 병은 어떤 외적인 생활의 변화로 인해 죄책감을 봉사로 상쇄할 수 있는 가능성이 사라지면 자주 나타난다. 이에 따라 가장 빈번하게 나타나는 증세들도 다양하다는 점은, 우리에게 억제된 적대감이 얼마나 중요한 역할을 하는지 보여준다. 이 증상들 중에는 무엇보다 위와 장의 통증, 심장 부위의 증상, 불감증, 발기부전, 불안, 우울증 등이 있다. 또한 여성이 다발성 관절염에 걸리는 경우는 남성보다 약 두 배나 많다는 사실도, 여자들이 자신의 적대적인 충동을 의식적으로 실현하는 데 더 많은 심리적 압박을 느낀다는 점을 통해서 해명될 수 있을 것이다.

자연치유법은 '류머티즘이란 결체 조직에 독신이 쌓인 것'이라고 설명한다. 쌓인 독신은 우리의 관점에서는 사람들이 해소하지 않고 무의식 속에 쌓아둔, 관심 있게 처리하지 못한 문제점 내지 이해하지 못한 테마를 상징적으로 나타낸다. 자연치유법 중에는 사순절 금식이 치료 효과를 보였다는 단서도 들어 있다. 외부에서 음식이 전혀 공급되지 않으면 우리의 신체 조직은 몸속 시스템을 자급자족 시스템으로 전환한다. 그 때문에 '우리 몸 자체의 쓰레기통'도 태우고 처리하지 않을 수 없게 만든다. 정신적 영역에서는 지금까지 미뤄지고 억제된 테마 영역을 마저 처리하고 깨닫는 것이 이 과정에 해당된다. 하지만 류머티즘 환자들은 자신의 문제점을 해결하려 들지 않는다. 그러기에 그들은 너무 완고하고 융통성이 없다. 그들은 어떤 것에 완강하게 매달려왔던 것이다. 그들은 자신의 이타주의, 봉사정신과 희생정신, 도덕규범, 순응적 태도에 대한 근거가 무엇인지 정직하게 따져보는 것을 너무나 두려워하고 있다. 그래서 그의 이기심, 경직성, 적응력 부족, 지배욕, 공격 성향은 그림자 영역 속에 남아 있다가 신체상의 증상으로 전환해 누구나 다 알아볼 수 있는 경화와 경직으로 드러나는 것이다. 이 증상 때문에 이제 마침내 기만적인 봉사정신도 종말을 고하게 된다.

근육 운동 장애 – 기울어진 목과 글씨연축

이 장애들의 공통적인 특성은 해당 환자가 평소에는 자기 뜻대로 근육이 움직일 수 있게 하는 근육 운동 기능을 통제하는 능력을 부분적으로 상실한다는 점이다. 그러니까, 특정한 기능들이 자신의 의지의 통제에서 벗어나는 것이다. 이는 특히 자신이 주목받고 있다고 느끼거나 남들에게 어떤 특정한 인상을 전달하려는 상황에 처해 있을 때 발생한다. 그래서 사경斜頸(Torticollis Spasticus, 목이 기울어지는 증상)에 걸리면 머리가 서서히 혹은 급격히 한쪽으로 돌아가며, 마침내 머리가 완전히 돌아가는 상황에까지 이른다. 그럴 때 대부분의 경우에는 몇 초 후에 머리를 다시 정상적인 위치로 되돌릴 수 있다. 손가락을 턱에 대거나 목을 받치는 것과 같은 특정한 보조 수단들이 환자가 머리를 똑바로 지탱하는 것을 쉽게 해준다는 점이 눈에 띈다. 그러나 기이하게도 공간에서 자신이 개별적으로 차지하는 위치가 목의 자세에 영향을 미친다. 이 환자는 등을 벽에 기대고 서서 머리를 벽에 댈 수 있다면 거의 언제나 별 어려움 없이 머리를 똑바로 지탱할 수 있다.

이런 독특한 점들과 이 증상이 개별적 상황(다른 사람들이 있을 때 등)에 따라 달라진다는 점도 이미 우리에게 이 모든 장애의 주된 문제점을 보여준다. 이 문제점은 확실성과 불확실성의 양극을 맴돌고 있는 것이다. 평소에는 마음대로 움직여지다가 근육 운동 장애를 일으키는 이 증상에는 모든 안면 경련, 그러니까 틱Tic 장애도 포함된다. 이 증상은 한 인간이 남들에게 과시하고 싶어 하는 노골적인 자신만만한 태도의 본질이 무엇인지 드러내준다. 또한 이 사람이 확실성이 없을 뿐더러, 자기 자신에 대한 지배와 통제조차도 이루지 못한다는 사실도 보여준다. 누군가의 얼굴을 흔들림 없이 똑바로 바라보고, 확고한 시선으로 상대의 눈을 마주보는 것은 예전부터 늘 배짱과 용기의 표시였다. 하지만 하필이면 이런 마음가짐을 보여주어야 할 상황에서 사경 환자들의 머리는 저절로 옆으로 돌아간다. 이렇게 해서 중요한 사람들과 회합을 하거나 사회적으로 주목을 받는 데 대해 점점 더 많은 불안이 생겨난다. 그리고 이 불안은 진정한 것이다. 그런 환자들은 이제 이 증상 때문에 특정한 상황들을 피하게 된다. 이전부터 늘 불편한 상황을 피했듯이 말이다. 그들은 자신의 갈등을 외면하고, 세상의 한쪽 절반을 남몰래 의도적으로 무시한다.

똑바른 몸자세를 가지면 인간은 저절로 세상의 요구와 도전을 정면으로 막아내고, 그것을 똑바로 그리고 직접 바라보게 된다. 그렇지만 우리가 머리를 돌려버리면, 그것은 현실을 직시하지 않고 피하는 셈이 된다. 우리는 '일면적'이 되며, 자신이 직면하고 싶지 않은 것에서 등을 돌린다. 우리는 상황을 '삐딱하게' 그리고 '왜곡되게' 보기 시작한다. 누구의 **머리를 비틀다(누구를 반하게 하다)**는 유명한 관용구도 분명 이렇게 비뚤어지고 일면적인 시각을 겨냥한 말일 것이다. 이러한 정신적 공격도 마찬가지로 반하는 사람이 자신의 사고 방향에 대한 통제력을 상실하고, 대신 줏대 없이 자신의 시선과 생각을 상대에게 맞추도록 하려는 목적을 가지고 있다.

우리는 서경書痙(글씨연축)과 피아니스트나 바이올리니스트의 손가락 떨림 증상에서도 이와 아주 비슷한 배후 관계를 발견한다. 그러니까 이 환자들의 성품에서 우리는 항상 극단적인 야심과 지나치게 높은 기대수준을 발견한다. 이런 사람들은 사회적 신분 상승을 목표로 하지만, 겉으로는 대단한 겸손함을 보여준다. 그들은 오직 자신이 거둔 업적(멋진 글씨 내지 음악)을 통해서만 경탄을 불러일으키려 한다. 손이 긴장 때문에 떨리는 증상은 그들이 정직해지도록 해준다. 그것은 그들의 노력과 업적이 완전히 '떨리고 있음(필사적임)'을 보여주며, 그들이 실제로는 '전혀 대단치 않다'는 사실을 여실히 드러낸다.

손톱 물어뜯기

손톱을 물어뜯는 것은 근육 운동 장애에 속하지는 않지만, 우리는 순전히 그 외적인 유사성 때문에 이 부류와 함께 다루려 한다. 손톱을 물어뜯는 것도 손을 순전히 의지에 따라 통제하는 것을 억누르는 일종의 강박 관념으로 받아들여진다. 손톱 물어뜯기는 어린이들과 청소년들에게서 일시적 증상으로 자주 나타날 뿐 아니라, 종종 어른들도 참으로 치료가 힘든 이 증상에 수십 년간 시달리기도 한다. 손톱 물어뜯기의 심리적 배경은 아주 분명하더라도, 이것의 연관성을 깨닫는 것은 이러한 증상이 자녀에게서 나타날 때 많은 부모에게 도움이 될 것이다. 왜냐하면 못하게 하고, 위협하고, 벌을 내리는 것은 가장 부적절한 대응이기 때문이다.

우리가 '손톱'이라고 부르는 것은 동물에게는 '발톱'에 해당된다. 발톱은 일차적으로 공격과 방어에 사용되며, 공격 성향을 보여주는 수단이기도 하다. "발톱을 보여준다(본때를 보여준다)"는 말을 우리는 "이를 드러낸다(위협하다)"는 말과 비슷한 의미로 사용한다. 발톱은 싸울 각오가 되어 있음을 보여준다. 고도로 진화된 대다수의 맹수들은 자신의 발톱과 이빨을 무기로 사용한다. 그러니 손톱을 물어뜯는 것은 자신의 공격 성향을 거세하는 셈이다! 자기 손톱을 물어뜯는 사람은 자신의 공격 성향을 불안해하며, 그 때문에 상징적으로 자신의 무기를 위험하지 않게 만드는 것이다. 손톱을 물어뜯음으로써 우리는 이미 공격 성향을 약간 소모하지만, 결국 그것이 전적으로 자기 자신에게 향하도록 만드는 셈이다.

그러니까 우리는 자기 자신의 공격 성향을 스스로 물어뜯어 없애는 것이다.

여성들은 이 손톱을 물어뜯는 증상에 아주 각별히 시달리고 있다. 왜냐하면 그들은 다른 여성들이 가진 빨간 매니큐어를 칠한 긴 손톱을 부러워하기 때문이다. 전쟁의 신의 색깔인 빨간색이 칠해진 긴 손톱은, 또한 특별히 멋지고 빛나는 공격 성향의 상징이기도 하다. 이런 여성들은 자신이 공격할 각오가 되어 있음을 공공연하게 과시하는 것이다. 이들이 감히 자신의 공격 성향에 부응해서 무기를 집어들 엄두를 내지 못하는 사람들의 부러움을 살 것은 분명하다. 그렇게 멋지고 긴 빨간 손톱을 또한 가지고도 싶어 하는 것은, 언젠가는 자신도 그토록 공공연하게 공격적으로 나올 수 있기를 바라는 그 이면의 소망을 겉으로 표현하는 것에 지나지 않는다.

어떤 어린이가 손톱을 물어뜯는 일이 일어나면, 그 아이는 자신의 공격 성향을 밖으로 내보낼 용기를 내지 못하는 그런 처지에 놓인 것이다. 여기서 부모들은 자신의 교육 방식이나 자기 자신의 행동을 통해 공격적 행동을 어느 정도 심하게 억누르거나 부정적으로 평가하고 있는지 곰곰 생각해봐야 할 것이다. 이 경우에 우리는 그 아이가 자신의 공격 성향을 죄책감 없이 충족시킬 용기를 낼 수 있는 환경을 마련해주어야 한다. 이 행동은 부모들에게 거의 언제나 불안감을 불러일으킨다. 왜냐하면 부모들이 공격 성향과 관련된 아무런 문제가 없다면, 손톱을 물어뜯는 자녀도 나오지 않을 것이기 때문이다. 그러니 가족들이 저마다 자신의 정직하지 못하고 위선적인 행동 방식을 문제 삼고, 이 겉치레 이면에는 무엇이 도사리고 있는지 알아보는 법을 배우기 시작한다면, 그것은 전 가족을 위해 유익한 과정이 될 것이다. 일단 아이가 부모의 근심을 존중하는 대신 스스로 방어하는 법을 익히고 나면, 손톱을 물어뜯는 것도 극복된 것이나 다름없다. 비록 부모들이 스스로 변할 각오를 하지 않더라도, 적어도 자녀들의 장애와 증상에 대해 불평은 하지 말아야 할 것이다. 부모가 자녀들의 그런 장애에 대해 책임은 없더라도, 자녀들은 자신의 장애를 통해 부모들의 문제점을 비춰주기 때문이다!

말더듬증

말은 흐르는 것이다. 우리는 '말의 흐름(유창한 말)' 내지 '흐르는(유려한) 문체' 같은 표현을 쓴다. 말을 더듬는 사람에게서는 말이 흐르지 않는다. 말을 더듬는 사람은 말을 토막내고, 쪼개고, 빼먹고 넘어간다. 어떤 것이 흐르려면 거기에 맞는 넓이가 필요하다. 흐르는 물을 억지로 좁은 관으로 통과시키면 정체와 압력이 발생한다. 그러면 물은 기껏해야 좁은 관에서 뿜어져 나오기는 하겠지만, 더 이상 흐르지는 않는다. 말을 더듬는 사람은 목구멍을 좁힘으로써 말의 흐름을 방해한다. 우리는 이미 앞에서 갑갑함과 불안은 항상 긴밀한 관계에 있다고 설명했다. 말을 더듬는 사람에게는 불안이 목구멍에 걸려 있다. 목은 몸통과 머리, 위와 아래 사이의 (그 자체가 이미 좁은) 연결부이자 관문이다.

그러니 우리는 편두통을 다룬 제2부 6장에서 위와 아래의 상징적 의미에 관해 언급했던 그 모든 내용을 이 대목에서 다시 떠올려봐야 할 것이다. 말을 더듬는 사람은 말이 통과하는 관문인 목구멍을 가능한 한 좁혀보려고 노력한다. 그래야 아래에서 위로 올라오는 것 내지, 여기에 유추해서 잠재의식에서 자각의식으로 올라오려는 것을 특별히 잘 통제할 수 있기 때문이다. 이것은 우리가 아주 좁고 잘 통제할 수 있는 길만 나있는 고대의 방어 시설에서 발견하는 것과 똑같은 방어 원리다. 이처럼 잘 통제할 수 있는 입구와 출입문(국경 내지 강당 입구 등)은 항상 정체를 발생시키며 흐름을 방해한다. 말을 더듬는 사람은 아래에서 위로 올라와 인식되기를 바라는 것을 두려워하기 때문에 목구멍에서 통제한다. 그러니까 그것을 목구멍에서 목을 졸라 죽여(탄압해)버리는 것이다.

우리는 '허리 아래의 일'이라는 표현을 잘 알고 있다. 이 말은 원래 '상스럽고 너저분한' 성의 영역을 의미한다. 허리는 위험한 아랫부분과, 허용되고 깨끗한 윗부분 사이의 경계로 사용된다. 이 경계를 말을 더듬는 사람은 목 높이까지 올려놓았다. 왜냐하면 그는 육체적인 것 전부를 위험한 것으로 여기며, 오직 머리만 맑고 깨끗한 것으로 받아들이기 때문이다. 편두통 환자와 마찬가지로 말을 더듬는 사람도 자신의 성적 욕구를 머릿속으로 밀어 올린다. 그렇게 해서 그들은 위에서 마치 아래에서의 일인 것처럼 경련을 일으킨다. 그들은 놓아주지 않으려 하며, 육체적인 면의 요구 사항과 충동 욕구를 받아들이기 위해 몸을 열어주려 하지 않는다. 육체적인 면을 오래 억압할수록 그것의 압박은 점점 더 심해지고 걱정스러워진다. 말을 더듬는 증상은 마지막에 가서는 대인 관계와 배우자와의 관계에 지장을 주는 원인이 된다. 이런 식으로 악순환의 틀이 다시 완전히 갖춰지는 것이다.

이와 똑같은 왜곡 원리에 따라 말을 더듬는 아이들에게서도 항시 발견되는 심리적 압박이 '말을 더듬는 데서 나온 결과'로 해석된다. 말을 더듬는 것이 비록 단순히 심리적 압박을 보여주는 표시에 지나지 않더라도 ― 아이는 의기소침해 있고 ― 이것은 말을 더듬는 것에서 드러나기도 한다. 말을 더듬는 아이는 밀려오는 어떤 것을 밖으로 내보내고 마음대로 버려두는 것을 불안해한다. 그런 아이는 밀려 올라오는 것을 더 잘 통제할 수 있도록 흐름을 막는다. 우리가 이렇게 밀려오는 것을 성적 욕구와 공격 성향이라고 부를 것인지, 아니면 어린아이가 다른 표현을 더 선호하는지는 상관없다. 말을 더듬는 사람은 생각나는 것을 솔직하게 다 털어놓지 않는다. 말은 일종의 표현 수단이다. 그러나 우리가 안에서 밖으로 밀려 나오는 것을 막기 위해 압박을 가한다면, 우리는 거기서 표현되기를 재촉하는 것에 대해 불안을 드러내게 된다. 우리는 더 이상 솔직해지지 못하게 된다. 말을 더듬는 사람이 일단 정말로 속마음을 털어놓는 데 성공한다면, 말뿐만 아니라 그동안 억눌려 있던 섹스와 공격 성향 등도 말의 엄청난 물줄기가 되어 쏟아져 나온다. 입 밖에 내지 않았던 그 모든 것이 남김없이 표현되고 나면, 말을 더듬을 이유가 전혀 없어진다.

12. 사고

우리가 사고事故를 다른 여러 병에 걸렸을 때와 똑같은 방식으로 해석한다면, 많은 사람이 깜짝 놀라는 반응을 보일 것이다. 사람들은 사고가 전혀 다른 것이라고 생각한다. 사고는 결국 외부에서부터 오는 것이고, 그 때문에 우리는 거기에 대해 스스로 책임을 지기가 힘들다고 본다. 이런 반론들은 사람들의 생각이 전반적으로 얼마나 혼란스럽고 부정확한지, 혹은 사람들이 자신의 생각과 이론을 어떻게 그들의 무의식적 소망에 끼워 맞추는지 끊임없이 보여준다. 우리 모두는 우리의 생활 전부와 그 생활에서 우리가 겪는 모든 일에 대해 전적으로 책임을 떠맡는 것을 대단히 꺼림칙스러워한다. 우리는 언제나 책임을 외부로 투사할 가능성을 찾는다. 누군가가 이렇게 투사하는 사실을 폭로하면 우리는 항상 화를 낸다. 과학계의 대부분의 힘든 노력들은 투사한 것을 이론적으로 뒷받침하고 정당화하려는 목적에 투입된다. '인간적으로' 보자면, 이 모든 일은 충분히 납득이 간다. 하지만 이 책은 진리를 추구하며, 이 목표는 오직 정직한 자기 인식을 통해서만 도달될 수 있다는 점을 알고 있는 사람들을 위해 쓰였다. 이 때문에 우리는 '사고' 같은 테마도 비겁하게 피해가서는 안 되는 것이다.

우리는 겉으로 보기에는 외부에서 우리를 향해 다가오는 것처럼 보이는 어떤 일이 늘 있으며, 이것을 언제든지 '원인'으로 해석할 수도 있다는 사실을 분명히 깨달아야 한다. 하지만 이런 인과적 분석은 연관성들을 살펴보는 하나의 가능성일 뿐이다. 우리는 이 책에서 이런 몸에 밴 시각을 마찬가지로 가능하다면 다른 시각으로 교체하거나 보충하기로 했었다. 우리가 거울을 들여다볼 때, 거울에 비친 모습도 마찬가지로 겉으로 보기에는 밖에서부터 우리를 바라보고 있다. 그렇지만 거울은 우리의 외관에 대한 원인이 아니다. 감기의 경우, 외부에서 우리에게로 다가오는 것은 박테리아이며, 우리는 그것을 원인으로 여긴다. 자동차 사고의 경우, 우리의 앞서 갈 권리를 침해한 사람은 술에 취한 운전자다. 그리고 당연히 우리는 그가 사고의 원인이라고 판단한다. 기능과 관련된 영역에서는 항시 어떤 해명이 주어진다. 그렇다고 일어난 일을 내용 면에서 해석하지 못할 것도 없다.

공감의 법칙에 따르면 우리는 자신과 아무런 관련이 없는 어떤 것과는 결코 접촉할 수 없다. 기능상의 연관성들은 언제나 신체 영역에서 증상이 드러나기 위해 필요한 물질적 매체다. 어떤 그림을 그리려면 우리는 캔버스 천과 물감이 필요하다. 하지만 이것들은 그 그림의 원인이 아니라, 단순히 예술가가 마음속의 표상을 형태로 구체화하는 데 사용되는 물질적 매체에 지나지 않는다. 이 그림이 전하는 메시지에 대한 해석을 물감과 캔버스 천과 핀젤이 이 그림의 원래의 원인이라는 논거를 들어 묵살하는 것은 멍청한 짓일 것이다.

우리는 우리 몸에서 '병'을 찾아보듯이, 우리 자신에게서 사고를 찾는다. 그리고 이때 그 '어떤 것'도 '원인'으로 활용하는 것을 주저하지 않는다. 하지만 살아가면서 우리에게 닥치는 모든 일에 대한 책임을 우리는 항상 스스로 떠맡는다. 여기에는 어떤 예외도 없다. 이 때문에 예외를 찾는 일은 그만두어도 좋은 것이다. 어떤 사람이 괴로움을 겪고 있다면, 그것은 항상 자기 자신 때문일 뿐이다(그렇다고 이 말이 그 괴로움의 심각성을 무시한다는 뜻은 전혀 아니다!). 누구에게나 자기 스스로가 가해자인 동시에 희생자다. 그러니까 그 인간 스스로가 이 가해자이자 희생자임을 깨닫지 못하는 한, 그는 온전해질 수 없다. 사람들이 외부로 투사한 '가해자'를 비난하는 강도에서 그들이 자기 내면의 가해자를 얼마나 적대시하고 있는지도 쉽게 알아볼 수 있다. 여기에는 통찰력, 즉 두 가지 모두를 하나로 여길 수 있게 해주는 그런 시각이 빠져 있다.

사고의 동기가 무의식적으로 주어진다는 인식은 새로운 것이 아니다. 프로이트도 이미 자신의 《일상생활의 정신병리학》에서 실언, 망각, 물건 잊어버리기 같은 실책들 외에 사고도 무의식적인 의도의 결과라고 설명한 적이 있다. 그 후로 심신상관 연구는 통계학적 의미에서도 소위 '사고를 일으키는 인물'이 존재한다는 사실을 입증할 수 있었다. 이것은 자신의 갈등을 사고의 형태로 꾸미는 경향이 있는 특이한 인격체를 말한다. 1926년에 이미 독일의 심리학자인 카를 마르베는 《사고와 경영 손실의 현장심리학*Praktische Psychologie der Unfäle und Betriebsschäen*》이라는 책에서 자신의 관찰 결과를 발표했다. 그에 따르면 어떤 사고를 당한 사람은 또 다른 사고를 당할 개연성이 한 번도 사고를 당한 적이 없는 사람보다 훨씬 더 높다는 것이다.

1950년에 발행되어 심신상관의학의 기반이 된 베르크 폰 알렉산더의 저서에는 이 테마와 관련해 다음과 같은 내용이 언급되어 있다. "미국 코네티컷 주에서 발생한 자동차 사고를 연구하던 이들이 6년간에 걸쳐 사고에 연루된 모든 운전자를 조사했다. 그랬더니 3.9퍼센트 밖에 되지 않는 작은 집단이 전체 사고의 36.4퍼센트를 일으켰다는 사실을 밝혀 냈다. 이는 수많은 화물차 기사를 고용하고 있는 어느 대기업이 자동차 사고 처리 비용이 늘어나자 사고 발생 빈도를 줄이려고 그 원인을 조사해봄으로써 밝혀졌다. 이 회사는 다른 조처들도 취하던 중 각 운전기사들의 사고 이력도 조사했다. 그 결과 사고를 가장 많이 당한 사람을 다른 부서로 이동시켰다. 이 간단한 조처로 사고 발생 빈도를 처음 수치의 5분의 1로 줄일 수 있었다. 이 연구 조사의 흥미로운 결과는 높은 사고율을 보이는 운전자들이 사고를 일으키는 자신의 습관을 새로운 일자리에서도 버리지 않았다는 사실을 보여준다. 이것은 '사고에 대한 면역력이 없다'고 할 수 있는 그런 사람이 존재하며, 사고를 자주 내는 개인들은 이러한 특성을 어떤 종류의 일자리에서도, 일상생활에서도 버리지 않는다는 점을 반론의 여지없이 보여준다"(베르크 폰 알렉산더의 《심신상관의학》 참조).

알렉산더는 이어서 이런 결론을 내린다. "대부분의 사고에는 어떤 의도적인 요인이 포함되어 있다. 다만 이 의도가 매번 거의 인식되지 않을 뿐이다. 다르게 표현하자면, 대부분의 사고의 동기는 무의식이다." 좀 오래된 심리분석학 문헌을 이렇게 살펴봄으로써 무엇보다도 우리가 사고에 대해 깊이 생각하는 것이 결코 새로운 일이 아니며, 어떤 특정한 (내지 당혹스러운) 인식들이 (조금이라도) 대중의 의식 속으로 파고드는 데 얼마나 오랜 시간이 걸리는지도 밝혀졌을 것이다.

앞으로의 고찰 과정에서 우리는 특정한 사고인격체에 관한 설명보다는, 특히 우리가 살아가면서 사고가 일어날 때 그것이 어떤 의미를 가지는지에 관심을 기울일 것이다. 비록 한 인간이 전형적인 사고인격체는 아니더라도, 일어나는 사고에는 그에게 전하는 메시지가 담겨 있다. 이 것을 알아차리는 법을 우리는 익히려는 것이다. 한 인간이 살아가는 동안 사고가 자주 일어나면, 여기서는 단지 이 인간이 여전히 자신의 문제점을 의식적으로 해결하지 않았고, 그로써 강제 교정의 강도를 점차 상승시켰다는 사실이 드러날 뿐이다. 한 특정한 인간이 자신의 잘못된 태도를 무엇보다 사고를 통해 고친다는 것은 다른 인간들의 소위 'locus minoris resistentiae(병에 가장 취약한 부위)'에 해당한다. 사고는 한 인간의 행동 방식 내지 선택한 길에 대해 직접적이고 돌발적으로 이의를 제기한다. 사고는 인생에서 일종의 휴지기休止期인 셈이다. 그러니 그렇게 되는 배후도 따져봐야 할 것이다. 이때 우리는 사고 과정 전체를 하나의 연극처럼 살펴보고, 그 과정의 정확한 구조도 알아냄으로써 자기 자신의 상황에 비춰보도록 노력해야 한다. 사고는 자신의 복합적인 문제점

을 보여주는 풍자화다. 사고는 그 어떤 풍자화 못지않게 절묘하고 그만
큼 신랄하다.

교통사고

'교통사고'는 워낙 추상적인 상위 개념이기 때문에 해석을 하기가 불
가능하다. 사고 속에 어떤 메시지가 함축되어 있는지 설명할 수 있으려
면, 우리는 특정한 사고에서 어떤 일이 벌어지는지 구체적으로 알아야
만 한다. 보편적인 해석이 아무리 어렵고, 설사 불가능하더라도, 구체적
인 경우에서라면 거의 언제나 아주 쉽다. 어떤 사람이 사고 과정을 설명
할 때 우리는 주의 깊게 귀담아듣기만 하면 된다. 우리 말의 이중적 의
미는 모든 것을 드러내준다. 아쉽게도 우리는 많은 사람이 이 말의 연
관성을 알아들을 능력이 부족하다는 사실을 끊임없이 확인한다. 그래서
우리는 자주 환자들에게 그들이 설명하는 특정한 부분을 스스로 어느
정도 분명히 깨달을 때까지 되풀이해달라고 요구한다. 이런 경우에 인
간이 말을 얼마나 무의식적으로 사용하는지, 혹은 자기 자신의 문제점
과 관련된 경우 걸러서 말할 수 있는 능력이 얼마나 분명히 드러나는지
에 대해 놀라움을 감추지 못할 것이다.

가령 우리는 살아가거나 도로에서 운전하면서도 예컨대 길에서 벗어나
고(길을 잃고), 미끄러지고(갈팡질팡하고), 발판을 잃고(근거를 상실하고), 궤도에
서 밀려나고(정도에서 벗어나고), 누군가를 차로 치기도(호통치기도) 한다. 이런

일에 해석할 것이 뭐 그리 많겠는가? 귀담아듣는 것으로 충분하다. 여기서는 누군가가 너무 서둘다가 브레이크를 밟을(자제할) 수 없어서 자신의 앞사람에게 너무 가까이 다가갔을(위협했을) 뿐더러, 심지어 들이받기도(버럭 화를 내기도) 해서 그 일로 매우 긴밀한 접촉(은밀한 관계)을 이루어낸다[이것을 어떤 사람은 "쾅 부딪친다(동침하다)"고도 말한다]. 이 때문에 이 격렬한 **충격(분노)**은 불쾌하게(상스럽게) 받아들여지기도 한다. 운전자들은 여러 면에서 자신의 자동차만이 아니라 말로도 **부딪친다(호통친다)**.

"그 사고의 원인이 무엇이었나?" 종종 이 질문만으로도 이미 핵심적인 대답이 나온다. "나는 제때 브레이크를 밟을 수 없었어." 이 말은 어떤 사람이 살아가면서 발전(예를 들어 직업)을 너무 성급히 추구하는 바람에 그것이 금세 스스로를 위태롭게 한다는 사실을 보여준다. 이 사람은 이 사고를 "자신의 생활에서 서둘러 진행하는 모든 일을 잘 살피고, 제때 속도를 줄이라"는 요구로 받아들여야 할 것이다. "나는 그 차를 전혀 발견하지 못했어." 이런 답변이 나온다면, 이것은 이 사람이 자신의 생활에서도 아주 중요한 것을 가볍게 여긴다는 사실을 분명히 보여준다. 누군가를 추월하려는 시도가 사고를 몰고 왔다면, 우리는 가능한 한 빨리 자신의 생활 속의 모든 '추월 행위'를 점검해봐야 할 것이다. 운전을 하다가 조는 사람은 자신의 생활 속에서도 누군가가 더 거칠게 흔들어 깨워주기 전에 빨리 정신을 차려야 할 것이다. 누군가가 밤에 차가 멈춰 서는 경험을 했다면, 그는 한 번쯤 자신의 무의식 속의 어떤 것들이 자신에게 지장을 줄 수 있는지 꼼꼼히 살펴보아야 할 것이다. 어떤 사람은 다른 차들을 자르기(사이에 끼어들기)도 하고, 또 어떤 사람은 경계 내지 추락방지벽을 부수고(뚫고 지나가고), 또 어떤 사람은 자신의 차를 오물 구덩이에서 끌어내야(뒷수습을 해야) 한다. 그들은 갑자기 눈앞이 흐려져 일단정지 표지판을 못 보고 방향 감각을 상실해 장애물에 부딪친다. 교통사고는 거의 언제나 남들과 매우 활발하게 접촉하도록 해주지만 — 대부분의 경우 심지어 지나치게 가까이 가기도(기분을 상하게 하기도) 하지만 — 그 접근 방식은 항상 너무 공격적이다.

우리는 구체적인 교통사고를 하나 더 함께 살펴보고, 이 사례에 대해 깊이 생각하는 법을 더욱 생생히 실감할 수 있도록 해석해보려고 한다. 이 사고는 꾸며낸 것이 아니며, 또한 교통사고 중 아주 흔한 유형에 해당하기도 한다. 우측 차량이 우선권을 가지는 교차로에서 두 대의 승용차가 너무나 심하게 충돌해서 한쪽 차량은 인도에까지 튕겨나가 그곳에서 완전히 뒤집혀 있다. 차 안에 갇힌 몇 사람이 구해달라고 소리친다. 그 차에서는 요란한 음악 소리가 울려나온다. 지나가던 사람들이 갇혀 있던 사람들을 한 명씩 그 철판 감옥(차량)에서 꺼내준다. 그들은 가볍지 않은 부상을 입어 병원으로 실려간다.

이 진행 과정은 다음과 같은 해석을 내릴 수 있게 해준다. 이 사고에 관련된 사람들은 모두 자신의 인생행로가 접어든 방향으로 곧장 나아가려 한 그런 상황에 놓여 있었다. 이것은 그들이 달리고 있던 각각의 도로에서 곧장 앞으로 나아가려는 소망 내지 시도와 일치한다. 그렇지만 도로에서만이 아니라 인생에도 교차로가 존재한다. 곧게 나 있는 도로는 인생에서의 규범이며, 우리가 습관적으로 따르는 그런 것들이다. 이 사고의 관련자들 모두가 사고 때문에 돌연 곧장 나아가지 못하게 되었다는 사실은, 이들 모두가 자신의 행로가 바뀌어야 한다는 필요성을 가볍게 여겼음을 보여준다. 인생에서의 모든 방향과 모든 규범은 언젠가는 저절로 시대에 맞지 않게 되면서 변화의 필요성을 불러온다. 아무리 옳더라도 세월이 흐르면 모두가 언젠가는 틀린 것이 된다. 인간들은 자신의 규범을 거의 언제나 그것이 과거에 검증되었다고 지적함으로써 옹호한다. 이것은 말도 안 되는 논거다. 아기에게는 기저귀에 용변을 보는 것이 규범이며, 따라서 그것은 옳은 일이다. 하지만 다섯 살이 되어서도 오줌싸개에서 벗어나지 못하는 아이들은 자신의 증상에 대해 이런 변명을 끌어들여서는 안 될 것이다.

변화의 필요성을 제때 알아차리는 것은 인생에서 겪는 어려움들 중 하나다. 이 교통사고와 관련된 사람들은 이 점을 깨닫지 못한 것이 확실하다. 그들은 지금까지의 (검증된) 길을 계속 곧장 나아가려고 했으며, 규범에서 벗어나 노선을 바꾸고 현재의 상황에서 탈피하라는 요구를 묵살했다. 그러나 이 자극은 '무의식'으로 존재한다. 무의식에서는 그들이 가는 길이 더 이상 맞지 않는 것이다. 하지만 그들은 그 길을 의식적으로 의문시하거나 거기서 벗어나려는 용기가 없다. 변화는 불안을 불러온다. 그들은 기본적으로는 그렇게 하고 싶지만, 감히 그럴 엄두를 내지 못한다. 여기서 변화는 시대에 맞지 않는 파트너 관계일 수도 있고, 아니면 직업일 수도 있고, 또 어떤 사람에게는 세계관일 수도 있다. 공통적인 것은 그들이 평소의 습관을 박차고 나오려는 자신의 소망을 억압한다는 점이다. 이 실현되지 못한 소망은 무의식적으로 사건이 일어나기를 고대함으로써 구체화될 방안을 모색한다. 이것이 구체화되면, 우리의 의식은 그것을 항상 '외부에서' 오는 것으로 받아들인다. 그들은 정상적인 궤도를 벗어난다. 이것은 우리의 사례에서는 자동차 사고라는 매개 과정을 거쳐 일어난다.

자기 자신에 대해 정직한 태도를 보이는 사람은 어떤 사건이 일어난 후 다음과 같은 사실을 확인할 수 있을 것이다. 원래 자신의 가장 깊은 내면에서는 오래전부터 이미 자신이 가고 있는 행로가 만족스럽지 못해서 거기서 벗어나고 싶었지만, 그럴 용기가 없었다는 것을 말이다. 어떤 사람에게는 항상 자신이 실제로 원하는 일만 일어난다. 무의식적으로 이행하는 것은 비록 효과가 있기는 하지만, 문제점을 결국 완전히 해결하지는 못한다는 단점을 지니고 있다. 그 이유는 아주 간단하다. 어떤 문제점은 결국 의식의 단계를 거쳐야만 해결될 수 있으며, 무의식적인 이행은 늘 물질적으로 구체화되는 것일 뿐이기 때문이다. 구체적으로 드러나는 것은 어떤 자극을 줄 수 있고, 정보를 알려줄 수 있지만, 그 문제점을 완전히 해결할 수는 없다.

그러므로 우리의 사례에서 자동차 사고는 몸에 밴 행로에서 벗어나게 해주기는 하지만, 동시에 또 다른 더 심한 부자유, 즉 자동차 속에 갇히는 결과를 초래한다. 이 예기치 못한 새로운 상황은 이 사건의 무의식성을 보여주는 것이지만, 동시에 지금까지의 행로를 벗어나는 것이 바라마지 않던 자유가 아니라 새로운 부자유를 초래한다는 경고로도 이해시킬 수 있을 것이다. 부상자들과 차에 갇힌 사람들의 도와달라는 고함 소리는, 자동차 내부에서 흘러나오는 요란한 라디오 음악 소리에 거의 파묻히게 되었다. 모든 진행 과정과 겉으로 드러난 것을 눈에 보이는 비유로 받아들이는 데 익숙한 사람은, 이렇듯 별로 대단치 않은 일에서도 외부 사정을 통해 자신의 갈등을 외면하려는 시도를 보여주고 있음을 알 것이다. 라디오 음악 소리는 도움을 요청함으로써 자신의 곤궁한 처지가 타인에게 들리기를 그토록 간절하게 바라는 내면의 목소리가 들리지 않게 만든다. 그러나 자각의식은 자신의 관심을 딴 곳으로 돌림으로써 귀담아 들으려고 하지 않는다. 이렇게 해서 이 갈등과 자유를 바라는 영혼의 욕구는 계속 무의식 속에 파묻혀 있다. 이 갈등은 스스로 풀려날 수 없으며, 외부에서 일어나는 사건들이 자신을 밖으로 꺼내줄 때까지 기다려야 한다. 우리의 사례에서는 교통사고가 무의식의 문제점들이 자신을 드러낼 통로를 열어주는 '외부에서 일어나는 사건'이다. 영혼의 구원의 외침은 우리 귀에 늘어오는 영역까지 올라왔다. 인간은 정직해진다.

가정과 직장에서의 사고

교통사고의 경우와 마찬가지로 가정과 직장에서 일어나는 그 밖의 사고들에서의 가능성과 그 상징적 의미의 다양함도 거의 무제한적이다. 따라서 그 배경을 하나하나 정확하게 따져봐야 한다.

우리는 화상에서 다양한 상징적 의미를 발견한다. 많은 관용구가 화상과 불을 정신적 작용을 보여주는 상징으로 이용한다. 여기에는 입을 데다(분별없는 말을 해서 손해를 보다) ─ 손을 데다(위험한 일에 관여해서 혼이 나다) ─ 달궈진 쇠에 손을 대다(위험을 무릅쓰다) ─ 불장난(위험한 일)을 하다 ─ 누구를 위해 불속에라도 들어가다(물불을 가리지 않다) 같은 표현이 있다.

여기서 불은 항상 '위험'과 똑같은 의미다. 따라서 화상은 우리가 어떤 위험을 제대로 판단하지 못하거나, 그 위험을 전혀 보지 않는다는 사실을 암시한다. 우리는 어쩌면 어떤 테마에서 그것이 얼마나 뜨거운지(위험한지) 전혀 평가하지 않는지도 모른다. 화상은 우리가 위험한 일을 하고 있다는 사실에 대한 주의를 환기시킨다. 그러나 불은 그 외에도 사랑과 성욕이라는 테마와 관련된 아주 분명한 또 다른 연관도 있다. 그래서 우리는 뜨거운(열렬한) 사랑, 불타는(간절한) 사랑이라는 말을 하며, 불붙고(흥분하고), 사랑에 불타오르고(열광하고), 불과 불꽃이 되고(열중하고), 심지어 여자 친구를 불꽃(애인)이라 부르기까지 한다. 불의 이 성적인 상징적 의미는 청소년들이 자신의 오토바이에 관해 말할 때 보이는 애정 깊은 관계에서도 분명히 드러난다. 그들은 오토바이를 '불가마' 혹은 '뜨거운 난로'라고 부른다.

화상은 무엇보다 인간의 경계면인 피부에서 일어난다. 이 경계의 손상은 늘 "자아를 위태롭게 만든다"는 의미이기도 하다. 우리는 자아를 이용해 서로의 경계를 구분하는데, 바로 이것이 사랑을 방해한다. 사랑할 수 있으려면 우리는 자아의 경계를 열어야 하며, 불이 붙어야 하고, 사랑의 열화熱火에 불타서 우리의 경계를 없애야만 한다. 그럴 각오가 되어 있지 않은 사람에게는 내면의 불길 대신 외면의 불길이 외부와의 경계면인 피부를 태우는 일이 일어날 수도 있다. 그렇게 해서 그 사람을 강제로 열어주고 상처받기 쉽게 만드는 것이다.

이와 비슷한 상징적 의미를 우리는 또한 가장 먼저 외부와의 경계면인 피부를 파열시키는 거의 모든 부상에서도 발견한다. 그래서 우리는 '정신적 상처'라는 표현을 사용하거나, 혹은 누군가가 어떤 말 때문에 '상처를 입었다(기분이 상했다)'고도 말한다. 하지만 우리는 남들에게 상처를 입힐 수 있을 뿐 아니라 자신의 살을 가를(자신에게 손해가 되는 일을 할) 수도 있다. 또한 '추락하고' '비틀거리는' 것의 상징성도 쉽게 간파할 수 있다. 특히 길이 얼었을 때는 너무나 많은 사람이 미끄러지는데, 그 이유는 바닥이 너무 매끈하기 때문이다. 어떤 이는 계단 위쪽으로 떨어지고(뜻밖에 승진하고), 또 어떤 이는 아래쪽으로 추락한다. 그 결과 뇌진탕에 걸리면 당사자의 사고 체계는 근본적으로 뒤흔들리고 의문시된다. 똑바로 앉아 있으려고 시도할 때마다 두통이 일어나기 때문에 그 사람은 금세 다시 드러눕는다. 이렇게 해서 머리와 생각은 지금까지의 우위를 아주 저절로 박탈당하고, 이 환자는 생각이 통증을 불러온다는 사실을 자기 몸에서 직접 알아차린다.

골절상

우리 몸의 뼈는 매우 빠른 속도로 움직이는 상황(자동차 추락, 오토바이 전복, 운동 중 낙상)에서는 외부의 기계적 힘에 의해 거의 예외 없이 부러진다. 골절은 즉각 꽤 오랫동안 쉬지 않을 수 없게 만든다(누워 지내야 하고, 깁스도 대야 한다). 골절은 어떠한 경우에도 지금까지의 운동과 활동을 '중단'하고 쉬지 않을 수 없게 만든다. 이렇게 억지로 주어지는 수동성과 휴식 중에 가급적이면 새로운 방향 정립이 이루어져야 한다. 골절은 어떤 단계를 반드시 끝낼 필요가 생겼다는 사실이 가볍게 여겨졌음을 분명히 알려준다. 우리 몸은 새로운 것이 **뚫고 나오도록**(태어나도록) 도와주려면 낡은 것을 **중단하는**(해체하는) 것을 보여주어야 한다. 골절은 대부분 지나치게 많은 활동과 움직임이 특징을 이루고 있던 지금까지의 과정을 중간에 **부러뜨린다**(중단시킨다). 우리의 움직임과 부담이 도를 지나쳤고, 그것들을 과도하게 늘리고 너무 높여놓았다. 그래서 골절을 당하는 경우에도 부담이나 움직임이 계속 늘어나다가 마침내 가장 연약한 부분이 부러지는 것이다.

뼈는 우리 몸에서 견고함, 즉 버팀목이 되어주는 규범의 원리를 대표하고 있다. 그러면서도 경직(경화, 굳어져 뻣뻣해짐)의 원리도 보여준다. 뼛속에서 경직의 원리(석회)가 과도하게 늘어나면 뼈는 취약해지며, 바로 그 때문에 자신의 기능을 더 이상 발휘할 수 없는 것이다. 모든 규범도 사정은 이와 비슷하다. 규범들은 의지할 근거를 제시해야 하지만, 너무 심하게 경직될 때면 더 이상 그럴 수가 없다. 골절상은 규범이 너무 심하게 경직되어 있다는 사실이 정신의 분야에서 인식되지 않았다는 점을 육체적 영역에서 알려주는 것이다. 규범이 경직되면 인간은 너무 무뚝뚝해지고, 너무 완고해지면서 융통성이 없어진다. 인간은 나이가 들수록 자신의 원칙들에 더욱더 집착하고, 정신적 적응력도 점점 더 잃어가는 경향이 있다. 이와 마찬가지로 뼈의 경화도 더 심해지기 때문에 골절의 위험도 더 늘어나는 것이다. 여기에 대한 반대쪽 극을 전혀 부러뜨릴 수 없다고 해야 좋을 정도로 유연한 뼈를 가진 어린아이가 이러한 사실을 대표적으로 보여준다. 어린아이는 또한 자신을 경직시킬 수 있는 어떤 규범과 척도도 가지고 있지 않다. 하지만 인간이 살아가면서 너무 융통성이 없어지면, 척추 골절이 이 일면성을 바로잡아준다. 그의 척추(버팀목)가 부러지는 것이다. 우리는 자발적으로 몸을 굽힘으로써(순응함으로써) 그것을 예방할 수 있다!

13. 정신적인 증상들

　이 제목으로 우리는 흔히 '정신적인 것'으로 표현되는 빈번한 장애들을 몇 가지 다루려 한다. 그런데 이 명칭이 우리의 고찰 방식으로 보자면 얼마나 무의미한지가 보일 것이다. 신체적인 증상과 정신적인 증상을 분명히 구분하는 것은 실제로는 불가능하다. 모든 증상은 정신적인 내용을 지니고 있고, 우리 몸을 통해 겉으로 드러난다. 불안감이나 우울증도 자신의 존재를 드러내기 위해 우리 몸을 이용한다. 아무튼 신체를 통해 증상으로 드러나는 이 상관관계는, 현대 정신의학에도 약물 치료를 위한 기반을 제공한다. 우울증 환자의 눈물이 고름이나 설사보다 '더 정신적'인 것은 아니다. 이 구분은 기껏해야 우리가 어떤 기관의 퇴화를 정신병에 걸린 인격체의 변화와 비교하는 일련의 과정 중 최종 단계에서만 정당할 것으로 보인다. 하지만 우리가 최종 단계에서 중간 단계로 옮겨갈수록 경계선을 찾아내기란 더욱 힘들어진다. 그러나 극단적인 경우를 살펴볼 때조차 정확히 따져보면 결코 '신체적인 것'과 '정신적인 것'의 구분이 정당화되지 않는다. 왜냐하면 그 차이는 상징이 표출되는 방식에 있을 뿐이기 때문이다. 천식은 현상형現象型으로 보자면 정신분열증뿐 아니라 절단 수술을 한 다리와도 뚜렷이 구분된다. '신체적인 것'과 '정신적인 것'이라는 분류는 체계화에 도움이 되기보다는 오히려 오해의 여지를 불러온다.

우리는 이렇게 구분할 필요가 전혀 없다고 생각한다. 왜냐하면 우리의 이론은 모든 증상에 일관되게 적용될 수 있으며, 어떤 예외도 필요로 하지 않기 때문이다. 증상들은 아주 다양한 형태상의 표현형表現型을 이용할 수 있겠지만, 이것을 위해 모두 우리 몸을 이용한다. 우리 몸을 통해 그 이면에 놓인 의식 내용이 보이게 되고 인식될 수 있는 것이다. 하지만 증상을 인식하는 것은 그것이 슬픔이든, 어떤 상처의 통증이든 상관없이 또다시 의식에서 일어난다. 우리는 제1부에서 모든 개별적인 것은 일종의 증상이며, 오직 주관적인 판단만이 병들었는지 아니면 건강한지 결정한다는 점을 지적했다. 이것은 소위 '정신적인 분야'에서도 비슷하게 통한다.

여기서 우리는 정상적인 행동과 비정상적인 행동이 있다는 생각에서도 벗어나야 할 것이다. 정상 상태란 통계상의 빈도를 보여주는 말이며, 따라서 분류 개념이나 가치 척도로 사용될 수는 없다. 정상 상태라는 말은 불안을 덜어주는 작용을 하지만, 개별화하는 데는 방해가 된다. 어떤 정상 상태가 있다고 고집하는 것은 현대 정신의학의 심각한 걸림돌이다.

환각은 다른 어떤 지각보다 덜 현실적이지도 더 현실적이지도 않다. 환각은 다만 대중의 지지를 받지 못하고 있을 뿐이다. '정신병자'도 다른 모든 사람과 똑같은 심리 법칙에 따라 움직인다. 자신이 쫓기고 있다거나 살인자들한테서 위협받고 있다고 여기는 정신착란자는, 자신의 공격적인 의식의 그림자를 주변 사람들에게 투사하는 셈이다. 그런데 범죄자들에게 엄벌을 내리도록 촉구하거나 테러범들을 두려워하는 시민들도 그와 조금도 다를 바 없다. 투사는 죄다 망상이며, 이 때문에 어떤 망상이 언제는 아직 정상이며, 언제는 병적인지 같은 질문은 무의미한 것이다.

정신적으로 병든 사람과 정신적으로 건강한 사람은 의식과 그림자의 상호 작용에서 생겨나는 일련의 과정들 중 이론상의 최종 단계다. 소위 '정신병자'에게서 우리는 철저하게 억압된 결과를 가장 극단적인 형태로 보게 된다. 그림자를 경험할 수 있는 모든 통로와 영역이 아주 확실히 차단되어 있다면, 언젠가는 우위의 역할이 바뀌어 그림자가 그 인격체를 전적으로 지배하게 된다. 이때 의식의 그림자도 대체로 지금까지 주도적이던 의식의 몫을 똑같이 완벽하게 억압하고, 그 나머지 부분이 지금까지 감히 실현할 엄두를 내지 못했던 모든 것을 매우 활기차게 바로잡고 회복하기 시작한다. 이렇게 해서 성실한 도덕주의자가 음란한 노출증 환자로 변하고, 소심하고 부드럽던 사람이 사납고 난폭한 짐승으로 변하며, 나약한 실패자가 과대망상증 환자로 변하는 것이다.

정신병도 우리가 정직해지도록 해준다. 왜냐하면 그것은 지금까지 소홀히 다루어졌던 모든 것을 주변 사람들이 불안해할 정도로 과격하고 확실하게 만회하기 때문이다. 이것은 의식의 일면성의 균형을 회복시키려는 필사적인 노력이다. 하지만 이 노력은 양 극단이 끊임없이 바뀌는 것에서 더 이상 빠져나오지 못할 위험에 처해 있다. 중용과 균형을 찾기 어려운 이 상황은 조울증 신드롬에서 특히 분명하게 나타난다. 정신병을 통해 인간은 자신의 의식의 그림자를 구체적으로 나타낸다. 광기는 구경하는 사람들에게 이전부터 엄청난 불안과 당혹감을 불러일으킨다. 왜냐하면 광기는 그들 자신의 그림자를 떠올리게 해주기 때문이다. 미치광이는 우리 모두의 내면에 들어 있는 의식의 지옥으로 통하는 문을 우리에게 열어준다. 두려움 때문에 이 증상들을 정신없이 물리치고 제압하려는 노력은 위의 사실로 이해가 가기는 하지만, 그 문제점을 해결하기에 적합하지는 않다. 그림자를 억압하는 원리는 사실 곧장 그림자의 엄청난 폭발로 이어진다. 그림자를 또다시 억압하면 문제점이 훗날로 미뤄지기는 하겠지만, 그것이 해결되거나 회복되지는 않는다.

다른 방향으로 나아가기 위해 필요한 첫걸음은 여기서도 이 증상이 전적으로 나름의 의미와 정당성이 있음을 인식하는 것이다. 이 깨달음을 기반에 두어야 우리는 그 후에 "어떻게 하면 이 증상의 치료에 도움을 줄 수 있나?" 깊이 생각해볼 수 있는 것이다.

이 몇 가지 언급도 '정신병 증상'이라는 테마에는 충분할 것이다. 물론 이 분야에서 '상세히 해석하기'는 이렇다 할 실질적 이익을 가져오지 않는다. 왜냐하면 정신병자는 어떤 해석에 대해 솔직하게 나오지 않기 때문이다. 이 환자는 그림자에 대한 불안이 너무나 커서 그것을 대부분 모조리 밖으로 투사한다. 관심을 가진 관찰자라면 이 책에서 되풀이해서 언급된 다음과 같은 두 가지 원칙만 유념하면 어떤 해석을 내리더라도 별 어려움이 없을 것이다.

1. 환자들이 외부에서 경험하는 것은 모두 자신의 의식의 그림자를 투사한 것이다(목소리, 공격, 추격, 최면술사, 살해 의도 같은 것 말이다).
2. 정신적 반응 그 자체가 깨달아지지 못한 그림자를 강제로 구체적으로 나타내는 것이다.

정신적 증상들은 결국 전혀 해석될 수 없다. 왜냐하면 그 증상들 자체가 이미 문제점을 직접 보여주며, 구체화를 위해 다른 영역을 이용하지 않기 때문이다. 이 때문에 정신적 증상들의 다양한 문제점들에 관해 우리가 설명할 수 있는 모든 내용은 옮겨가는 단계가 없기 때문에 금세 진부하게 들린다. 그럼에도 우리는 이와 관련해서 앞으로 세 가지 증상들을 사례로 언급하고자 한다. 왜냐하면 이 우울증, 불면증, 중독증은 사람들 사이에 만연해 있기 때문이다. 그리고 대체로 정신적 영역에 포함되는 것으로 여겨지기 때문이다.

우울증

우울증은 의기소침하고 의욕이 상실된 느낌에서부터 완전히 무감각해지는 소위 '내인성 우울증'에 이르기까지 다양한 증세를 나타내는 집합 개념이다. 우리는 우울증에서 전혀 활동이 불가능한 상태와 우울한 기분 말고도 무엇보다 수많은 신체적 부수 증상들도 발견한다. 여기에는 피로, 수면장애, 식욕부진, 변비, 두통, 심계항진(두근거림), 요통, 여성의 경우 생리불순, 신체 조직의 긴장 저하 같은 것들이 있다. 우울증 환자는 강한 죄책감과 자책감에 시달리며, 남들에게 보상을 해주려고 끊임없이 애쓴다. 우울증이라는 말은 '저하시키다' 내지 '억누르다'는 의미를 가진 라틴어 동사 deprimo에서 파생된 것이다. 이것은 우울증 환자가 무엇에 억눌려 있다고 느끼는지, 혹은 자신이 실제로는 무엇을 억누르고 있는지 같은 질문을 제기한다. 그 대답으로 우리는 다음과 같은 세 가지 복합적인 테마를 발견한다.

1. **공격 성향** – 우리는 앞의 한 대목에서 밖으로 향하지 않는 공격 성향은 우리 몸의 통증으로 변한다고 설명했다. 이 주장에 더해 억압된 공격 성향은 정신적 영역에서 우울증으로 이어진다고 덧붙여도 좋을 것이다. 밖으로 드러내지 못하게 된 공격 성향은 안으로 향한다. 그렇기 때문에 그것을 내보낸 사람이 다시 받아들이는 셈이 된다. 죄책감만이 아니라 산란성 통증을 보이는 수많은 '몸에서의 부수 증상들'도 억압된 공격 성향 때문에 생기는 것이다. 우리는 다른

곳에서 이미 "공격 성향은 삶의 활력과 적극성의 특별한 형태일 뿐이다"라고 지적했다. 따라서 자신의 공격 성향을 불안스러워하면서 억누르는 사람은, 동시에 자신의 활력과 적극성도 억누르는 셈이다. 정신치료법은 우울증 환자가 다시 어떤 활동을 하도록 만들려고 열성을 다한다. 하지만 환자는 이것을 '위협'으로 받아들인다. 이 환자는 사회적으로 인정받지 못하는 모든 행위를 어떻게 해서든 피하며, 나무랄 데 없는 처신으로 자신의 공격적이고 파괴적인 충동을 감추려 노력한다. 자기 자신에게로 향하는 공격 성향은 자살에서 가장 극명하게 모습을 드러낸다. 자살을 하려는 생각이 있을 때 우리는 항상 이 살해 의도가 원래는 누구를 향한 것인지 따져봐야 한다.

2. **책임감** – 우울증은 — 일단 자살을 제외하면 — 책임을 떠맡지 않으려는 가장 극단적인 형태다. 우울증 환자는 더 이상 행동은 하지 않고 그냥 무기력하게 지내기 때문에, 살아 있다기보다 죽어 있는 셈이다. 하지만 적극적으로 살아가는 것을 아무리 거부하더라도, 우울증 환자는 죄책감이라는 탈출구를 통해 계속 '책임감'이라는 테마와 직면하게 된다. 책임을 떠맡는 데 대한 불안은 모든 우울증 증상 중에서 가장 중요한 위치에 있다. 이것은 특히 환자가 인생의 새로운 단계로 접어들어야 할 때, 예를 들어 아기를 낳은 뒤의 산욕우울증에서 분명하게 드러난다.

3. 체념 — 고독 — 노령 — 죽음 — 이 밀접하게 연관된 네 가지 개념은 마지막이자 우리의 판단으로는 가장 중요한 테마 영역을 이루고 있다. 우울증에 걸리면 환자는 억지로 생활에서의 죽음의 극과 대결을 벌이지 않을 수 없다. 운동, 기분 전환, 사교성, 의사소통 같은 활동적인 면은 우울증 환자에게서는 조금도 찾아볼 수 없다. 오히려 이 활동적인 면의 반대쪽 극인 무감각, 경직, 고독, 그리고 죽을지도 모른다는 생각이 겉으로 드러난다. 우울증에서 그토록 인상적인 위력을 보이는 생활에서의 죽음의 영역은 이 환자의 의식의 그림자다.

갈등이 일어나는 본질적인 이유는 삶과 죽음에 대한 불안이 높고 낮음이 없이 비슷하다는 데 있다. 적극적인 삶은 과오와 책임을 초래한다. 그러나 바로 이것을 사람들은 피하려 한다. 책임을 떠맡는다는 것은, 또한 남들에게 투사하는 것을 포기하고 자신이 혼자라는 사실을 받아들이는 것이기도 하다. 우울증에 걸린 사람은 이를 불안스러워하며, 그 때문에 자신이 의지할 사람들이 필요하다. 그럴 때 이 관련 인물들 중 한 명이 떠나거나 죽게 되면, 이것은 자주 우울증을 유발하는 외적인 원인이 될 수도 있다. 우리는 사실 어차피 혼자다. 그런데도 혼자 지내면서 책임을 떠맡으려 들지도 않는다. 우리는 죽음을 두려워하며, 그 때문에 살아가는 데 필요한 조건들에 대한 이해심도 보이지 않는다. 우울증은 정직하게 보이도록 해준다. 그것은 살 수도 없고 죽을 수도 없는 무능함을 드러내 보여준다.

불면증

장기간이나 단기간에 걸쳐 수면장애에 시달리는 사람들은 대단히 많다. 이 때문에 수면제의 소비량도 그만큼 높다. 식사 그리고 성생활과 마찬가지로 수면도 인간의 충동적인 기본 욕구다. 인생의 3분의 1을 우리는 수면 상태로 보낸다. 확실하고 안전하고 안락한 잠자리는 동물과 인간 모두에게 핵심적으로 중요한 문제다. 지친 동물과 인간은 적절한 쉼터를 찾기 위해 아주 먼 곳으로라도 기꺼이 이동한다. 수면에 방해가 되는 것을 우리는 심하게 짜증을 내며 물리치며, 수면 결핍을 인간은 가장 심각한 위협 중 하나로 받아들인다. 편안한 잠은 대개 여러 습관과 밀접하게 연결되어 있다. 가령 특정한 침대, 특정한 취침 자세, 하루 중 특정한 시간 같은 것 말이다. 이런 습관들이 하나라도 깨지면 우리는 자주 수면을 방해받게 된다.

잠은 특이한 현상이다. 우리 모두는 배우지 않았는데도 잠을 잘 수 있다. 그럼에도 우리는 그것이 어떻게 가능한지는 모른다. 우리는 인생의 3분의 1을 이 의식 상태에서 보내면서도 이 분야에 대해서는 거의 아무 것도 모르고 있다. 우리는 잠을 갈망한다 ― 그렇지만 우리는 종종 잠과 꿈의 세계에서 어떤 위협이 우리를 향해 다가오는 것도 느낀다. 흔히 우리는 이렇게 생겨나는 불안을 대수롭지 않다는 말로 떨쳐버리려고 노력한다. "그건 단지 꿈이었을 뿐이야", "꿈은 물거품과 같아(일장춘몽—場春夢이지)." 하지만 우리가 정직하다면 자신이 꿈속에서 하루 종일 행동하는 것과 똑같은 현실적인 느낌으로 의식하고 경험한다는 사실을 스스로 인정해야 할 것이다. 이 연관성에 관해 깊이 생각하는 사람이라면, 어쩌면 여기서 다음과 같은 주장에 가장 쉽게 공감할 수 있을 것이다. "우리의 낮의 의식 세계는 우리가 밤에 꾸는 꿈과 똑같이 하나의 환상이자 개꿈이다. 이 두 세계는 오로지 우리의 의식 속에서만 존재한다."

우리가 온종일 겪는 생활이 꿈속의 생활보다 더 현실적이고 진짜라는 믿음은 어디서 생겨난 것일까? 우리는 무슨 근거로 꿈이라는 말 앞에 당연하다는 듯 '단지'라는 말을 붙이는가? 의식이 겪는 경험은 어떤 것이나 항상 똑같이 현실적이다 — 우리가 그것을 현실이니, 꿈이니, 아니면 공상이니 등으로 부르든 상관없이 말이다. 낮 동안의 경험과 꿈속의 경험에 관한 친숙한 관점을 뒤바꿔보는 것도 일종의 유익한 생각의 놀이가 될 것이다. 이것은 우리가 꿈속에서도, 우리의 일상 활동에 해당하는 수면 단계에 의해 매번 다시 중단되기는 하지만 그래도, 계속 이어지는 생활을 한다고 상상해보기 위해서다.

"왕씨는 자신이 나비가 되는 꿈을 꾸었다. 그는 풀잎 사이의 꽃에 앉았다. 그리고 이리저리 날아다니기도 했다. 그러다가 잠에서 깨어나자 그는 자신이 나비가 되는 꿈을 꾼 왕씨인지, 아니면 왕씨가 되는 꿈을 꾼 나비인지 더 이상 분간하지 못했다."

이렇게 상황을 뒤바꾸는 것은 당연히 이쪽이나 저쪽, 그 어느 쪽도 더 현실적이거나 더 실제적이지 않다는 사실을 깨닫기 위한 좋은 연습이 된다. 깨어 있는 것과 잠자는 것, 낮의 의식과 꿈의 의식은 양극적이며 서로를 보완해주고 있다. 유추 관계로 보자면 깨어 있는 것, 삶, 활동은 낮과 빛에 해당되며, 어둠, 휴식, 무의식, 죽음은 밤에 해당된다.

유추 관계

양陽	음陰
남성	여성
왼쪽 뇌반구	오른쪽 뇌반구
불	물
낮	밤
각성	수면
삶	죽음
선善	악惡
지적인	무지한
지성	감성
합리적	비합리적

위와 같은 전형적인 유추 관계에 따라 속설에서는 잠을 '죽음의 동생'이라 부른다. 우리는 잠들 때마다 매번 죽는 연습을 한다. 잠이 들려면 우리는 모든 통제, 모든 목적성, 모든 활동을 내려놓아야 한다. 잠이 들려면 우리는 순응과 원초적 신뢰, 미지의 것에 대한 도전 정신이 필요하다. 잠은 결코 강제력, 자제력, 의지력, 힘든 노력을 통해 억지로 불러올 수는 없다. 적극적인 의욕은 어떤 것이든 잠을 방해하는 가장 확실한 방법이다. 우리는 잠들기 좋은 여건을 만드는 것 이상은 할 수 없다. 하지만 그 후에 우리는 참을성 있게 기다려야 하고, 그것이 성공해서 잠이 찾아온다는 확신을 가져야 한다. 우리에게는 이 과정을 자세히 살펴보는 것조차 허용되어 있지 않다. 자세히 살펴보는 것만으로도 이미 잠은 우리에게서 달아나버릴 것이기 때문이다.

잠이 (그리고 죽음이) 우리에게 요구하는 것은 모조리 결코 인간의 장점에 속해 있지 않은 것들이다. 우리 모두는 활동의 극에 너무나 바짝 다가가 있고, 자신의 행위를 너무나 자랑스럽게 여기고, 자신의 지적 능력과 미심쩍은 통제에 너무나 의존하고 있다. 이 때문에 순응과 신뢰와 버려두기는 우리에게 믿음직한 행동 방식이 되지 못하는 것이다. 그러니 불면증이 (두통 다음으로!) 우리 문명 세계에서 가장 자주 나타나는 건강 이상에 속한다고 해서, 그것을 어느 누구도 이상하게 여기지는 않을 것이다.

위에서 제시한 <유추 관계> 도표에서 쉽게 알아볼 수 있듯이, 우리의 문화는 워낙 일면적이어서 그 모든 반대쪽 극 영역을 다루는 데 어려움을 겪고 있다. 우리는 감정, 불합리, 의식의 그림자, 무의식, 악, 어둠, 죽음을 두려워한다. 우리는 모든 것을 꿰뚫어볼 수 있게 해준다고 믿고 있는 우리의 지적 능력과 낮의 의식에 병적으로 집착하고 있다. 만약 이때 '버려두라'는 요구가 나오면 별안간 불안이 엄습한다. 왜냐하면 잃을 것이 우리에게는 너무나 많아 보이기 때문이다. 그렇더라도 우리는 잠을 갈망하며, 그것이 필요하다고 느낀다. 밤이 하루의 일부이듯이 의식의 그림자도 우리의 일부이며, 죽음도 삶의 한 부분이다. 잠은 우리를 날마다 이쪽과 저쪽의 경계 영역으로 데려다주며, 우리 영혼의 밤의 영역과 그림자 영역으로 안내해준다. 또한 꿈을 통해 우리가 깨닫지 못한 것을 깨닫게 해주고, 균형도 되찾도록 해준다.

불면증, (더 정확히 말해) 잠을 이루지 못하는 장애에 시달리는 사람은 의식적인 통제에서 벗어나 무의식에 자신을 맡기는 데 어려움을 겪고 불안스러워한다. 오늘날의 인간은 밤과 낮 사이에 휴지기休止期를 두지 않고, 오히려 생각과 활동을 함께 잠의 영역 속으로 가지고 들어간다. 우리가 낮을 밤으로까지 늘리는 바람에 밤은 줄어든다. 이것은 우리가 낮의 의식의 방법을 이용해 우리 영혼의 밤의 측면도 분석하려는 것과 똑같다. 의식적으로 극을 바꾸고 전환하는 중간 휴지기가 없는 것이다.

불면증에 시달리는 사람은 우선 의식적으로 '낮을 마감하는 법'을 배워 익혀야 할 것이다. 그래야 밤과 밤의 법칙들을 완전히 따를 수 있다. 그 외에도 자신의 무의식의 영역에 신경을 쓰는 법도 배워야 한다. 그래야 어디서부터 불안이 생겨나는지 알아낼 수 있다. 무상함과 죽음이 불면증 환자에게는 중요한 테마인 것이다. 그에게는 남에 대한 원초적 신뢰와 헌신할 능력이 없다. 그는 자신을 '실천가'와 너무나 동일시해서 자신을 내맡기는 일을 해내지 못한다. 여기에 나오는 테마들은 우리가 제2부 6장에서 오르가즘 문제를 다룰 때 이미 접했던 것과 거의 같다. 잠과 오르가즘은 죽음의 축소판이며, 강한 자기 정체성을 가진 사람들에게는 위험으로 받아들여진다. 따라서 우리 생활에서의 밤의 측면과 화합하는 것이 확실하게 잠들 수 있는 방법이 된다.

숫자를 세는 것처럼 예전부터 잘 알려진 수법들은 기껏해야 지적 활동에서 벗어나는 데에만 효과가 있을 뿐이다. 단조로움이야말로 매번 왼쪽 뇌반구를 따분하게 만들어 자신의 우위를 포기하도록 만든다. 모든 명상 기술이 이 법칙성을 이용한다. 신체의 어떤 지점 혹은 호흡에 정신을 집중하기, 어떤 만트람^{Mantrams}(성스러운 이름)을 되풀이하거나 화두話頭(Koan)를 떠올리기, 이 모두가 왼쪽 뇌반구에서 오른쪽 뇌반구로, 낮의 측면에서 밤의 측면으로, 적극성에서 소극성으로 전환하게 해준다. 이러한 자연적인 리듬의 전환이 어려운 사람은 자신이 회피했던 극에 관심을 기울여야 한다. 불면증이라는 증상도 사실 그것을 바라는 것이다. 이 증상은 인간에게 밤의 음산함 내지 두려움과 씨름을 벌일 수 있는 엄청난 시간을 제공한다. 증상은 여기서도 정직하게 보이도록 해 준다. 불면증에 시달리는 모든 사람은 밤을 두려워한다. 당연한 일이다.

졸음이 너무 많이 찾아오는 것은 정반대의 복합적인 문제점이 있음도 암시한다. 충분히 잠을 잤는데도 기본적으로 잠자리에서 일어나는 데 어려움을 겪는 사람은 낮의 요구 사항, 즉 활동과 성과에 대한 자신의 불안을 살펴봐야 할 것이다. 잠에서 깨어나 하루를 시작하는 것은 적극성을 띠고, 행동을 하고, 거기에 대한 책임을 떠맡는 것을 의미한다. 낮의 의식으로 옮겨가기가 힘든 사람은 꿈의 세계와 유년기의 무의식성 속으로 도피하는 셈이며, 살아가는 데 요구되는 일들과 책임 사항들을 슬그머니 피하려는 것이다. 이 경우에 문제가 되는 테마는 무의식으로의 도피인 것이다. 잠을 이루는 것이 죽음과 관련되어 있듯이, 잠에서 깨어나는 것은 출생의 축소판인 것이다. 태어나게 되고 의식하게 되는 것은, 밤과 죽음에 못지않게 불안을 일으키는 것으로 받아들여질 수도 있다. 문제점의 본질은 일면성에 있다. 해결책은 중용과 균형, 양쪽 모두를 포함하는 것이다. 여기에서 비로소 출생과 죽음은 하나라는 사실이 밝혀진다.

중독증

졸음에 대한 욕구가 늘어나는 테마가 나오자 우리는 아주 즉각적으로 중독에 관한 문제로 넘어가게 된다. 왜냐하면 여기서도 도피가 핵심적인 문제점이기 때문이다. '중독(Sucht)'은 언어상으로만 '추구(Suchen)'와 연관되어 있는 것은 아니다. 모든 중독자는 어떤 것을 추구하고 있지만,

그들은 추구하는 도중에 너무 일찍 중단해버리며, 그렇게 해서 대리 영역에 갇혀 빠져나오지 못하고 있다. 추구하는 것은 발견으로 이어져야 하며, 그것을 통해 상쇄되어야 한다. 예수는 이렇게 말했다. "구하는 자는 마침내 발견할 때까지 구하는 것을 포기해서는 안 된다. 그리고 그가 발견하게 되면 감격해할 것이다. 그리고 그가 감격해한다면, 그는 놀라워하며 만물을 지배하게 될 것이다."(토마스 복음 2장)

신화와 문학에 등장하는 위대한 영웅이라면 모두 어떤 것을 추구하고 있다 — 오디세우스, 돈키호테, 파르치팔, 파우스트를 보라. 하지만 그들은 마침내 목적을 이룰 때까지 추구하는 것을 포기하지 않는다. 자신이 추구하는 것 때문에 영웅은 위험, 혼란, 절망, 미혹을 겪는다. 하지만 그가 마침내 추구하던 것을 찾게 되면, 그것은 그동안의 모든 힘들었던 일을 정말 하찮게 여기도록 해준다. 인간은 누구나 방황하고 있으며, 이 과정에서 영혼의 지극히 기묘한 해안들에 도달하게 된다. 그러나 그는 그 어느 곳에 눌러붙어 있어서도 안 되며, 마침내 찾아낼 때까지 추구하는 것을 포기해서도 안 된다.

"구하라, 그러면 너희는 얻을 것이다." 성서에는 이렇게 나와 있다. 그러나 그 과정에서 시련과 위험, 고생과 혼란에 겁을 먹고 물러서는 사람은 중독에 빠진다. 그는 자신이 추구하는 목표를 자신이 도중에 이미 찾아낸 어떤 것에 투사하고 추구하는 노력을 마감한다. 그는 자신의 대리 목표를 자기 것으로 만들고도 거기에 대해 질리지도 않는다. 그는 '똑같은' 대용 음식을 더 많이 먹음으로써 허기를 채우려 하며, 이때 먹는 것과 함께 배고픔도 늘어난다는 사실을 깨닫지 못한다. 그는 중독에 빠졌으며, 자신이 목표를 착각했으니 그것을 다시 계속 추구해야 한다는 사실을 스스로 인정하지 않는다. 불안, 나태, 현혹이 그를 꼭 붙들고 놓아주지 않는다. 도중에 머물게 되면 어디서나 중독에 빠질 수 있다. 도처에서 '꽃뱀'들이 도사리고 있다가 방랑자를 붙들어 자기 곁에 묶어두려 한다. 그를 중독에 빠지게 하려는 것이다.

모든 것이 우리를 중독에 빠지게 만든다. 우리가 그 본질을 꿰뚫어보지 않으면 말이다. 돈, 권력, 명성, 부, 영향력, 지식, 오락, 음식, 술, 금욕, 종교적 관념, 약물 같은 것들 말이다. 어떤 것이든 상관없이 모두가 나름대로 경험해볼 가치가 있다. 하지만 우리가 다시 벗어나려는 노력을 게을리하면 모두가 중독물로 변할 수 있다. 중독은 새로운 경험을 겁내는 것이다. 자신의 인생을 여행으로 간주하면서 항상 어떤 것을 추구하는 사람은 구도자이지 중독자가 아니다. 자신이 구도자라는 것을 깨달으려면 우리가 스스로 정처 없는 떠돌이임을 인정해야 한다. 어딘가에 정착할 수 있다고 믿는 사람은 이미 중독된 사람이다. 우리 모두는 자신의 영혼을 끊임없이 마비시키는 자기만의 중독물을 가지고 있다. 문제점은 중독물이 아니라 우리가 목표를 추구하는 노력을 게을리하는 것이다. 우리가 중독물에 대해 깊이 생각해봐도 기껏해야 한 인간이 갈망하는 주된 테마가 무엇인지만 밝혀질 뿐이다. 이때 우리가 대중적으로 인정받고 있는 중독물(부, 근면, 성공, 지식 등)을 눈앞에서 놓치게 되면 우리의 시각은 일면적으로 변하기 쉽다. 그렇더라도 우리는 여기서 일반적으로 '병적'이라고 분류되는 그런 중독물에 대해서만 항목별로 특징을 간략히 살펴보고자 한다.

다식증

산다는 것은 배워서 깨닫는 것이다. 배워서 깨닫는다는 것은 지금까지 자아 밖에 있는 것으로 여겨졌던 원리들을 자기 것으로 합침으로써 의식 속으로 받아들이는 것이다. 새로운 것을 끊임없이 받아들이면 의식의 폭이 넓어진다. 우리는 '정신적인 양분'을 '물질적인 양분'으로 대체할 수도 있지만, 이 물질적 양분의 섭취는 단지 '몸집만 늘려줄' 뿐이다. 삶에 대한 욕구가 경험을 통해 채워지지 않는다면, 그것은 몸속으로 밀려나와 우리 몸이 배가 고파지게 한다. 그러나 이 배고픔은 달래줄 수가 없다. 왜냐하면 마음의 공허함은 음식물로는 채워지지 않기 때문이다.

제1부 4장에서 우리는 사랑이란 자신을 열여주고 받아들이는 것이라고 설명했다. 다식증多食症에 걸린 사람은 사랑을 의식 속에서 성취할 수 없기 때문에 오직 몸속에서만 실현한다. 그는 사랑을 갈망하지만, 자신의 자아의 경계는 열어주지 않고 오직 입만 벌려서 모든 것을 안으로 집어삼킨다(마음속으로 삭인다). 그 결과는 '근심의 비곗살(비만)'이라 불린다. 다식증이 있는 사람은 사랑을 갈구하며, 칭찬과 보상을 갈망한다. 하지만 이것을 엉뚱한 영역에서 추구하는 것이다.

술

알코올중독자는 갈등이 없는 행복한 세상에서 살고 싶어 한다. 이 목표가 잘못된 것은 아니겠지만, 그는 갈등과 문제점을 피함으로써 그 목표를 이루고 싶어 한다. 의식적으로 삶의 갈등의 여지 속에 들어가 그것을 노력을 통해 해결할 각오가 되어 있지 않은 것이다. 그래서 그는 자신의 갈등과 문제점을 진정시키고, 술을 통해 스스로 행복한 세상이 온다고 믿어버린다. 알코올중독자는 대부분 친밀한 인간관계도 추구한다. 술은 장벽과 심리적 압박을 없애고, 신분 간의 차이를 지우고, 친교를 맺기 쉽게 해줌으로써 친숙함을 보여주는 일종의 풍자화를 그려낸다. 하지만 거기에는 깊이와 유대감이 없다. 술을 마시는 것은 행복하고 갈등도 없고 화목한 세계에 대한 욕구를 채우려는 시도인 것이다. 하지만 이 이상을 실현하는 데 방해가 되는 모든 것은 씻겨 내려가야만 한다(술로 달랜다).

담배

흡연은 기도 내지 폐와 가장 밀접한 관련이 있다. 숨쉬기가 무엇보다 의사소통, 접촉, 자유와 관련 있다는 사실이 머리에 떠오를 것이다. 흡연은 이 영역을 자극하고 충족시키려는 시도다. 담배는 진정한 의사소통과 진정한 자유의 대용품으로 변한다. 담배 선전도 능란하게 인간이 간직하고 있는 바로 이 갈망을 겨냥한다. 카우보이의 자유, 높이 날아서 모든 경계를 초월하는 것, 머나먼 다른 나라로의 여행, 즐거워하는 사람들의 사교 모임 — 자아가 갈망하는 이 모든 것이 담배 한 대로 해소되는 것이다. 사람들은 아주 먼 곳으로 찾아간다. 무엇을 위해? 어쩌면 여자, 친구, 자유를 추구하기 위해서일 것이다. 그렇지 않다면 — 그들은 이 모든 간절한 소망을 담배 한 대를 피우는 것으로 대신한다. 그러면 원래의 목표는 담배 연기에 싸여 몽롱해지는 것이다.

약물

해시시(마리화나)는 술과 아주 비슷한 일련의 테마들을 가지고 있다. 약물에 중독되는 사람들은 자신의 문제점과 갈등을 피해 환각 상태로 도피한다. 해시시는 살아가는 데 있어 윤곽의 '딱딱함(역경)'과 선명함을 지워준다. 모든 것이 더 부드러워지고, 힘겨운 도전들은 물러간다.

코카인(그리고 캡타곤—페네틸린이나 그와 비슷한 환각제들)은 이와는 정반대의 효과를 가지고 있다. 이것은 일을 하는 능력을 탁월하게 끌어 올림으로써, 경우에 따라서는 더 많은 성과를 올리게 해줄 수도 있다. 여기서는 '성공, 성과, 인정'이라는 테마의 배경을 따져봐야 할 것이다. 왜냐하면 이 약물은 인간의 창의력을 엄청나게 높여주는 일종의 수단에 지나지 않기 때문이다. 성공을 추구하는 것은 항상 사랑을 추구하는 것이기도 하다. 그래서 예를 들어 쇼와 영화 분야에 코카인이 특별히 널리 퍼져 있다. 사랑을 받고자 하는 갈망은 이 분야에서 일하는 사람들 특유의 문제점이다. 자기과시적인 연예인은 사랑을 갈망하며, 관객들의 총애를 통해 이 갈망이 충족되기를 기대한다(이것이 불가능하다는 사정 때문에 그는 한편으로 더욱 '멋지게' 꾸미고, 다른 한편으로는 정신적으로 더욱 불행해진다!). 이제 환각제를 복용하든 하지 않든 상관없이, 여기서 실질적인 중독물은 흔히 자신이 추구하던 사랑을 대신해준다고 믿는다는 점에서 성공적이다.

헤로인은 이 세상과 대결을 벌여야 하는 상황에서 완전히 도피할 수 있게 해준다.

환각을 일으키는 약물(LSD, 메스칼린, 독버섯 등)은 지금까지 언급된 약물들과는 아주 분명하게 구분된다. 이런 약물을 복용하는 행위의 이면에는 환각을 체험하고 초감각적인 것을 맛보려는 의도가 작용하고 있다(의식하는 차이가 어느 정도 있겠지만 말이다). 환각을 일으키는 약물들은 더 엄밀한 의미에서는 중독성도 없다. 이 약물들이 새로운 의식의 지평을 개척하기 위한 정당한 방책인지는 쉽게 답변할 수 없다. 왜냐하면 문제점은 약물 그 자체에 있는 것이 아니라, 그것을 복용하는 인간의 의식에 있기 때문이다. 인간에게 있어서 오직 스스로 노력해서 얻어낸 것만 자기 것이 된다. 그러므로 약물을 통해 개척한 새로운 의식의 공간을 정말 자기 것으로 만들면서도 그것에 압도당하지 않기란 대체로 아주 힘들다. 누군가가 이 길에서 더 멀리 나아갈수록 그 약물은 그에게 더욱 덜 위험해진다. 하지만 그에게 약물이 더욱 덜 필요해지는 것도 사실이다. 약물을 통해 얻어질 수 있는 것 모두 약물 없이도 이루어질 수 있다—그러나 좀 더디기는 하다. 그리고 조급함은 도중에 놓인 위험한 중독물이다!

14. 암(악성 종양)

암을 이해하려면 유추적으로 생각하는 것이 특별히 중요하다. 우리는 자신이 받아들이거나 규정하는 각각의 전체(개체들 사이에서의 개체)는 한편으로 더 큰 전체의 일부이며, 다른 한편으로 또한 수많은 다른 전체들로 구성되어 있다는 사실을 분명히 깨달아야 하기 때문이다. 그러므로 예를 들어 (규정된 전체인) 하나의 숲은 더 큰 전체인 '풍경'의 일부일 뿐 아니라, 그 자체도 많은 '나무들(더 작은 전체들)'로 구성되어 있기도 하다. '한 그루의 나무'에도 이와 똑같은 사실이 적용된다. 나무는 숲의 일부이며, 그 자체는 줄기, 뿌리, 꼭대기 줄기로 이루어져 있다. 따라서 줄기가 나무에 대해 가지는 관계는, 나무가 숲에 혹은 숲이 풍경에 대해 가지는 관계와 마찬가지다.

한 인간은 인류의 일부이며, 그 자신은 신체 기관들로 이루어져 있다. 그리고 이 기관들은 인간의 일부인 동시에 수많은 세포로 구성되어 있다. 이 세포들은 다시 기관의 일부를 이루고 있다. 인류는 각 인간들이 가능한 한 인류의 발전과 생존에 최대한 유익하게 행동하기를 기대한다. 인간은 자신의 신체 기관들이 자신의 생존에 필요한 바대로 기능을 다하기를 바란다. 기관은 각 세포들이 이 기관의 생존에 필요한 바대로 자신의 임무를 다해주기를 기대한다.

양쪽으로 얼마든지 더 늘어날 수도 있는 이 위계조직에서 각각의 전체(세포, 기관, 인간)는 항상 자체적인 독자 생활과, 바로 위의 개체의 이해관계에 순응하는 것 사이에서 갈등을 겪고 있다. 모든 복합적인 조직체(인류, 국가, 신체 기관)는 그 기능에 있어 가능한 한 모든 부분이 공동의 이념을 따르고, 거기에 도움이 되는 것에 의존하고 있다. 모든 조직은 일반적으로 몇몇 소수의 구성원이 탈퇴하더라도 전체가 위태로워지지는 않도록 그것을 감당해낸다. 하지만 일정 정도를 넘어서면 전체의 생존 기반이 위험해지는 한계치가 주어져 있다.

그래서 국가는 일을 하지 않으면서 반사회적 행동을 하거나 국가를 적대시하는 약간의 국민들에 잘 대처할 수 있다. 그렇지만 국가의 목표에 동조하지 않는 이 집단의 구성원 수가 늘어나 일정한 규모 이상이 되면 전체에 대해 심각한 위험이 된다. 아울러 이 집단이 우위를 차지하게 되면 전제의 존립 기반을 위협할 수도 있다. 물론 국가는 오랜 기간에 걸쳐 이런 양상에서 자신을 보호하려 노력하고, 자신의 존립 기반을 지킬 것이다. 하지만 이러한 노력들이 성공하지 못하면 국가는 틀림없이 붕괴될 것이다. 가장 전망이 밝은 가능성은 때를 놓치지 않고 체제에서 빠져나가는 소규모 집단의 국민들을 공동의 질서 속으로 다시 끌어들이는 것이리라. 즉, 그들에게 공동의 목표에 협력할 수 있는 매력적인 기회를 만들어주면 된다. 국가가 거의 언제나 시도하듯이 견해가 다른 사람들을 강제로 억압하거나 제거하는 것은 장기적으로는 거의 성공하지 못한다. 오히려 이러한 행동은 상황을 혼란으로 몰아갈 뿐이다. 국가의 입장에서 보자면 반대 세력은 위험한 적이며, 이들은 유서 깊고 나무랄 데 없는 질서를 파괴하고 혼란을 퍼뜨리는 것 외의 목적은 가지고 있지 않다.

이 시각은 옳은 것이지만 — 오직 이 단 하나의 입장에서 볼 때에만 그렇다. 우리가 기존 질서에 항거하는 사람들에게 물어본다면 이와는 다른 논거들을 듣게 될 것이며, 이것도 마찬가지로 옳은 것이다 — 그들의 입장에서 보자면 말이다. 확실한 것은 그들이 자기 국가의 목표와 국가관에 동조하지 않으며, 그들 자신의 견해와 이해관계를 내세우고, 그것들이 실현되는 것을 보고 싶어 한다는 점이다. 국가는 복종을 원하고, 집단들은 자신의 견해를 실현할 자유를 원한다. 우리는 양측의 입장을 이해할 수 있지만, 양쪽의 이해관계를 손상시키지 않고서 동시에 실현시키기가 쉽지는 않다.

이 글의 참뜻은 어떤 정치적이거나 사회적인 이론이나 신조를 대놓고 주장하려는 것이 결코 아니다. 다만 암의 발생 원인을 다른 영역을 통해 설명하려는 것이다. 그래야 암을 살펴볼 때 거의 언제나 아주 편협한 시각을 약간은 넓혀줄 수 있기 때문이다. 암은 단지 발생 부위에 따라 이름 붙여진 증세들을 통해 나타나는 별개의 사안이 아니다. 오히려 우리는 암에서 다른 모든 분야의 사람들도 똑같이 관심을 기울이는 아주 차별화되고 지능적인 진행 과정을 발견한다. 암 외의 거의 모든 병에서 우리는 우리 몸이 어떤 기능을 위태롭게 하는 난국을 적당한 대응 조처를 통해 극복하려고 노력하고 있다는 사실을 깨닫게 된다. 우리 몸이 이것을 성공적으로 극복하면 우리는 치유(이것이 어느 정도 완벽한지는 차이가 있을 수 있지만)되었다고 말한다. 이것이 성공하지 못해서 우리 몸이 힘든 노력을 기울이다 좌절하게 되면 우리는 "죽는다"고 말한다.

하지만 암의 발병에서 우리는 이와는 근본적으로 다른 것을 경험한다. 우리 몸은 점점 더 많은 자신의 세포가 태도를 바꾸고, 꾸준한 세포 분열을 통해 어떤 과정을 시작하는 것을 보기만 한다. 이 과정은 그 자체에서는 끝나지 않고, 단지 숙주(배양소)가 바닥나야 그 한계에 도달하는 것이다. 암세포는 예를 들어 박테리아, 바이러스, 톡신처럼 외부에서 들어와 그 생명체를 위태롭게 만드는 것이 아니다. 암세포는 지금까지 자신의 모든 활동을 자신이 속한 신체 기관, 따라서 그 생명체 전체를 위해 바쳤던 그런 세포다. 그래서 그 생명체가 가장 잘 살아남을 수 있었던 것이다. 하지만 갑자기 이 세포는 자신의 신조를 바꾸고, 공동으로 가지고 있던 자기정체성을 버린다. 그리고 자기만의 목표를 만들어내고, 이것을 가차 없이 실현하기 시작한다. 암세포는 지금까지의 고유한 장기 기능 관련 활동을 중단하고, 자기 자신의 번식을 우선으로 내세운다. 이 세포는 이제 더 이상 다세포 생명체의 일원처럼 행동하는 것이 아니라, 진화사적으로 그 이전 단계에 놓인 단세포 생물로서의 생존 방식으로 돌아간다. 암세포는 자신이 속한 세포 집단에서 탈퇴를 선언하고, 이제 무분별한 분열 활동을 통해 급속하고 무자비하게 확산된다. 이 때 이 세포는 모든 형태상의 경계를 무시하고(침윤浸潤), 도처에 자기 자신의 거점을 구축한다(전이轉移가 이루어짐). 암세포는 자신의 활동과 더불어 탈퇴했던 세포 집단을 자신의 영양 섭취를 위한 숙주로 이용한다. 암세포의 성장과 번식은 너무나 급속하게 진행되기 때문에 혈관을 통한 영양 공급이 부분적으로는 제대로 유지되지 못할 정도다. 그래서 암세포는 산소 호흡에서 '발효'라는 더 원시적인 형태로 전환한다. 호흡은 공동 작용(교환)에 의존하지만, 발효는 어떤 세포든 혼자서 독자적으로 할 수 있다.

이렇게 매우 왕성한 암세포의 번식은 암세포가 자신의 배양소로 삼아버린 인간을 말 그대로 '다 먹어치운' 후에야 비로소 중단된다. 암세포는 언젠가는 영양 공급의 문제 때문에 난관에 봉착한다. 그 시점까지 암세포는 번창한다.

한때 그토록 온순하던 세포가 왜 이 모든 짓을 벌이는가! 이 문제가 아직 남아 있다. 하지만 그 동기에 대해서는 쉽게 공감할 수 있을 것이다. 다세포 동물인 인간의 충직한 구성원으로서 이 세포는 단지 이 다세포 동물의 생존에 유익한 정해진 활동만 하면 되었다. 이 세포는 '남'을 위해 내키지 않는 일을 수행해야 하는 수많은 세포들 중 하나였다. 또한 오랫동안 그렇게 해왔다. 하지만 그 이전 언젠가 이 인간은 이 세포 자신의 발전을 위한 토대로서의 매력을 잃어버렸다. 단세포 생물은 자유롭고 독자적이며, 무엇이든 마음대로 할 수 있고, 자신의 무한한 번식을 통해 불멸의 존재가 될 수 있다. 다세포 동물이 되면서 이 세포는 사멸할 운명에 놓였으며 부자유스러워졌다. 이 세포가 자신의 이전의 자유를 기억해내고, 단세포 생물로 돌아가 자신의 불멸성을 독자적으로 실현하는 것이 그토록 놀라운 일일까? 이 세포는 지금까지 공동체를 이루던 집단을 자기 자신에게 이익이 되도록 이용하고, 가차 없는 행동으로 자유를 누리기 시작한다.

이것은 일단 성공적인 방책으로, 그 오류는 아주 오랜 기간이 지난 후에야 분명히 드러난다. 말하자면 "남을 희생시키고, 남을 배양소로 이용하는 행위에는 자신의 종말도 포함된다"는 사실을 깨달을 때 비로소 드러나는 것이다. 이 암세포의 행동은 인간이 숙주로서 살아 있는 동안에만 성공적이다. 인간의 죽음은 곧 암의 성장의 종말이 된다.

이 점에서 자유와 불멸성을 실현하려는 구상에는 작지만 중대한 오류가 들어 있다. 암세포는 이전의 공동체와 결별을 선언하고 난 후에야, 그것이 아직 필요하다는 사실을 깨닫는 것이다. 물론 인간이 자신의 생명을 암세포의 생존을 위해 희생하는 것을 달가워하지 않듯이, 신체 세포도 자신의 생명을 인간을 위해 바치는 것에 감격하지 않았다. 암세포는 인간과 똑같이 타당한 논거를 가지고 있으며, 다만 자신의 입장이 다를 뿐이다. 양쪽 모두 생존하기를 원하며, 자신의 이익과 자유에 대한 생각을 실현하려 한다. 이들 각자는 그러기 위해 상대를 희생시킬 각오가 되어 있다. 우리가 예로 든 '국가의 사례'에서도 사정은 이와 다르지 않았다. 국가는 계속 존재하기를 원하며, 나름의 국가관을 실현시키려 한다. 의견이 다른 소수의 사람들 역시 살아가려 하며, 자신의 생각을 실현시키고자 한다. 이 때문에 국가가 먼저 이 선동꾼들을 제거하려고 시도한다. 만약 이것이 실패하면 개혁 세력이 국가를 전복시킨다. 양측 모두 상대의 입장은 안중에도 없다. 인간은 자신이 견딜 수 있는 한 계속 암세포를 수술로 제거하고, 방사선으로 태우고, 약물로 독살한다. 그런데도 암세포가 살아남으면 인간은 죽게 된다. 이것은 자연계의 아주 오래된 충돌이다. "먹느냐, 아니면 먹히느냐" 말이다. 인간은 물론 암세포의 무자비함과 그 근시안적 사고도 알고 있다. 하지만 우리 인간도 그와 똑같이 행동하며, 우리 자신도 암과 똑같은 발상에 따라 자신의 생존권을 확보하려 노력한다는 사실도 알고 있는가?

여기에 암이 발생하는 이유를 이해하기 위한 단서가 들어 있다. 오늘날의 사람들이 그토록 많이 암에 걸리고, 그토록 열성적으로 암을 퇴치하는데도 별 성과를 얻지 못하는 것은 우연이 아니다(미국의 암 연구가인 하딘 B. 존스는, 치료받지 않은 암 환자의 기대수명이 치료를 받은 환자의 기대수명보다 더 긴 것으로 보인다는 연구 결과를 보여주었다!). 암에 걸리는 것은 이 시대와 우리의 집단적 세계상을 보여준다. 우리는 우리들 내면에서 스스로 암이라고 깨닫고 있는 것만 암으로 여긴다. 그러니까 우리가 살고 있는 시대는 자신의 이익을 무자비하게 확장하고 실현하는 것을 특징적으로 보여준다. 인간들은 정치적·경제적·'종교적' 그리고 개인적 활동에 있어 자기만의 목표와 이익을 ('형태상'의) 경계에 관계없이 확장시키려 노력하며, 도처에 그들의 이해관계의 거점을 구축하고(전이), 오직 자기만의 생각과 목표만 관철시키려 노력한다. 이때 다른 모든 사람을 자신의 이익에 도움이 되도록 이용한다(기생의 원칙).

우리 모두는 암세포와 똑같은 논거를 편다. 우리의 성장은 너무나 급속히 진행되었기 때문에 우리들 역시 공급을 제대로 맞춰주지도 못한다. 우리의 의사소통 시스템은 전 세계적으로 빠짐없이 갖춰져 있지만, 우리의 이웃들이나 배우자와의 의사소통은 아직도 잘 이루어지지 않는다. 인간은 여가를 얻지만, 그것을 어떻게 이용해야 할지도 모른다. 우리가 식량을 생산하고 폐기하는 것은, 그것으로 가격을 조작하기 위해서다. 우리는 전 세계를 편히 여행할 수 있지만, 우리 자신에 대해서는 모른다. 이 시대의 인생관에는 성장과 발전 말고는 어떤 목표도 들어 있지 않다. 우리는 연구하고, 실험하고, 조사한다 — 무엇을 위해서인가? 발전을 위한 것이다! 발전은 어떤 목표를 가지고 있나? 더 많은 발전을 하는 것이다! 우리 인류는 목적지 없는 여행을 하고 있다. 이 때문에 인류는 절망하지 않으려면 끊임없이 새로운 목표를 정해야 하는 것이다. 이 시대의 인간들의 몽매함과 근시안적 사고는 암세포에 조금도 뒤처지지 않는다. 경제적 성장을 가속화시키기 위해 우리는 수십 년 동안 지구의 환경을 배양소와 숙주로 이용했다. 그런데 이제 와서야 숙주의 죽음은 자신의 죽음도 포함하고 있음을 깨닫고 '화들짝 놀란다'. 인간들은 식물, 동물, 광물 할 것 없이 세상 만물을 자신의 배양소로 여긴다. 모든 것이 오로지 우리가 이 지구 상에서 무한히 뻗어나갈 수 있게 한다는, 단 하나의 목적을 위해 존재하는 것이다.

이렇게 행동하는 인간들이 어디서 암에 대해 불평을 늘어놓을 용기와 뻔뻔함을 얻었을까? 암은 단지 우리를 비춰주는 거울에 지나지 않는데 말이다. 암은 우리에게 우리의 행동, 우리의 논거를 보여주며, 이 과정의 끝판도 보여준다.

암을 퇴치할 필요는 없다 — 암을 이해하면 되는 것이다. 그러면 우리도 우리 자신을 이해하는 법을 배우게 된다. 인간이란 거울에 비춰진 자신의 모습이 마음에 들지 않으면 늘 그 거울을 깨뜨리려는 존재인 것이다! 그러니까 인간들 자신이 암적인 존재이기 때문에 암에 걸리는 것이다.

암은 우리가 우리들 자신의 그릇된 추론과 오류를 찾아내는 데 도움이 될 수 있는 대단한 기회다. 그러니 우리는 이제 암과 우리가 '세계상世界像'으로 사용하고 있는 그 구상의 약점들을 찾아내려고 노력해야 한다. 암은 결국 "나인가, 아니면 공동체인가" 하는 양극적인 대립 때문에 궁지에 내몰린다. 암은 이 두 가지 중 하나를 선택하는 것밖에 모르며, 그 때문에 주변 여건에 대해서는 깊이 생각해보지 않고 자신만 살아남겠다는 결정을 내린다. 그리고 너무 뒤늦게 자신이 여전히 주변 여건에 의존하고 있다는 사실을 깨닫는다. 암은 더 위대하고 더 포괄적인 통일성을 의식하지 못한다. 암은 오직 자신이 설정한 경계 내에서만 통일성을 알아본다. 통일성에 대한 이 잘못된 인식을 암만이 아니라 인간도 가지고 있다. 인간도 의식 속에서 자신을 구분하며, 이렇게 해서 비로소 자아와 타자 사이에 분열이 일어나는 것이다. 우리는 여러 '통일성'으로 구분해서 생각하지만, 이 구상이 무의미하다는 점은 깨닫지 못한다. 통일성은 모든 존재의 총합이며, 자신 외의 어떤 것도 포함하지 않는다. 통일성을 쪼개면 다원성이 생겨나지만, 이 다원성은 결국 통일성의 구성 요소로 남아 있는 것이다.

자아는 항상 전체의 한 부분일 뿐이다. 그런데 이 자아가 자신을 구분하는 정도가 심해질수록 전체에 대한 직감력은 더욱 잃어버리게 된다.

자아 속에서는 어떤 것을 '혼자서도' 할 수 있다는 환상이 생긴다. 하지만 혼자라는 말은 뜻 그대로 모든 것과 하나로 통합되는 것이지, 결코 나머지 것들에서 최대한 분리되는 것이 아니다. 실제로는 세상 만물의 나머지 모든 것과 정말로 고립되어 있는 것은 없다. 단지 우리의 자아가 그렇다고 잘못 믿을 수 있을 뿐이다. 자아가 고립되는 정도에 비례해서 인간은 자신의 존재의 근원에 대한 역결합, 즉 'religio'를 잃게 된다. 이런 상황에서 자아는 자신의 욕구를 채우려고 노력하며, 우리가 나아갈 길을 정해준다. 이때 자아는 계속 경계를 설정하는 데 도움이 되고, 구분하는 데에도 도움이 되는 모든 것이 마음에 들고 또한 옳다고 여긴다. 자아는 경계를 강조할 때마다 매번 자신을 더욱 분명하게 알아차리기 때문이다. 자아는 오직 모든 것이 하나로 합쳐지는 것에 대해서만 불안스러워한다. 왜냐하면 이것은 자신의 소멸을 전제로 할 것이기 때문이다. 자아는 많은 노력과 지적 능력을 투입하고 뛰어난 논거를 내세워서 자신이 존재해야 하는 이유를 옹호하며, 더할 수 없이 높은 수준의 이론들과 견해들을 자신을 위해 끌어들인다. 중요한 것은 자신이 살아남는 것이기 때문이다.

이렇게 해서 전혀 무의미한 목표들도 생겨난다. 발전은 최종 목적지가 없기 때문에 목표로 본다면 올바르지 않다. 진정한 목표는 항상 지금까지의 상태가 변하는 것에만 있을 뿐, 어차피 이전부터 존재하던 것이 단순히 계속되는 데 있지는 않다. 우리 인간들은 양극성 속에 놓여 있다. 모순에 지나지 않는 목표가 우리에게 무슨 소용이 있다는 말인가? 그렇지만 그 목표가 '통일성'이라고 한다면, 이것은 우리가 양극성 속에서 인식하는 것과는 완전히 다른 존재 양상이 된다. 감옥에 갇힌 사람에게 다른 감옥으로 옮겨주겠다고 약속하는 것은 솔깃하게 들리지는 않는다. 비록 그곳이 약간 더 나은 편의시설을 갖추고 있더라도 말이다. 그러나 그에게 자유를 주는 것은 질적으로 아주 중대한 조처다. 아무튼 '통일성'이라 불리는 목표는 자아를 포기할 때만 성취될 수 있다. 왜냐하면 자아가 존재하는 동안에는 타자가 존재하고, 그러는 동안 우리는 양극성 속에 놓여 있기 때문이다. '정신적으로 거듭나는 것'의 앞에서는 항상 죽음이 가고 있으며, 그리고 이 죽음은 자아와 관련되어 있다. 이슬람의 신비주의자 루미[15]는 이 테마를 다음과 같은 짧은 이야기로 멋지게 요약해서 들려준다.

"한 남자가 애인 집 문을 두드렸다. '누구세요?' 하고 묻는 목소리가 들려왔다. '나야' 하고 그는 대답했다. 그러자 그 목소리가 말했다. '이곳은 당신과 함께 지내기에는 너무 좁아요.' 그리고 문은 여전히 열리지 않았다. 외롭고 쓸쓸하게 1년을 보낸 후 그 남자가 다시 찾아와 문을 두드렸다. 안에서 '누구세요?' 하고 묻는 목소리가 들렸다. '당신이야' 하고 남자가 말했다. 그러자 여인은 그를 맞이하기 위해 문을 열었다."

우리의 자아가 영원한 생명을 추구하는 한, 우리는 늘 암세포처럼 좌절하게 된다. 암세포는 자신의 자아를 과대평가한다는 점에서 신체 세포와 구분된다. 세포에서 세포핵은 세포의 뇌에 해당된다. 암세포에서

---

15) Rūmī Jalāl ad-Dīn ar, 1207~1273, 이란 출신의 신비주의자이자 시인으로, 이슬람의 신비주의적 종파인 수피즘Sufism을 이끌었다. _ 옮긴이 주

핵은 꾸준히 중요성을 얻으며, 따라서 그 크기도 늘어난다(암은 세포핵의 형태상의 변화만으로도 진단이 가능하다). 핵의 이런 변화는 이 시대의 특징이기도 한 자기중심적 사고를 지나치게 강조하는 것과 일치한다. 암세포는 물질적 번식과 확장을 통해 자신의 영원한 생명을 추구한다. 암이나 인간 모두 자신이 물질 속에서 실은 존재하지도 않는 생명을 찾고 있다는 사실을 아직 깨닫지 못하고 있다. 우리는 내용과 형식을 혼동하고 있으며, 형식을 늘림으로써 간절히 바라는 내용을 얻으려 한다. 그러나 이미 예수는 이렇게 설교했다. "자신의 생명을 지키려는 사람은 그것을 잃게 될 것이다."

이 때문에 밀교의 가르침을 전하는 모든 학파는 아득한 옛날부터 이와는 정반대의 길을 가르친다. "형식을 일단 버려야 내용을 얻게 된다." 혹은 달리 표현하자면, 우리가 자체自體 안에서 다시 태어날 수 있으려면 자아가 소멸되어야 한다. 여기서 **자체**라는 말은 나 **자신**이 아니라 그 자체라는 사실을 잘 기억하라. 자체는 어디에나 있기 마련인 중심이다. 자체는 모든 존재자를 끌어안고 있기 때문에 특별한 지위를 가지고 있지 않다. 여기서 최종적으로 "나인가, 아니면 남인가?" 같은 질문은 사라진다. 자체는 모든 것이 하나로 합쳐진 것이기 때문에 남을 속에 품지 않는다. 이 목표는 자아에게 당연히 위협적이고 별로 매력적이지 않다는 느낌을 준다. 그러니 자아가 하나가 되려는 이 목표를 차라리 '위대하고 강력하고 현명하고 깨우친 자아'라는 목표로 대체하려고 온갖 시도를 다 한다고 해서, 우리는 놀라워해서는 안 될 것이다. 밀교의 길뿐 아니라 종교의 길에서도 대부분의 수행자들은 자신의 자아를 가지고 구원이나 깨달음이라는 목표에 도달하려고 시도하기 때문에 실패한다. 극소수의 사람들만이 기껏 아직 자신과 동일시하고 있는 자신의 자아는, 결코 구원받거나 깨달음을 얻을 수 없다는 점을 스스로 밝힌다.

위대한 업적은 언제나 자아의 희생과 에고의 사멸을 의미한다. 우리는 우리의 자아를 구원할 수 없다. 단지 자아에서 벗어날 수 있을 뿐이며, 그럴 때 우리는 구원받는 것이다. 이 경우에 더 이상 존재하기가 불가능해진다는 불안이 가장 자주 나타난다. 이것은 우리가 우리 자신을 우리의 자아와 얼마나 동일시하고 있으며, 우리 자신에 관해 얼마나 모르고 있는지도 확인시켜줄 뿐이다. 그러나 바로 여기에 우리가 다루는 암에 관한 문제에 대한 해결의 가능성이 놓여 있다. 우리가 서서히 단계적으로 우리의 자아에 대한 집착과 우리의 경계 설정을 의문시하고, 우리 자신을 열어주는 법을 배울 때에만, 우리는 자신이 전체의 일부임을 깨닫는다. 그리고 그렇게 함으로써 전체에 대한 책임도 떠맡기 시작한다. 그럴 때 우리는 또한 전체의 행복과 우리의 행복이 똑같은 것이라는 사실도 알게 된다. 왜냐하면 우리는 부분으로서 동시에 모든 것과 하나이기도 하기 때문이다. 그래서 세포 하나하나는 생명체의 전체 유전자 정보를 지니고 있다. 이 세포는 자신이 실제로는 '전체'라는 사실을 깨우치기만 하면 되는 것이다! 연금술의 기본 원리는 우리에게 '소우주 = 대우주'임을 가르쳐준다.

논리의 오류는 자아와 타자를 구분하는 데 그 본질이 있다. 그래서 우리가 자아에 의해 바로 타자를 희생시키고 숙주로 이용함으로써 아주 탁월하게 살아남을 수 있다는 터무니없는 생각이 생겨나는 것이다. 그러나 실제로는 자아와 타자, 부분과 전체의 운명은 서로 분리될 수 없다. 암세포가 생명체에 불러오는 죽음은 또한 자기 자신의 죽음이 된다. 이것은 예를 들어 지구 환경의 죽음이 우리 자신의 죽음도 포함하는 것과 같다. 하지만 암세포는 인간에게 외면이 있다고 믿듯이, 자신과 분리된 외면이 있다고 믿는다. 이런 식의 믿음은 큰 불행을 가져온다. 이것을 치료하는 수단은 사랑이다. 사랑은 상대와의 사이에 설정된 경계를 허문 뒤 둘이 하나가 되기 위해서 상대를 받아들이게 함으로써 우리가 완전해지게끔 해준다. 사랑을 하는 사람은 자신의 자아를 우선시하지 않으며, 더 큰 전체가 있다는 것을 경험을 통해 깨닫는다. 사랑하는 사람은 상대가 마치 자기 자신인 양 그와 똑같은 감정을 느낀다. 이것은 인간적인 영역에만 통하는 것은 아니다. 어떤 동물을 사랑하는 사람은 그 동물을 식량 생산자라는 경제적 관점에서 바라보기가 불가능하다. 여기서 사랑이란 감상적인 사이비 사랑이 아니라, 정말로 모든 존재자와 연결되어 있다는 감정을 어느 정도 느끼는 그런 의식 상태를 말한다. 이것은 우리가 자신의 억압된 공격 성향에 대한 무의식적 죄책감을 '선행'이나 과장된 '동물 사랑'으로 효과가 없어지게끔 할 때 자주 보이는 그런 태도를 의미하는 것이 아니다. 암은 실현되지 못한 사랑을 보여준다. 즉, 암은 일그러진 사랑이다.

사랑은 모든 경계와 장벽을 허문다.

사랑을 통해서 대립 관계들이 하나로 통합되고 결합된다.

사랑은 모든 것과 하나가 되는 것이며, 사랑은 모든 것 위로 펼쳐지고, 어떤 것도 두려워하지 않는다.

사랑은 죽음도 겁내지 않는다 — 왜냐하면 사랑은 생명이기 때문이다.

이러한 사랑을 의식 속에서 깨닫지 못하는 사람은, 자신의 사랑이 신체의 일부로 밀려나가 그곳에서 자신의 법칙을 암으로 구현하려고 애쓰는 위험에 처하게 된다.

암세포도 모든 경계와 장벽을 허문다. 암은 신체 기관들의 개별적인 특성을 없애버린다.

암도 모든 것 위로 확산되고, 어떤 것도 두려워하지 않는다(전이된다).

암세포도 죽음을 겁내지 않는다.

암은 엉뚱한 영역에서의 사랑이다. 완전함이나 합일合一은 오직 의식 속에서만 실현될 수 있을 뿐, 물질에서는 불가능하다. 왜냐하면 물질은 의식의 그림자이기 때문이다. 무상한 형상계形相界에서는 인간은 불멸의 영역에 속하는 것을 이루어낼 수 없다. 비현실적 이상주의자들의 그 모든 힘든 노력에도 불구하고 행복한 세상은 결코 찾아오지 않을 것이다. 갈등과 문제점이 없고, 불화와 대결이 없는 그런 세상 말이다. 병과 죽음이 찾아오지 않는 건강한 사람은 절대 없을 것이다. 그리고 모든 것을 포괄하는 사랑도 결코 생겨나지 않을 것이다. 형상계는 경계에 의해 유지되기 때문이다. 하지만 인간이 형상들의 본질을 꿰뚫어보고 자신의 의식 속에서 자유로워진다면, 이 모든 목표는 — 누구에 의해서나 어느 때든 — 실현될 수 있다. 양극적인 세계에서 사랑은 집착하도록 만들며, 통일성 속에서는 흘러가게 해준다. 암은 잘못 인식된 사랑을 보여주는 증상이다. 암은 오직 참된 사랑 앞에서만 존경심을 보인다. 참된 사랑의 상징은 심장이다. 심장은 암에 걸리지 않을 수 있는 유일한 신체 기관이다!

15. 에이즈 AIDS

1983년에 이 책이 처음 발행된 뒤 새로운 증상 하나가 아주 맹렬한 기세로 세상 사람들의 관심을 받았다. 이것은 아마 — 몇 가지 징후들이 그럴 가능성을 보여주듯이 — 상당히 오래 지속될 것이다. 그러니까 '선천성 면역 결핍 증후군(Acquired Immune Deficiency Syndrome)'의 약자인 AIDS(에이즈)라는 네 글자가 이 새로운 전염병을 상징적으로 나타내고 있는 것이다. 구체적인 원인균은 HTLV–III/LAV–바이러스로, 이것은 매우 작고 지극히 민감한 병원체이며, 아주 특수한 환경에서만 살아남을 수 있다. 이 때문에 이 바이러스에 감염되었을 때는 반드시 신선한 혈구 혹은 정자가 다른 사람의 혈액 순환기에 들어가야 한다. 인간의 신체를 벗어나면 이 병원체는 죽어버린다.

에이즈–바이러스의 자연적인 보균자로는 중앙아프리카의 특정한 원숭이들(특히 녹색긴꼬리원숭이)이 지목받고 있다. 이 바이러스는 1970년 대 말에 뉴욕의 한 마약중독자에게서 처음으로 발견되었다. 이 바이러스는 처음에 마약중독자들이 주사기의 바늘을 함께 사용함으로써 그들 사이에서 확산되었지만, 나중에 동성애자 집단으로 옮아갔으며, 거기서 성적 접촉을 통해 광범위하게 전염되었다. 오늘날까지 동성애자들은 모든 위험 집단 중 높은 자리를 차지하고 있는데, 아마 그들이 즐기는 항문성교가 아주 빈번하게 직장의 민감한 점막에 상처를 내기 때문인 것으로 보인다. 이것을 통해 바이러스를 지닌 정자가 혈액 순환기로 들어갈 수 있다(여기에 비하면 여성의 질의 점막은 상처를 입을 가능성이 훨씬 적다).

에이즈는 하필이면 미국의 동성애자들이 자신들의 사회적 지위를 상당히 개선하고 정당화했던 때에 나타났다. 그 사이에 중앙아프리카에서는 에이즈가 남녀 간의 성생활을 통해서도 똑같이 널리 확산되었다는 사실이 알려지기는 했지만, 미국과 유럽에서는 동성애자 집단이 이 전염병을 퍼뜨리는 온상이 되었다. 그러는 동안 사람들은 누구나 이 시대가 이루어놓은 성적 자유와 방탕함이 에이즈라는 성병을 통해 심각하게 위협받고 있다는 사실을 알고 있다. 한쪽은 그 점을 유감스럽게 여기고, 다른 쪽은 그것이 신이 내린 당연한 벌이라고 여긴다. 이를 통해 에이즈가 공동의 문제점이 되었다는 것은 확실하다. 에이즈는 개인과 관련된 것이 아니라 우리 모두의 문제인 것이다. 이 때문에 우리 저자 두 사람뿐 아니라 출판사 측에도 추가로 에이즈를 다루는 이 장을 이 책에 끼워넣는 것을 의미 깊은 일로 여겼다. 우리는 이 장을 통해 에이즈의 전체 증상들도 내용상으로 깊이 생각해보고 싶었다.

먼저 에이즈의 전체 증상을 살펴보자면, 다음과 같은 네 가지 사항이 특별히 눈에 띈다.

1. 에이즈는 우리 몸이 가진 고유의 저항력을 무너뜨린다. 다시 말해 외부에서 침입하는 병원체를 차단하고 방어하는 우리 몸의 능력이 떨어진다. 면역저항력이 이렇게 회복될 수 없을 정도로 약화되면, 에이즈에 걸린 사람은 제대로 된 방어 체계를 가진 건강한 사람에게는 위협이 되지 않는 전염병에 (그리고 몇 가지 암에도) 취약해진다.

2. HTLV-III/LAV-바이러스는 아주 긴 잠복기를 가지기 때문에 ─ 즉 바이러스에 감염된 시점과 실제 발병 사이에는 몇 년이 흐를 수도 있기 때문에 ─ 에이즈에는 매우 무시무시한 면이 따라다니게 된다. 일단 검진(ELISA-테스트) 가능성을 논외로 한다면, 대체 얼마나 많은 사람이 혹은 자기 자신이 에이즈에 감염되었는지 알지 못한다. 이 때문에 에이즈는 물리치기 힘든, 말 그대로 '보이지 않는' 적이 된다.

3. 우리는 오직 감염을 통해서만 에이즈에 걸릴 수 있고, 이것은 다시금 피 내지 정자와 관련되어 있다. 이 때문에 에이즈는 사적이고 개인적인 문제에 머물지 않고, 우리가 남들과 밀접한 관계를 맺고 있다는 사실을 실감나게 전해준다.

4. 마지막으로 에이즈에 관한 주요 테마로서 성적 접촉을 언급하는 문제가 남아 있다. 그런데 이 병에 감염되는 경우는 실질적으로 성관계에 의한 것으로 한정되어 있다. 남들이 사용한 주사기 바늘을 사용하는 것과 저장된 혈액을 통한 감염이라는 또 다른 두 가능성은 비교적 쉽게 제거될 수 있기 때문에 제외해도 좋을 것이다. 이로써 에이즈는 '성병'의 지위를 얻게 되었으며, 성관계에는 '치명적인 불안'의 그림자가 드리워졌다.

우리는 전염될 위험이 있는 에이즈에서 암이 보여준 문제점이 일관되게 이어진다는 확신을 가지게 되었다. 암과 에이즈는 내용상으로 많은 공통점이 있다. 이 때문에 우리는 이 두 가지를 '병든 사랑'이라는 표제어로 요약할 수 있을 정도다. 이 말이 무슨 뜻인지 진정으로 이해하려면 아마 다시 한 번 간략하게 '사랑'이라는 테마를 다루거나, 이 점에 대해 언급한 앞 장의 내용을 되새겨볼 필요가 있을 것이다. 선과 악을 다룬 이 책 제1부 4장에서 우리는 사랑이 유일하게 양극성을 극복하고 대립 관계에 있는 것들을 하나로 합칠 능력이 있는 그런 주체라는 사실을 알게 되었다. 그러나 선/악, 내면/외부, 자아/타자처럼 대립 관계는 항상 경계를 통해 설정되어 있기 때문에, 사랑은 경계를 극복하는, 혹은— 더 정확히 말해— 경계를 무너뜨리는 기능을 가지고 있다. 그래서 우리는 사랑을 무엇보다 자신을 열어주고, '남들'을 받아들이고, 자아의 경계를 포기할 수 있는 능력이라고도 정의했던 것이다.

사랑에서 우러나는 희생은 문학, 신화, 종교에서 오래되고 방대한 전통을 가지고 있다. 서구 문화권 사람들은 그것이 인간에 대한 사랑 때문에 십자가에서의 죽음을 받아들이고, 그렇게 해서 모든 인간이 가는 길을 따른 예수의 모습으로 알고 있다. 우리가 '사랑'이라고 말할 때, 그것은 정신적 작용을 뜻하는 것이지 결코 신체적 행위를 뜻하는 것이 아니다. 우리가 '육체적 사랑'이라고 말할 때는 언제나 성관계를 의미한다.

이러한 구분에 대해 깊이 생각한다면 아마 이 시대와 문화 속에서 살아가는 우리가 '사랑'이라는 문제에 큰 어려움을 겪고 있다는 사실을 아주 쉽게 깨달을 수 있을 것이다. 사랑은 일차적으로 상대의 몸이 아니라 정신을 향해 나아간다. 성적 욕구는 상대의 몸을 원한다. 이 두 가지는 모두 나름의 정당성이 있다. 늘 그렇듯이 오직 일면성만이 위험한 것이다. 삶은 조화로운 것이며, 음과 양, 위와 아래, 왼쪽과 오른쪽이 균형을 이루는 것이다.

우리가 다루는 테마와 관련해서 이것은 "성적 욕구는 사랑을 통해 균형을 이루어야 하며, 그러지 않는다면 우리는 일면성으로 빠져든다"는 의미다. 그리고 일면성은 무엇이든 '나쁜 것', 즉 온전하지 못하고 따라서 병든 것이 된다. 우리는 이 시대에 자아의 위력과 경계 설정이 얼마나 지나치게 강조되고 있는지 의식하지 못한다. 왜냐하면 이런 식으로 개별화하는 것이 우리들에게는 이미 아주 당연시되어버렸기 때문이다. 오늘날 누군가의 이름 같은 고유명사가 산업, 광고, 예술에서 어떤 위상을 차지하고 있는지 한번 생생히 떠올려보고, 그것을 이를테면 대부분의 예술가들이 전혀 이름을 남기지 않았던 고대의 상황과 비교해보라. 그러면 우리가 자아를 강조한다는 말이 무엇을 의미하는지 분명히 깨달게 될 것이다. 이런 발전 양상은 다른 생활 분야에서도 분명히 드러난다. 대가족 제도가 소가족 혹은 싱글이라는 '가장 최신의' 생활 형태로 바뀌는 것이 그 예가 될 것이다. 현대식 주거 형태로서의 아파트는 우리가 갈수록 고독해지고 고립되는 것을 겉으로 보여준다.

현대의 인간은 이 뚜렷한 발전 양상에 대해 특히 두 가지 방책을 이용하여 거꾸로 가려고 한다. 그것은 소통과 성관계다. 소통을 위한 도구의 발전은 연이어 일어나고 있다. 신문, 라디오, TV, 전화, 인터넷 등이 그러하다. 우리 모두는 전자기술을 통해 케이블과 네트워크로 서로 연결되어 있다. 그런데 얼핏 보기에도 전자기술을 활용한 소통 방식은 '고립'과 '고독'이라는 문제점을 해결하지 못한다. 왜냐하면 그것은 구속력이 너무 없기 때문이다. 의미심장하게도 최신 전자기술의 발전은 인간들에게 '자신의 경계를 실제로 설정하는 것', '어떤 것을 혼자 비밀로 간직하는 것', '자아의 욕구를 실현하는 것'이 무의미하고 불가능하다는 사실을 아주 분명히 보여주고 있다(전자기술이 진보할수록 보안 유지, 데이터 보호, 저작권 지키기는 더욱 힘들어지고 무의미해진다!).

성적인 자유가 그 두 번째 해결책이다. 누구나 어떤 사람과도 '관계를 맺고 접촉할' 수 있고, 그렇게 하는 것이 허용되며, 그렇게 하고 싶어 한다. 그러면서도 정신적으로는 여전히 무감동한 상태로 남는다. 그러니 우리가 새로운 소통 수단들을 성적 욕구를 충족시키는 데 사용하는 것은 놀라운 일이 아니다. 이것은 신문의 '애인 구하는 광고'에서부터 미국에서 유행하는 폰팅과 인터넷 섹스에 이르기까지 다양하다. 이렇게 되면 성행위는 성욕을 충족시키는 데 이용되며, 더 정확히 말하자면 일차적으로 자기 자신의 욕구를 충족시키는 셈이다. '파트너'는 사실 보조 수단에 지나지 않는다. 결국 우리는 자신의 욕구를 충족시키기 위해 상대방이 전혀 필요 없으며, 쾌락은 전화 내지 인터넷을 통해서나 완전히 혼자서(자위행위)도 경험할 수 있기 때문이다.

반면에 사랑은 다른 인간과의 진정한 만남을 의미한다. 그러나 '상대'와의 만남은 언제나 불안을 야기하는 과정이기도 하다. 왜냐하면 만남은 자기 자신의 본연의 상태를 위태롭게 하는 것도 지니고 있기 때문이다. 다른 사람과의 만남은 언제나 자신의 의식의 그림자와의 만남이기도 하다. 사정이 이러하기 때문에, 배우자와의 관계가 그토록 힘든 것이다. 사랑은 쾌락보다는 힘든 일을 더 많이 가져다준다. 사랑은 우리 자아의 경계를 위태롭게 만들며, 우리 자신을 열어주기를 원한다. 성관계는 사랑을 하면서 육체적인 면에서도 경계를 허물고 서로에 대한 일체감을 느끼는 데 있어 훌륭한 보조 수단이다. 그러나 우리가 사랑을 포기하고 오직 성적 욕구만 실현한다면, 섹스만으로는 더 이상 이러한 과제를 성취할 수 없게 된다.

이 시대에서는 자아가 최고조로 강조되어 있고, 양극성의 극복을 목표로 하는 모든 것에 대해 엄청난 거부감을 보인다. 그래서 사람들은 성적 욕구를 강조함으로써 사랑을 할 의사가 없다는 점을 감추거나 대체하려고 필사적으로 노력한다. 이 시대는 성적 욕구로 넘쳐나지만, 사랑은 없다. 사랑은 의식의 그림자 속으로 내려간다. 여기서 간략히 설명된 문제점은 우리 시대 그리고 서구 문화 전반과 관련된 것이다. 이것은 공동의 문제점이다.

하지만 이 문제점은 동성애자들 사이에서는 대단히 구체화되어 나타났다. 여기서 우리의 관심은 동성애 관계와 남녀 간의 성관계의 차이점이 아니라, 동성애 현장에서 아주 뚜렷이 드러나는 상황에 집중된다. 현장에서는 단 한 명의 관련 인물과의 지속적인 파트너 관계를 유지하는 것에서 점점 더 벗어나 그룹 섹스로 옮겨갔다. 이런 상황에서는 주말 하룻밤에 10~20명의 파트너들과 성적 접촉을 가지는 것이 전혀 예외적인 현상이 아니었다. 이런 발전 상황과, 또한 그와 관련된 일련의 문제점들은 동성애자들에게도 남녀 간의 관계에서와 똑같은 것이기는 하다. 하지만 이 상황이 동성애자들 사이에서는 이미 이성애자들 집단에서보다 더 넓게 확산되고 더 극단적이라는 사실에 유의해야 한다.

사랑이 성적 욕구에서 점점 더 떨어져나가고, 섹스가 자신의 쾌락이라는 목적만 추구할수록, 성적 흥분은 더욱 빨리 사그라든다. 이것은 자극 수준을 점진적으로 끝없이 상승시키는 결과를 초래한다. 일부러 일으키는 자극을 통해 계속 흥분하려면, 그 자극은 점점 더 유별나고 독특하고 진기하고 교묘해져야만 한다. 이 과정에서 아주 극단적인 성행위들이 생겨나는데, 이것은 실질적으로 구성되는 형태에서 상대가 얼마나 덜 중요한 역할을 하며, 여기서 상대가 얼마나 심하게 단순한 사극제로 격하되는지를 아주 분명히 보여준다.

우리는 이 단편적이지만 상세한 설명이 에이즈를 병 증세로 이해할 수 있는 배경으로 충분하리라 여긴다.

다른 인간과의 정신적인 만남이자 화합이라는 의미에서의 사랑이 더 이상 의식 속에서 깨우쳐지지 않으면, 사랑은 그림자 속으로 들어가면서 마침내 몸속으로 밀려난다. 사랑은 경계를 위태롭게 하는 원칙이며, 외부에서 들어오는 것과 하나가 되기 위해 자신을 열어주는 것이다. 에이즈에 걸리면 저항력이 무너지는 것도 바로 이 원칙과 일치한다. 우리 몸 고유의 저항력은 사실 우리 몸이 살아남는 데 당연히 필요한 바로 이 경계를 방어한다. 왜냐하면 어떤 식으로든 형태를 띠려면 '경계 설정'과 '자아'가 반드시 필요하기 때문이다. 에이즈 환자는 육체적인 면에서는 사랑, 개방적인 태도 그리고 그것과 관련된 접촉 가능성과 상처를 입기 쉬운 가능성을 실현하지만, 정신적인 면에서는 불안 때문에 이것들을 회피했던 것이다.

에이즈에 관한 일련의 테마는 암에 관한 테마와 매우 비슷하다. 이 때문에 우리도 이 두 증상들에 '병든 사랑'이라는 표제를 붙인다. 하지만 암은 에이즈보다 '더 개인적'이라는 차이가 있다. 이 말은 암은 훨씬 더 환자 개인과만 관련되어 있기 때문에 감염될 수 없다는 의미다. 이와 반대로 에이즈는 우리가 이 세상에서 '혼자'가 아니며, 따로따로 존재하려는 생각은 잘못된 것이고, 또한 자아도 결국 망상이라는 사실을 대단히 분명하게 깨우쳐준다. 에이즈는 우리가 항상 한 공동체의 일원이며, 더 큰 전체의 일부이고, 또한 일부로서 모든 사람에 대한 책임도 떠맡는다는 사실을 경험할 수 있도록 해준다. 에이즈 환자는 어느 한순간에 이 책임에 대한 엄청난 중압감을 느끼며, 이제 자신이 그것을 어떻게 다룰 것인지 결정을 내려야 한다. 에이즈는 결국 상대에 대해 책임지고, 배려하고, 주의하도록 강요한다. 이것들은 특히 에이즈 환자가 지금까지 소홀히 다루던 테마들이기도 하다.

또한 에이즈는 성관계를 할 때 공격 성향을 완전히 포기하도록 강요한다. 왜냐하면 피가 나오는 즉시 파트너는 감염되기 때문이다. 콘돔(그리고 고무장갑)을 사용함으로써 이제 에이즈가 신체 영역에서 제거하는 '경계'가 인위적으로 다시 설정된다. 격렬한 섹스를 자제함으로써 환자는 응대 예절인 '부드러움'과 '다정함'을 익힐 기회를 얻는다. 그 외에도 에이즈는 환자에게 나약함, 무기력, 소극성처럼 자신이 회피해온 테마들 — 혹은 간단히 말해 자신의 감정 세계도 만나게 해준다.

에이즈가 억압하는 그 모든 분야(공격 성향, 혈기, 무자비함…)가 남성의 극(양陽)에 들어 있으며, 반면에 에이즈가 강요하는 테마(허약함, 무기력, 다정함, 부드러움, 배려…)는 여성의 극(음陰)에 속해 있다는 사실이 쉽게 눈에 띈다. 따라서 에이즈가 동성애자들 사이에서 그토록 두드러지게 나타나는 것도 그리 놀라운 일이 아니다. 왜냐하면 남성 동성애자는 사실 여성적인 것에 몰두하는 것을 각별히 피하기 때문이다(… 그런데 동성애를 즐기는 남자가 여성성 자체를 행동으로 아주 강하게 보여준다는 사실은 이러한 사실과 전혀 모순된 것이 아니다. 왜냐하면 그것은 이미 증상이기 때문이다!).

에이즈에 감염될 위험이 높은 집단은 약물중독자들과 동성애자들이다. 이 두 집단은 사회에서 비교적 뚜렷이 구분되어 있다. 이들은 흔히 사회의 나머지 사람들을 거부하거나 심지어 증오하기도 하고, 또 자신도 다른 사람들로부터 많은 거부감과 증오감을 부른다. 에이즈에 걸리면 우리 몸은 증오와는 정반대되는 것을 깨닫게 하고 가르쳐준다. 바로 '거부하기'를 포기하고, 그렇게 함으로써 모두를 사랑하게 하는 것이다.

에이즈는 인류가 마음속 깊은 곳에 놓여 있는 의식의 그림자 영역을 직접 바라보도록 해준다. 에이즈는 '저승사자'인 것이다. 더군다나 이중적 의미에서 그렇다. 왜냐하면 병원체가 들어오는 관문도 인간의 신체상의 '아랫부분'에 자리하고 있기 때문이다. 병원체 그 자체는 오랫동안 '어둠속'에서 알려지지 않고 눈에 띄지도 않게 지낸다. 그러다가 마침내 환자의 면역력이 결핍되고 몸이 쇠약해졌을 때 점차 그의 의식 속을 느리게 파고든다. 의식 속에서 이제 에이즈는 환자가 회개하고 변신하도록 요구한다. 에이즈가 우리에게 무시무시한 이유는, 그것이 숨겨지고 보이지 않고 의식되지 못하는 곳에서부터 작용하기 때문이다. 에이즈는 《파르치팔》에 등장하던 성배의 왕 암포르타스마저 회복할 수 없을 정도로 깊은 상처를 입힌 적이 있는 '보이지 않는 적'인 것이다.

에이즈는 방사능에 의한 위협과 상징적 (그리고 시기적) 연관성이 있다. '현대인'이 그토록 많은 노력을 기울여 '보이지 않고, 이해할 수도 없고, 경이로우며, 무의식적인 모든 영역'으로부터 등을 돌려버렸기 때문에, 이제 '존재하지 않는 것'으로 명백하게 선언된 영역들이 반격을 가하는 것이기 때문이다. 이 영역들은 인간에게 다시 원초적 공포를 가르쳐준다. 이것은 이미 선사시대부터 늘 보이지 않는 세계에서 나온 모든 악마, 유령, 광포한 신, 괴물의 임무였던 것이다.

성적인 힘은 잘 알려진 바와 같이 인간의 몸속에 존재하는 위대하고 '엄청난' 힘이다 — 이 힘은 매번 어떤 영역에서 효력을 보이느냐에 따라 풀거나 묶을 수 있는 능력을 가지고 있다. 우리는 물론 성욕을 새삼 매도하고 억압해야 할 임무를 수행해야 하는 것은 아니다. 그러나 우리는 순전히 육체적으로만 받아들여지는 성욕을 '정신적으로 맞서서 상대할 수 있는 능력', 간략히 말해 '사랑'과 조화를 이루도록 만들어야 할 임무를 확실히 수행해야 한다.

요약을 하자면 이렇다.

성욕과 사랑은 '대립 관계를 하나로 합치기'라는 이름이 붙여진 똑같은 테마의 서로 다른 양쪽 극이다. 성욕은 상대의 신체 일부와 관련되어 있고, 사랑은 정신과 관련되어 있다.

성욕과 사랑은 조화로워야 한다. 즉, 균형을 이루어야 한다.

정신적 만남(사랑)은 곧장 위험하고 불안감을 일으키는 것으로 받아들여진다. 왜냐하면 그것은 자신의 자아의 경계를 위태롭게 만들기 때문이다. 육체적인 성욕을 한 방향으로만 지나치게 강조하면, 그것은 사랑이 의식의 그림자 속으로 내려가도록 만든다. 이 경우에 성욕은 공격적이고 해를 입히는 쪽으로 변하는 경향이 있다(자아의 정신적 경계 대신, 이제는 우리 몸의 경계가 뚫리는 것이다 — 피가 흘러나온다).

에이즈는 그림자 속으로 내려간 사랑의 가장 마지막 상태다. 에이즈는 이제 몸속에서 자아의 경계를 허물고, 그렇게 해서 정신적으로 회피해온 사랑에 대한 불안을 신체적으로 경험할 수 있도록 해준다.

이렇게 보자면 죽음도 결국 사랑의 신체적인 표현 형식일 뿐이다. 왜냐하면 죽음은 완전한 헌신과 자아의 특별한 지위를 내려놓게 하기 때문이다(기독교 교리를 참조하라). 그러나 죽음은 언제나 변화의 첫 단계, 변신의 시작일 뿐이다.

16. 앞으로의 과제

    증상들이 전하는 메시지를 어느 정도 이해하는 법을 익히려고 수많은 성찰과 노력을 다 기울인 후에도, 환자는 아직 의문 하나를 특별히 더 품게 된다. "나는 이제 이 모든 지식을 어떻게 이용하여 건강해질 것인가? 나는 이제부터 뭘 해야 하나?" 이 질문에 대한 우리의 대답은 항상 단 한마디다. "살펴보라!" 이 권고는 처음에는 대체로 진부하고, 단순하고, 쓸모없는 것으로 받아들여진다. 결국 사람들은 어떤 식으로든 대응을 하려고 하며, 스스로 변하려고 하고, 모든 것을 바꾸려고 하기 때문이다. '살펴보는 것'으로 무엇이 변할 수 있단 말인가? 우리의 끊임없이 '바꾸려는 욕구' 속에는 우리가 가고자 하는 길의 가장 큰 위험 중 하나가 놓여 있다. 즉, 실제로는 바꿀 것이 전혀 없다는 사실이다. 우리의 관점을 제외하고는 말이다. 이 때문에 우리의 지침도 '살펴보는 것'으로 단순화되는 것이다.

인간은 이 세상에서 결코 '보는 법을 익히는 것' 이상은 할 수 없다. 하지만 이것은 가장 어려운 일이다. 발전은 오로지 관점을 바꾸는 것에만 기반을 두고 있다 — 겉으로 드러나는 모든 작용은 항상 새로운 시각을 보여주는 것에 지나지 않는다. 그 예로서 우리의 기술문명 시대의 발전 상태를 중세 시대의 발전 상태와 비교해보라. 그러면 우리가 그 사이에 특정한 법칙성과 가능성을 보는 법을 익혔다는 차이점이 보일 것이다. 법칙과 가능성 그 자체는 이미 1만 년 전에도 있었던 것이다. 다만, 사람들이 그 당시에는 그것을 보지 못했다. 인간은 흔히 자신이 어떤 새로운 것을 이룬다고 착각하며, 따라서 자신이 발명한 것을 자랑스럽게 말하기도 한다. 이때 인간은 자신이 항상 **발견**할 수 있을 뿐, 결코 **발명**할 수는 없다는 사실을 가볍게 여기고 넘어간다. 모든 생각과 아이디어는 항상 드러나지 않게 존재한다. 다만 인간은 그것을 자기 것으로 만드는 데 시간이 필요한 것이다.

이 세상에서는 자기 자신의 관점 말고는 아무것도 개선하거나 바꿀 필요가 없다. 이 말에 대해 모든 비현실적 이상주의자가 매우 심하다고 할지도 모른다. 그러나 아무리 복잡한 문제점도 결국 매번 이 오래된 명언으로 단순화된다. "너 자신을 알라!" 이것은 실제로는 너무나 힘들고 어려운 일이기 때문에, 우리는 대개 끊임없이 지극히 복잡한 이론과 체계를 만들어내려고 노력한다. 그것으로 다른 것들, 즉 상황과 주위 여건을 알아내고 변화시키려는 것이다. 그토록 많은 공을 들였는데도 그 모든 현란한 이론, 체계, 노력이 무시되고 '자기 인식'이라는 단순한 개념으로 대체될 때는 기분이 상한다. 이 개념은 쉽게 보일지도 모르지만, 실행하고 실천할 때에는 그렇지 않다.

독일계 스위스인 철학자인 장 겝서는 이 문제와 관련해 다음과 같은 글을 남겼다. "세상과 인류의 필연적 변화는 결코 세상을 개선하려는 노력을 통해 이루어지지는 않는다. 세상을 개선하려는 사람들은 이른바 더 나은 세상을 만들기 위한 투쟁을 하면서 자기 자신을 개선하는 임무는 슬며시 피한다. 그들은 일반적으로 자신들이 하기에는 너무나 편한 일을 남들이 하도록 강요한다. 이것은 비록 인간적이기는 하지만 서글픈 활동이다. 그들이 이뤄내는 허울 좋은 성과는 그들이 세상 사람들뿐 아니라 자기 자신도 배반했다는 혐의를 없애주지는 않는다."(《타락과 참여*verfall und teilhabe*》 참조).

그러나 "자기 자신을 개선한다"는 말은 "자기 자신을 있는 그대로 보는 법을 배운다"는 의미일 뿐이다. '자기 인식'이라는 말은 자신의 자아를 안다는 뜻이 아니다. 자아와 자기 자신의 관계는 한 잔의 물과 바다의 관계와 같다. 우리의 자아는 우리를 병들게 하지만, 우리 자신은 건강하다. 온전해지는 길은 자아에서 벗어나 자신에게로, 속박에서 벗어나 자유로, 양극성에서 벗어나 통일성으로 향하는 길이다. 만약 어떤 증상이 (무엇보다) 통일성을 얻는 데 무엇이 아직 빠져 있는지 내게 보여준다면, 나는 빠진 것(과오)을 보는 법을 익혀야 한다. 그럼으로써 그것을 내 의식된 정체성 속에 받아들여야 한다. 우리의 해석은 사람들이 평소에는 늘 무심코 보고서 넘기는 것으로 눈길을 돌리게 해준다. 사람들은 그것을 일단 한번 보고나면, 그것을 더 이상 눈앞에서 놓치지 않게 되면서 더욱 자세히 살펴보는 것도 가능해진다. 꾸준하고 주의 깊게 관찰하는 것만으로도 저항을 극복하게 되고, 새로 발견한 것을 자기 것으로 합치는 데 꼭 필요한 바로 그 사랑이 생겨나게 해준다. 의식의 그림자를 살펴본다는 것은, 그것을 비춰서 밝혀낸다는 뜻인 것이다.

병의 증상에서 발견되는 원리에서 가급적이면 속히 다시 벗어나기를 원하는 것은 완전히 잘못된 — 그러나 자주 일어나는 — 대응이다. 가령 어떤 사람은 자신이 의식하지 못했던 공격 성향을 마침내 발견하면 깜짝 놀라 이렇게 물을지도 모른다. "나는 어떻게 하면 이 끔찍한 공격 성향을 다시 떨쳐버릴까?" 그에 대한 대답은 이렇다. "전혀 그럴 필요 없다 — 공격 성향이 있다는 사실을 받아들이도록 하라!" 바로 가지고 있지 않으려는 욕구가 그림자를 형성하고 온전하지 못하게 만드는 것이다. 공격 성향이 있다는 것을 확인하는 행위는 환자 자신이 온전해지도록 해준다. 이것을 위험하게 여기는 사람은 어떤 원리를 외면한다고 해서 그것이 사라지는 것은 아니라는 사실을 지나치고 있는 셈이다.

위험한 원리란 없다 — 오직 균형을 이루지 못한 힘만이 위험할 뿐이다. 모든 원리는 자신의 반대쪽 극에 의해 그 효과가 없어진다. 따로 떨어져 있으면 모든 원리가 위험하다. 열기만 있는 것은 냉기만 있는 것과 마찬가지로 인간이 생존하는 데 불리하게 작용한다. 온순함 그 자체만 가지고는 따로 떨어져 있는 엄격함 그 자체보다 더 고귀하지도 않다. 오직 힘들의 균형 속에서만 안정이 넘쳐난다. '세상 사람들'과 '현자들'의 중요한 차이점은, 본질적으로 세상 사람들은 항상 **한쪽** 극만 실현하려고 하는 반면, 현자들은 양쪽 극의 중심을 선호한다는 데 있다. 인간이 소우주라는 사실을 일단 깨달은 사람은 자신 속에서 모든 원리를 찾아내는 데 대한 두려움도 차츰 떨치게 된다.

우리가 어떤 증상에서 우리에게 빠진 어떤 원리를 발견한 뒤 그 증상을 좋아하게 되는 것으로도 충분하다. 왜냐하면 그것은 우리에게 없는 것을 이미 구체적으로 나타내주기 때문이다. 계속 초조해하며 증상이 사라지기만 애타게 기다리는 사람은 이 생각을 전혀 이해하지 못한 사람이다. 증상은 그림자의 원리를 깨닫게 해준다. 만약 우리가 이 원리를 옳다고 보더라도, 그 증상을 퇴치하는 것은 곤란하다. 여기에 해결의 실마리가 있다. 증상을 순순히 받아들이면 그것은 필요가 없어진다. 증상을 받아들이지 않으면 저항을 불러온다. 증상은 아무리 빨라도 환자가 그것을 신경 쓰지 않게 되었을 때에만 사라진다. "신경 쓰지 않는다"는 것은 환자가 증상을 통해 드러난 원리가 타당함을 깨닫고 인정했다는 것을 보여준다. 이 모든 것을 우리는 오직 '살펴봄'으로써만 이루게 된다.

이 대목에서 독자들의 오해를 피하기 위해 다시 한 번 주의를 환기시킬 사항이 있다. 우리는 여기서 병이 일어나는 상황의 내용적인 측면에 관해 언급하고 있다. 따라서 실질적인 측면에서의 행동을 설득력 있게 보여주는 것은 결코 아니다. 증상들의 배경을 내용상으로 따져보는 것이 반드시 어떤 실질적인 조처들을 금지하고, 막고, 불필요하게 만드는 것은 아니다. 우리가 양극성을 다루는 태도에서 이미 우리가 모든 양자택일을 '양자 모두의 선택'으로 대체한다는 사실이 명백해졌을 것이다. 그러므로 우리의 경우에도 위장 파열이 일어날 때 떠올리는 질문은 "우리는 해석을 할 것인가? 아니면 수술을 할 것인가?" 하는 것이 아니다.

한쪽이 다른 한쪽을 불필요하게 만드는 것이 아니라, 무엇보다 먼저 의미 있게 해주는 것이다. 하지만 수술만 하는 것은 금세 무의미해진다. 환자가 그 참뜻을 깨닫지 못했다면 말이다. 해석만 하는 것도 마찬가지로 금세 무의미해진다. 만약 그 환자가 이미 죽어버렸다면 말이다. 다른 한편으로 상당수의 증상들이 생명에 위협이 되는 것은 아니며, 따라서 실질적인 조처들에 대한 문제도 그리 시급하지 않다는 점도 무시되어서는 안 될 것이다.

실질적인 조처들은 그것이 효과가 있든 없든 '치유'라는 테마와는 전혀 관련이 없다. 치유는 오직 의식 속에서만 일어날 수 있다. 어떤 환자가 개별적으로 자기 자신에 대해 정직한 태도를 보일 수 있는가, 없는가 같은 문제는 미해결 상태로 남아 있다. 경험상으로 볼 때 우리는 회의적이다. 평생 깨달음과 자기 인식에 도달하려고 온 힘을 기울였던 사람들조차 특정한 논점들에 대해서는 종종 여전히 자신에 대한 무지를 확실하게 드러낸다. 여기에는 이 책에 나오는 해석들을 개별적으로 자신에게 유익하게 적용할 수 있는 가능성의 한계도 들어 있다. 사람들이 처음에는 보지 않으려 했던 것과 마주치려면 더 수고롭고 더 심오한 과정을 거치는 일도 자주 필요할 것이다. 자신에 대한 무지를 없애버리는 그런 과정을 사람들은 오늘날 '정신요법'이라 부른다.

우리는 정신요법이 정신적 장애가 있는 사람이나 정신적 증상들을 치료하는 방법이라는 오래된 편견을 완전히 제거하는 것이 중요하다고 생각한다. 이러한 편견은 증상에 집중적으로 매달리는 방법(예를 들어 행동장애를 제거하기 위한 심리요법)에는 어느 정도 효력이 있을 것이다.

그러나 모든 심층심리학 계열과 초개인超個人심리학 계열에는 부적절한 것이 확실하다. 정신분석학 이후 정신요법은 '자기 인식'과 '의식하지 못한 내용을 깨닫는 것'을 목표로 하고 있다. 정신요법의 관점에서 보자면 이 요법이 시급히 필요하지 않을 정도로 '아주 건강한' 사람은 없다. 게슈탈트Gestalt 심리치료사[16]인 어빙 폴스터는 이런 글을 남겼다. "이 요법은 효용 가치가 너무나 크기 때문에 오직 환자들을 치료하는 데만 사용되어서는 안 된다." 우리가 "인간은 그 자체가 병들어 있다"고 주장한다면, 이 말은 위와 똑같은 생각이지만 약간 더 과격하게 들릴 것이다.

우리의 환생에 대해서 알 수 있는 유일한 의의는 깨달음을 얻는 것이다. 기실 많은 이가 그들의 인생에서 유일하게 중요한 이 테마에 얼마나 무관심한가! 더군다나 인간들이 언젠가는 썩게 될 것이 뻔한 자신의 몸에까지 너무나 많은 보살핌과 관심을 쏟아붓는 얄궂은 상황도 빠지지 않는다. 그들은 그러지 않더라도 "어차피 순식간에 모든 것(가족, 돈, 집, 명성)을 남기고 떠나야만 한다"는 말도 마찬가지로 널리 떠돌았다. 죽음 이후에도 남는 것이 단 하나 있다면, 그것은 의식이다. 그런데 여기에 관해 사람들은 조금도 관심을 기울이지 않는다. 깨달음을 얻는 것이 우리 삶의 목표다. 온 세상은 오직 이 목표를 위한 것이다.

이미 모든 시대마다 인간들은 깨달음과 자아 발견에 이르는 힘든 과정에 도움이 되는 방법과 대책을 만들어내려고 시도했다. 여기에 대해

---

16) 게슈탈트 심리학은 1900년대 초에 독일에서 발전했다. 이는 "전체는 부분의 합과는 다르다"면서, 학습과 기억, 문제 해결 같은 인간의 지적 활동 중 지각 중심적 해석을 강조했다. _ 옮긴이 주

서는 요가, 선, 수피교, 카발라교, 마법 그리고 그 외의 분파들과 수련들이 떠오를 것이다. 그들의 방법과 수행 과정은 서로 다르지만, 그들의 목표는 똑같다. 바로 인간을 완전하게 만들고 해탈시키는 것이다. 오늘날 과학을 기반으로 하는 서구의 세계관으로부터 심리학과 정신요법이 이 분파들의 막내둥이로 생겨났다. 심리학은 초기에 한창 때의 오만함과 불손함에 현혹되어 자신이 '오래전부터 사람들이 다른 이름으로 이미 훨씬 더 소상하고 정확하게 알고 있던 것'을 탐구하기 시작했다는 사실을 가볍게 여겼다. 하지만 어떤 아이의 성장도 가로막을 수 없듯이, 심리학도 경험을 쌓지 않을 수 없었다. 그리하여 마침내 이제 서서히 인간 정신이 이루어놓은 온갖 위대한 학설들이 공동으로 흘러가는 물줄기로 향하는 길을 발견하게 된 것이다.

이 일의 선구자는 심리치료사들이다. 왜냐하면 날마다 하는 실무적 업무는 이론적 편협함을 통계학이나 시험 이론보다 훨씬 더 빨리 교정해주기 때문이다. 그래서 우리는 오늘날 정신요법을 적용하는 데 있어 모든 문화와 계열과 시대에서 나온 착상과 방법이 다채롭게 융합되는 것을 보게 된다. 어떤 계열에서든 사람들은 깨달음을 추구하던 도중에 얻게 된 오래되고 귀중한 수많은 경험을 새롭게 하나로 합치려고 애쓴다. 이토록 열광적인 과정을 겪다 보니 부정적인 평판도 많이 나온다는 사실이 실망을 안겨주어서는 안 될 것이다.

정신요법은 오늘날 갈수록 많은 사람에게 환각 체험을 시켜주고, 이것을 통해 자기 자신에 대해 더 잘 알게 해주는 유용한 수단이 된다. 정신요법은 깨달음을 얻은 사람을 만들어내지는 않는다. 하지만 그 어떤 기술도 그것을 할 수는 없다. 목적지에 이르는 실제의 길은 멀고 험난하며, 항상 몇몇 사람들만 갈 수 있다. 하지만 더 큰 의식성을 얻기 위해 내딛는 한 걸음 한 걸음은 모두 일종의 진전이며, 발전의 법칙을 따른다. 그러니 사람들은 한편으로 정신요법에 너무 지나친 기대를 걸어서도 안 되겠지만, 다른 한편으로 이 요법이 오늘날 더욱 의식적이고 더욱 정직해지는 데 가장 효과적인 방법들 중 하나라는 사실도 깨달아야 할 것이다.

정신요법을 다룰 때 우리는 무엇보다 먼저 우리 자신이 수년 전부터 사용되고 있는, '전생여행요법'이라는 이름을 달고 있는 방법론을 출발점으로 삼지 않을 수 없다. 1976년에 본인의 책인 《환생 체험das Erlebnis der Wiedergeburt》에서 이 용어가 처음 발표된 뒤 이 표현은 자주 이용되었으며, 가능한 모든 치료 프로그램에 사용되었다. 그 때문에 이 용어는 모호해지고 아주 다양한 것을 떠올리게 하는 결과를 초래했다. 그래서 우리는 전생여행요법에 관해 몇 마디 말로 해명할 필요가 있다고 생각한다. 하지만 우리는 이 요법의 구체적인 세부 사항들을 설명할 생각은 없다.

고객이 심리 치료에 관해 떠올리는 생각은 어떤 것이든 그 자신에게 방해가 된다. 미리 생각하는 것은 항상 진실에 앞서 있으며, 우리의 눈을 가리게 된다. 심리 치료는 모험적 시도이며, 또한 그렇게 받아들여져야 한다. 심리 치료는 인간을 그 자신의 소심하게 굳어져서 뻣뻣해지고 안전에 급급한 태도에서 끌어내 변화의 과정 속으로 끌어들이려 노력한다. 어떤 심리 치료에서도 이보다 확고하게 정해진 규범이 주어져서는 안 된다. 만약 고객의 개인적인 특성을 무시하고 치료하는 위험에 빠지지 않으려면 말이다. 이 모든 이유 때문에 우리 측에서 제시하는 전생여행요법에 관한 구체적인 정보는 아주 드물다. 우리는 그 요법에 관해 장황하게 설명하기보다 그것을 실행하는 것이다. 다만 유감스러운 점은 이 공백 상태가 우리의 요법에 관해 전혀 모르는 사람들의 생각, 이론, 의견 들로 채워진다는 사실이다.

이 책의 이론 부분을 통해 특히 무엇이 전생여행요법이 아닌지가 이미 분명해졌을 것이다. 우리는 전생에서 어떤 증상에 대한 그 어떤 원인도 찾아내지 않는다. 전생여행요법은 시간적으로 더 범위를 넓힌 정신분석학이나 원초적 울음(프라이멀 스크림Primal Scream)요법 같은 것이 아니다. 그렇다고 여기서 "전생여행요법에는 이미 다른 치료법들에서 사용되지 않은 기법은 단 하나도 없다"는 결론이 나오는 것도 아니다. 그 반대다. 전생여행요법은 대단히 차별화된 구상으로, 실행 면에서 다양한 검증된 기법을 받아들일 여지가 있다. 하지만 기법의 다양성은 훌륭한 치료사라면 당연히 갖춰야 할 능력일 뿐이며, 그 자체가 아직 치료법이 되는 것은 아니다. 정신요법은 단순한 응용 기법을 넘어서는 어떤 것이다. 이 때문에 정신요법은 누군가에게 그 기술을 전해주기가 거의 불가능하다. 정신요법의 본질적인 면은 설명도 아예 불가능하다. 사람들이 겉으로 보이는 절차를 충분히 정확하게 따라하기만 하면 똑같은 효과를 얻을 수 있다고 믿는다면, 그것은 대단한 착각이다. 형식은 내용을 담고 있다 — 하지만 비어 있는 형식들도 있다. 정신요법은 — 당연히 밀교 사상의 모든 기법이 다 그렇듯이 — 형식에서 내용이 사라지게 되면 금세 무의미해진다.

전생여행요법이라는 명칭은 우리의 치료 방법에서 전생의 모습들을 깨닫고 경험하는 것이 상당한 분량을 차지한다는 사실에서 따온 것이다. 전생의 모습을 다루는 것은 많은 사람에게 아직도 어쩐지 대단한 일처럼 보인다. 그렇기 때문에 많은 사람은 전생의 모습을 깨닫는 것이 우리 치료법의 기술적·형식적 분야의 일부이지, '결코 목적 자체가 아니라는' 점을 보지 못하고 넘어간다. 단지 전생의 모습들을 경험하는 것만으로는 치료를 할 수 없다 — 오로지 소리를 지르게 하는 것만으로는 치료를 할 수 없는 것과 마찬가지다. 그러나 사람들은 이 두 가지 모두 치료를 목적으로 사용할 수 있다. 우리는 누군가가 전생에는 무엇이었는지 알아보는 것을 중요하거나 흥미롭다고 여겨서 전생의 모습들을 깨닫게 하는 것이 아니다. 오히려 우리가 전생의 모습들을 이용하는 이유는 현재 우리의 치료 목적을 달성하는 데 있어 이보다 더 나은 수단을 알지 못하기 때문이다.

우리는 이 책에서 한 인간의 문제점은 항상 그 자신의 의식의 그림자 속에 들어 있다는 점을 상세히 설명했다. 그렇기 때문에 그림자를 마주 보고서 그것을 단계적으로 자기 것으로 만드는 것은 전생여행요법의 핵심 테마이기도 하다. 우리의 기법은 무엇보다 지금의 삶에서 생긴 그림자를 훨씬 능가하는 '전생의 방대한 업보의 그림자'와 마주 볼 수 있게 해준다. 의식의 그림자에 몰두하는 것은 여간 어려운 일이 아니다 — 하지만 이것이 우리가 결국 온전하게끔 해주는 유일한 방법이다. 그림자와 마주 보는 것과, 그것을 자기 것으로 만드는 것에 관해 이 이상 설명하는 것은 무의미할 것이다. 왜냐하면 영혼의 깊은 곳에 놓인 실체들을 경험하는 것은 말로 재현할 수 없기 때문이다. 이 문제에 있어 전생의 모습들은 그림자를 완전한 일체감을 가지고 경험하고 자기 것으로 통합할 수 있는 (다른 방법으로는 대체하기 힘든) 가능성을 제공한다.

우리가 기억을 조작하는 것이 아니다. 전생의 모습들이 경험을 통해 실재로 변한다. 이것이 가능한 이유는, 시간은 우리의 의식 밖에서는 존재하지 않기 때문이다. 시간은 흐름을 관찰할 수 있는 **일종**의 가능성이다. 우리는 물리학을 통해 시간이 공간으로 바뀔 수 있다는 사실을 알고 있다. 왜냐하면 공간은 연관 관계를 살필 수 있는 또 다른 방식이기 때문이다. 우리가 이 시간과 공간의 변화를 차례로 이어지는 전생의 모습들의 문제에 적용해보면, 연속적으로 이어지는 것들이 나란히 늘어선다. 혹은 다른 말로 표현하자면, 삶(生)들이 시간적으로 늘어서는 것이, 삶들이 공간적으로 함께 놓여 있는 동시적인 것으로 변한다. 그러나 전생의 모습들을 공간적으로 해석하는 것이 시간적으로 해석하는 것보다 더 옳은 것도 아니고 더 잘못된 것도 아니라는 점을 명심해야 한다. 이 두 가지 고찰 방식은 인간의 의식이 가진 합당하면서도 독자적인 관점이다 (빛에서 파동과 미립자의 관계를 참조하라). 공간적·동시적인 것을 경험하려고 시도할 때마다 우리는 이미 공간을 다시 시간으로 바꾸게 된다. 예를 하나 들어보자. 한 공간에는 서로 다른 여러 라디오 방송 프로그램이 같은 시간대에 나란히 존재한다. 하지만 우리가 같은 시간대에 존재하는 이 프로그램들을 들으려면 즉각 연속적인 사건이 생겨난다. 이때 우리는 라디오를 차례차례 서로 다른 주파수에 맞출 것이다. 그러면 라디오는 우리에게 각 공조共助 기준에 맞는 서로 다른 프로그램들을 듣게 해줄 것이다. 우리가 이 사례에서 라디오를 우리의 의식으로 바꿔보면,

여기서 그때마다의 공조 기준에 일치하는 전생의 모습들이 모습을 드러 낸다.

전생여행요법에서 우리는 고객들에게 다른 공조들도 받아들일 수 있 도록 지금까지의 자신의 주파수(그러니까 지금까지의 정체성)에서 잠시 벗어나게 해준다. 그와 동시에 그들이 지금까지 일체감을 가졌던 삶과 마찬가지로 현실감 있게 경험되는 다른 전생의 모습들이 모습을 드러낸 다. '다른 삶들' 혹은 정체성들은 함께 그리고 동시에 존재하기 때문에, 그것들을 모든 지각知覺을 통해 알아볼 수도 있다. '세 번째 프로그램'은 '첫 번째 프로그램' 혹은 '두 번째 프로그램'보다 더 멀리 떨어져 있지 않 다. 비록 우리가 지금 당장은 늘 그것들 중 하나만 깨달을 수 있지만, 그 래도 마음대로 방송 프로그램을 바꿀 수는 있다. 이와 마찬가지로 우리 는 '의식의 주파수'를 바꾼다. 그리고 그때 주파수가 들어오는 각도와 공 조를 변경하는 것이다.

전생여행요법에서 우리는 시간을 의식적으로 조작한다. 말하자면 시 간을 각각의 의식 조직체들 속에 밀어 넣는다. 이렇게 함으로써 그 의식 조직체들은 부풀려지면서 분명히 보이게 된다. 그런 다음 모든 것이 항 상 지금 이 순간의 상황이라는 사실을 경험할 수 있도록 해주기 위해 우 리는 시간을 다시 빼낸다. 가끔 사람들은 문제점들이 지금 이 순간에 해 결되어야만 하는데도, 전생여행요법은 쓸데없이 전생들 속에서 바로 그 문제점들을 찾아 헤맨다는 비판을 듣는다. 실제로 우리는 바로 이 시간 과 인과 관계에 대한 터무니없는 믿음을 해체하고, 고객들에게 영원한 지금 이 순간과 마주 보도록 해준다. 우리는 이토록 단호하게 모든 투사면投射面을 박탈하고, 각 개인에게 모든 것에 대한 책임을 지우는 치료법은 이것 외에는 없다고 생각한다.

전생여행요법은 정신적 작용을 일으키려고 노력한다 — 여기서 이 작용 자체가 중요한 것이지, 이 사안을 머릿속으로 정리하거나 해석하는 것이 중요한 것은 아니다. 우리가 이 책의 말미에서 정신요법에 관해 다시 언급한 이유는, 정신요법을 통해 사람들이 정신적인 장애와 증상들을 치유한다는 견해가 널리 퍼져 있기 때문이다. 아직까지도 사람들은 순전히 몸을 통해 드러나는 증상들과 관련하여 정신요법의 가능성을 별로 떠올리지 않는다. 그러나 우리의 견지와 경험으로는 이 정신요법이야말로 몸에서 일어나는 증상들을 반드시 성공적으로 치유해줄 유일한 방법이다.

그 이유를 이 책의 마지막에서 밝힐 필요까지는 없을 것이다. 일단 어떻게 해서 모든 신체적 경과와 증상 속에서 정신적 사건이 분명히 드러나는지에 대한 판단력을 키워놓은 사람이라면, 오직 의식의 작용만이 우리 몸을 통해서 눈에 보이게 된 문제점들을 제거할 수 있다는 사실도 알게 된다. 따라서 우리는 정신요법에 대해 내리는 어떠한 지시나 금기도 인정하지 않는다. 우리는 오직 병에 걸리고, 그 증상들에 의해 치유가 되는 방향으로 내몰리는 사람들이 있다는 점만 인정한다. 인간이 이렇게 발전하고 변화하는 과정에 도움을 주는 것이 정신요법의 과제다. 이 때문에 우리는 치료를 할 때 고객의 증상들과 한패가 되어 그 증상들이 자신의 목표를 성취하도록 도와준다. 왜냐하면 우리 몸은 언제나 옳기 때문이다. 정통 의학은 이와는 정반대로 한다. 정통 의학은 환자와 힘을 합쳐 증상을 물리친다. 우리는 늘 '의식의 그림자'의 편이며, 그것이 알려지도록 도와준다. 우리는 병과 그 증상들을 물리치기 위해 전력을 기울이지 않는다. 우리는 그것들을 치유를 위한 받침대로 활용하려고 노력한다.

병은 인간의 엄청난 가능성이며, 가장 소중한 자산이다. 병은 온전함으로 가는 과정에 있는 개인적인 스승이자 안내자다. 이 목적지로 향하는 여러 길이 제시되겠지만, 대부분은 힘들고 복잡한 길들이다. 하지만 가장 쉽게 떠오르고 가장 개인적인 길은 대개 부주의하게 놓치게 된다. 그것이 바로 병이다. 이 길은 자기기만과 환상에 빠질 가능성이 가장 낮다. 이 때문에 이 길은 어쩌면 또한 그토록 인기가 없는지도 모른다. 치료에 있어서나 이 책에 있어서나 모두 우리는 병을 일반적인 편협한 관찰의 테두리에서 끌어내 병이 인간에 대해 가지는 진정한 관계를 보여주기를 원한다. 이렇게 다른 '표준'의 틀로 옮겨가는 데 함께하지 않는 사람은 우리가 설명한 모든 내용을 부득이하게 잘못 이해할 것이 틀림없다. 그렇지만 병이 가능성임을 깨닫는 법을 익히는 사람에게는 새로운 깨달음의 세계가 열릴 것이다. 우리가 병을 다루는 것이 삶을 더 쉽게, 혹은 더 건강하게 해주지는 않는다. 오히려 우리는 이 양극적인 세계의 갈등과 문제점을 정직하게 똑바로 바라보도록 용기를 주려고 한다. 우리는 갈등을 적대시하는 이 세상 사람들의 환상을 제거해주고 싶다. 그들은 이것과 관련하여 "부정직함의 기반 위에도 이 세상의 천국이 세워질 수 있다"고 주장하기 때문이다.

헤르만 헤세는 말했다. "문제점은 해결되기 위해 있는 것이 아니다.

그것은 단지 살아가는 데 필요한 긴장이 생기도록 해주는 극들일 뿐이다." 해결책은 양극성을 벗어난 곳에 있다. 하지만 그곳에 도달하려면, 우리는 극들을 하나로 합치고 대립 관계를 풀어나가야 한다. 대립을 하나로 합치는 이 까다로운 기술은 오직 양쪽 극을 잘 아는 사람만해낼 수 있다. 그러기 위해서는 모든 극을 대담하게 두루 경험하고, 자기 것으로 합쳐 하나가 되도록 하겠다는 각오를 해야만 한다. 'Solve et coagola(풀고 묶으라)'는 말이 옛 문헌들에 나와 있다. 우리는 연금술의 혼례식, 즉 대립 관계들이 하나가 되게 하는 위대한 작업에 감히 도전하기 전에 먼저 구분을 함으로써 분리와 분열을 겪지 않을 수 없다. 그러므로 인간은 먼저 물질의 세계, 육체적 조건, 병, 원죄와 과오라는 양극성 깊숙이 빠져들어 영혼의 가장 짙은 어둠과 가장 깊은 절망 속에서 깨달음의 빛을 찾아내야 한다. 그 빛을 통해 인간은 고뇌와 고통에서 빠져나온 자신의 길이, 자신이 이전부터 늘 있던 곳에 다시 와 있음을 깨닫도록 도와준 의미 깊은 연극임을 꿰뚫어볼 수 있게 된다. 그곳은 바로 통일성이다.

나는 좋은 것도 알았고 나쁜 것도 알았으니,

원죄와 미덕, 정의와 불의였다.

나는 판결을 내렸으며 또한 판결을 받았다.

나는 탄생과 죽음을 헤쳐 나왔으니,

기쁨과 고통, 천국과 지옥이었다.

그리고 마지막에 나는 깨달았다,

모든 것 속에 내가 들어 있고

내 속에 모든 것이 들어 있다는 사실을.

_하즈라트 이나야트 칸

우리 몸의 각 기관 및 부분 들과 연결된 정신적인 요소들

간	가치판단, 세계관, 종교
귀	순종
근육	활동, 유연성, 적극성
눈	꿰뚫어보기, 살펴보기
대장	무의식, 탐욕
등	올곧음
머리카락	자유, 권력
목	불안
무릎	굴종, 겸손
발	이해, 굳건함, 뿌리내리기, 굴종
방광	압력 방출
뼈	견고함, 규범
팔과 다리	운동, 유연성, 활동성
생식기	성욕, 성행위
소장	소화, 분석
손	파악, 행동력
손톱과 발톱	공격 성향
신장	배우자 관계
심장	사랑, 마음
쓸개	공격 성향
위	감정, 받아들이는 능력
입	기꺼이 받아들이려는 태도
잇몸	원초적 신뢰
질	헌신
치아	공격 성향, 활기
코	권력, 자부심, 성욕
남근	권력
폐	접촉, 의사소통, 자유
피	생명력, 활기
피부	경계 구분, 규범, 접촉, 다정함